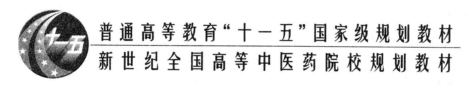

新世纪全国高等中医药优秀教材

普通高等教育"十一五"国家级规划教材

新世纪全国高等中医药院校规划教材

中 医 眼 科 学

（新世纪第二版）

（供中医药类专业用）

主　编　曾庆华（成都中医药大学）

副主编　彭清华（湖南中医药大学）

　　　　余杨桂（广州中医药大学）

　　　　高慧筠（北京中医药大学）

主　审　王永炎（北京中医药大学）

中国中医药出版社

·北京·

图书在版编目(CIP)数据

中医眼科学/曾庆华主编．—北京：中国中医药出版社，2003.1(2015.4重印)
普通高等教育"十一五"国家级规划教材
ISBN 978-7-80156-428-3

Ⅰ．中… Ⅱ．曾… Ⅲ．中医五官科学：眼科学-中医学院-教材 Ⅳ．R276.7

中国版本图书馆 CIP 数据核字(2002)第 099918 号

中国中医药出版社出版
北京市朝阳区北三环东路28号易亨大厦16层
邮政编码：100013
传真：64405750
北京市卫顺印刷厂印刷
各地新华书店经销

*

开本 850×1168 1/16 印张 18.5 彩插 0.75 字数 432 千字
2007 年 7 月第 2 版 2015 年 4 月第 18 次印刷
书 号 ISBN 978-7-80156-428-3

*

定价：26.00 元
网址 www.cptcm.com

再版前言

"新世纪全国高等中医药院校规划教材"是全国唯一的行业规划教材。由"政府指导，学会主办，院校联办，出版社协办"。即：教育部、国家中医药管理局宏观指导；全国中医药高等教育学会及全国高等中医药教材建设研究会主办，具体制定编写原则、编写要求、主编遴选和组织编写等工作；全国26所高等中医药院校学科专家联合编写；中国中医药出版社协助编写管理工作和出版。目前新世纪第一版中医学、针灸推拿学和中药学三个专业46门教材，已相继出版3～4年，并在全国各高等中医药院校广泛使用，得到广大师生的好评。其中34门教材遴选为教育部"普通高等教育'十五'国家级规划教材"，41门教材遴选为教育部"普通高等教育'十一五'国家级规划教材"（有32门教材连续遴选为"十五"、"十一五"国家级规划教材）。2004年本套教材还被国家中医药管理局中医师资格认证中心指定为执业中医师、执业中医助理医师和中医药行业专业技术资格考试的指导用书；2006年国家中医、中西医结合执业医师、执业助理医师资格考试和中医药行业专业技术资格考试大纲，均依据"新世纪全国高等中医药院校规划教材"予以修改。

新世纪规划教材第一版出版后，国家中医药管理局高度重视，先后两次组织国内有关专家对本套教材进行了全面、认真的评议。专家们的总体评价是："本次规划教材，体现了继承与发扬、传统与现代、理论与实践的结合，学科定位准确，理论阐述系统，概念表述规范，结构设计合理，印刷装帧格调健康，风格鲜明，教材的科学性、继承性、先进性、启发性及教学适应性较之以往教材都有不同程度的提高。"同时也指出了存在的问题和不足。全国中医药高等教育学会、全国高等中医药教材建设研究会也投入了大量的时间和精力，深入教学第一线，分别召开以学校为单位的座谈会17次，以学科为单位的研讨会15次，并采用函评等形式，广泛征求、收集全国各高等中医药院校有关领导、专家，尤其是一线任课教师的意见和建议，为本套教材的进一步修订提高做了大量工作，这在中医药教育和教材建设史上是前所未有的。这些工作为本套教材的修订打下了坚实的基础。

2005年10月，新世纪规划教材第二版的修订工作全面启动。修订原则是：①有错必纠。凡第一版中遗留的错误，包括错别字、使用不当的标点符号、不规范的计量单位和不规范的名词术语、未被公认的学术观点等，要求必须纠正。②精益求精。凡表述欠准确的观点、表达欠畅的文字和与本科教育培养目的不相适应的内容，予以修改、精练、删除。③精编瘦身。针对课时有限，教材却越编越厚的反应，要求精简内容、精练文字、缩编瘦身。尤其是超课时较多的教材必须"忍痛割爱"。④根据学科发展需要，增加相应内容。⑤吸收更多院校的学科专家参加修订，使新二版教材更具代表性，学术覆盖面更广，能够全面反应全国高等中医药教学的水平。总之，希冀通过修订，使教材语言更加精炼、规范，内容准确，结构合理，教学适应性更强，成为本学科的精品教材。

根据以上原则，各门学科的主编和编委们以极大的热情和认真负责的态度投入到紧张的修订工作中。他们挤出宝贵的时间，不辞辛劳，精益求精，确保了 46 门教材的修订按时按质完成，使整套教材内容得到进一步完善，质量有了新的提高。

　　教材建设是一项长期而艰巨的系统工程，此次修订只是这项宏伟工程的一部分，它同样要接受教学实践的检验，接受专家、师生的评判。为此，恳请各院校学科专家、一线教师和学生一如既往关心、关注新世纪第二版教材，及时提出宝贵意见，从中再发现问题与不足，以便进一步修改完善或第三版修订提高。

全国中医药高等教育学会

全国高等中医药教材建设研究会

2006 年 10 月

修订说明

　　本版《中医眼科学》教材系教育部"普通高等教育'十一五'国家级规划教材",遵循国家教育部提出的"教材一定要保持中医药特点,体现继承性、科学性、先进性、启发性及实用性"的原则,并按国家中医药管理局、全国中医药高等教育学会及全国高等中医药教材建设研究会的意见,以培养临床通科医师为目标,教材内容要反映基础理论、基本知识、基本技能的要求,根据五年制本科教育培养方向,在新世纪第一版教材的基础上,接受教与学的反馈信息,对少数章节进行了修订。本教材更加合理、系统地体现了中医学理论、中医眼科学特点和最新的学术发展,同时又将重要的现代眼科学的新知识、新技术、新进展及与相关学科的联系均反映在本书中。

　　书中总论为眼科学基础,保留中医眼科传统的基础理论和基本技能,又增加了近年来临床行之有效的新技术、新方法等充实中医眼科基础理论和基本技能,如眼科特殊检查、望诊中补充了临床应用的先进仪器、眼后段辨证、眼科常用中药现代药理研究内容等。

　　各论为眼科疾病,根据临床实际,新世纪第二版教材保持了对某些瞳神疾病的重新命名,更有利于学生学习、掌握和临床更好地发挥中医药治疗这些疾病的优势;除已增眼外肌疾病、眼眶疾病、眼视光学、防盲治盲等四章外,新增了"眼部常见肿瘤概要"章节。

　　附录为常见全身病的眼部表现及眼科有关的正常值;书后编有方剂索引、主要参考文献等。

　　本教材适用于中医专业、五官专业、骨伤专业、针灸专业等本、专科学生学习,也可供中医眼科学研究生、中西医临床眼科及其他临床学科的医师学习参考。

　　鉴于学科的飞跃发展,为保证教材的质量,第一版教材特别邀请成都中医药大学王明芳、邓亚平、周华祥、郑燕林教授,南京中医药大学陆绵绵、王育良教授,北京中医药大学祁宝玉教授,湖南中医药大学李传课教授,山东中医药大学陈明举教授,江西中医学院殷伯伦教授等参加审定稿会或对有关章节进行了审阅,本版在修订时亦征得相关建议。该版教材还得到国家中医药管理局、成都中医药大学及其教务处、临床医学院、广州中医药大学、湖南中医药大学、新疆自治区中医院各级领导的关怀支持;成都中医药大学临床医学院眼科教研室、眼科实验室全体老师在教材编写工作中给予了大力支持;尤其是担任编写组秘书的张玲医师在编写过程中做了大量的工作;陈丽、王培、靳霞等医师为教材的校对及相关工作付出了辛勤的劳动。教材中的彩色眼底图由成都中医药大学临床医学院眼科教研室、眼科实验室及广州中医药大学提供。因此,使教材得以顺利完成,在此一并致谢。

　　由于编者水平有限,不足之处在所难免,敬请各院校师生在使用过程中不吝斧正。

编者

2007 年 6 月

目　录

总论　眼科学基础

各论　眼科疾病

附　录

总论　眼科学基础

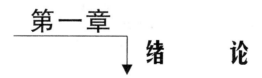

第一章　绪　论

第一节　中医眼科学发展史简况

中医眼科学具有悠久的历史，它积淀了我国人民几千年来与眼病作斗争的丰富经验，是历代医家尤其是眼科医家的智慧结晶，是中医学的重要组成部分。它的形成与发展，与社会及整个中医学的发展有着密切的内在联系，其发展进程可大致划分为 5 个时期。

一、萌芽时期（南北朝以前）

在我国南北朝以前，尚没有系统的眼科学专著，但随着人们对眼及眼病认识的深入，眼科的构建已初见端倪，体现在如下两个方面：

（一）早期非医学史料已有散在的眼及眼病的记述

最早记载眼及眼病的文字资料可追溯到公元前13～公元前14世纪的殷朝武丁时代，河南安阳殷墟出土的甲骨文载有"贞王弗疾目"、"大目不丧明"等，可见当时已将"眼"这一视觉器官称之为"目"，眼发生病变称之为"疾目"，眼病造成的视力丧失称之为"丧明"。西周时代，对眼病的认识已有了进步，如《诗经·灵台》载有"矇瞍奏公"，据《毛传》注释："有眸子而无见曰矇，无眸子曰瞍。"即已将视力丧失根据眼球中的瞳孔完好与否区分为两类。春秋战国以后，有关眼及眼病的记录日益增多，如《韩非子·解老篇》对"盲"下的定义是："目不能决黑白之色谓之盲。"《荀子·非相篇》谓"尧舜参眸子"，《史记·项羽本记》亦有"项羽亦重瞳子"之说，这是世界上对瞳孔异常最早的描记。《春秋左传·僖公二十四年》有"目不识五色之章为眛"之句，这是世界上有关色盲的最早概念。《山海经》记有"眴目"、"眯"、"瞽"等眼病症名及 7 种治疗眼病的药物。如《西山经》谓："植楮……食之不眯。"《墨子·贵义篇》有"今有药于此，食之则耳加聪，目加明"的记述，说明当时已有用于眼的内服药。《淮南子》中记载用梣木（秦皮）治疗眼病，还载有"目中有疵，不害于视，不可灼也"，表明当时已有治疗眼病的灼烙术。《晋书》亦载有手术治疗眼病的方法，谓"帝目有瘤疾，使医割之。"《庄子·外物篇》载有："眦娍可以休老"，提出了按摩眼眦周围对眼有保健防衰之功。值得一提的是，公元前4世纪的扁鹊已成为最早的五官科医生，正如《史记·扁鹊仓公列传》称："扁鹊过雒阳，闻周人爱老人，遂为耳目痹医。"

（二）秦汉医学著作为建立中医眼科学作了先期准备

大约成书于战国末期的《黄帝内经》，集先秦医学之大成，奠定了临床各科的发展基础，眼科的许多基本理论亦源于此。该书首次使用了眼的一些主要解剖名词，初步探讨了眼的生理功能以及部分眼病的病因与发病机制，涉及到的眼部病证计 40 余种，并提出了眼病的针刺之法。秦汉时期的《神农本草经》，书中载有可用于防治眼病的药物达 80 余味。东汉末年张仲景著有《伤寒杂病论》，该书有关通过眼症与全身脉证合参辨证论治疾病的原则，为后世眼科的整体辨治起到了示范效应。如书中对"狐惑病"根据全身辨证提出的治法至今对中医治疗白塞氏病仍具有一定价值。晋朝王叔和著的《脉经》一书，已提及到眼病的鉴别诊断，同时有专节论述眼病脉象。皇甫谧的《针灸甲乙经》总结了先秦两汉的针灸学成就，其中有 30 余穴在主治中提到了眼病，以头面部穴位居多。此外，葛洪的《肘后备急方》、龚庆宣的《刘涓子鬼遗方》、陶弘景的《肘后百一方》等，亦分别载有医治眼病的针灸穴位与方药。

二、奠基时期（隋代～唐代）

隋唐时期，中医眼科从基础理论到临床实践各方面都有了很大进展，其发展的重要标志体现在如下方面：

（一）医学分科教育为中医眼科学的建立奠定了基础

唐初武德年间，设置了从事医疗保健和管辖医学教育的太医署，太医署设九科，眼病、耳病与口齿病一并从原所依附的内外科分出，组成耳目口齿科，这是中医眼科朝着专科方向发展的重要一步。

（二）眼科专著问世为中医眼科学的建立开辟了道路

《隋书·经籍志》载有《陶氏疗目方》和甘浚之的《疗耳目方》，可谓我国最早的眼科方书，惜已散佚。《外台秘要》转载的《天竺经论眼》，《通志·艺文略》记载的《龙树眼论》和《刘皓眼论准的歌》，均为我国早期的眼科专书。其中《龙树眼论》目前公认为我国第一部眼科专著，《刘皓眼论准的歌》则是在《龙树眼论》的影响下著成，眼科五轮学说、内外障学说均源自该书，对后世中医眼科学术发展影响深远。

（三）重要医籍中的眼科论述为中医眼科的建立创造了条件

这一时期重要医籍对眼病的认识与研究均取得了较大进展。如隋代巢元方等人所著的《诸病源候论》有"目病诸候"一卷，载有眼病 38 候，加上与全身病相关的眼证，计收入眼病 50 余种，为后世眼科病证学的发展起了先导作用。其中一些病症在眼科学上是最早提及，如在雀目候中谓："人有昼而睛明，至暝（黄昏）则不见物。"这种入暮则视物不清的夜盲症描述，在欧洲则晚到 17 世纪才有记载。唐初孙思邈撰集的《千金要方》，书中载有眼病 19 因，为后世眼科病因病机学说作出了贡献。该书介绍了眼病内治及外用处方 80 余个，内服方中有用动物肝脏治疗夜盲症的方法，在世界医学史上居领先地位。书中载有点、熏、洗、渍、熨、敷等外治法，并首次提到赤白膜的割除手术，还列有较系统的眼科针灸资料，如卷六载有28种眼病及卷三十载有34种眼病证候的针灸处方。晚唐王焘编撰的《外台秘要·卷第二十一》有专篇论述眼科，其认为眼产生辨色视物之功必须具备三个条件：一是"黑白分明，肝管无滞"，即眼的组织结构须正常；二是"外托三光"，即须有光线照明；三是"内因神识"，即须大脑的整合。这种见解与现代眼科的认识十分相似。在眼病鉴别诊断方面也有较大提高，如强调绿翳青盲（类似于西医学的青光眼）需与脑流青盲（类似于西医学的白内障）相鉴别。书中将150余首眼科方剂按19类眼病进行了分类，并提出晶珠变混的内障眼病治疗"宜用金篦决，一针之后，豁若开云而见白日"。这是我国关于针拨白内障的最早记载。

此外，唐朝已能配制义眼。据《太平御览》记载："唐崔嘏失一目，以珠代之。"《吴越备史》亦载：唐立武选，周宝参选时，"为铁钩摘一目"，用"木睛以代之"，并称此木睛"视之如真睛"。可见我国为世界上配制义眼最早的国家，并且已达到一定水准。

三、独立发展时期（宋代～元代）

宋元时期，中医眼科学有了长足的进步，从基础理论到临床实践，均已具备了独立发展的内外环境，其体现在如下方面：

（一）设立眼科为专科建设打开了发展空间

北宋元丰年间，太医局将眼科从耳目口齿科分离出来单独教授，将《龙树眼论》列为专科教材之一，并有专习眼科的学生。从此，中医眼科作为一门独立的学科得以发展起来。

（二）眼科基本理论的创立为中医眼科学的独立发展提供了内在依据

宋代以来，眼科领域出现了五轮、八廓、内外障七十二症学说，反映了中医眼科独特理论的形成，成为眼科这门独立学科所必须具备的理论框架。五轮学说起源于《内经》，完善于宋代，北宋王怀隐的《太平圣惠方》对五轮的配位作了改动，强调"五轮应于五脏"，将五轮与五脏紧密地联系起来。南宋杨士瀛的《仁斋直指方》对五轮的脏腑配属及定位更加明确，推进了五轮学说的临床应用。南宋开始出现了八廓学说，陈言的《三因极一病证方论》首次提出"八廓"一词，但无具体内容《葆光道人眼科龙木集》论述了八廓的具体名称及其与脏腑的关系。元朝危亦林的《世医得效方》以绘图的方式，将八廓分属于眼部外表的八个部位配上了"天、地、水、火、风、雷、山、泽"八象名词。元末托名孙思邈著的《银海精微》又为八廓加上了八卦名称，至此，八廓学说有了较为完善的理论。与此同时，宋元医家辑前人眼科著述而成的《秘传眼科龙木论》提出了内外障七十二症学说，并有相应的治法与方药，初具眼科辨证论治体系。

（三）眼科治疗方法及药物不断丰富深化了中医眼科的内涵建设

北宋之初的《太平圣惠方》收载治疗眼病的方剂500余首，并详细介绍了金针拨内障及胬肉割烙术。其后的《圣济总录》载有眼科方700余首，介绍了眼科的钩、割、针、镰等手术方法，以及熨、烙、淋洗、包扎等外治法。此期著名的眼科专书《银海精微》除介绍五轮八廓的基本理论外，重点讲述了81种眼病的证因脉治，并附有简明插图。书中还载有治疗眼病药物的药性以及外用药的制法，可谓一应俱全。这一时期，许叔微的《本事方》、刘完素的《素问玄机原病式》及《宣明论方》、张从正的《儒门事亲》、李杲的《兰室秘藏》《脾胃论》等书中皆有不少关于眼科的论述，丰富了眼科理论及治疗手段，促进了眼科学术的发展。

此外，宋朝已开始使用眼镜，如南宋的《洞天清录》中载有"叆叇，老人不辨细书，以此掩目则明"。《正字通》注释，叆叇即眼镜。此处当为用眼镜矫正老视。

四、兴盛时期（明代～清朝·鸦片战争之前）

明清两代是中医眼科学发展的鼎盛时期。这一时期，不论是眼科文献的数量和质量，还是眼科理论与临床知识的深度和广度，均大大超过以往各代。其兴盛之势可体现在如下方面：

（一）中医眼科专著的大量涌现营造了浓厚的眼科学术氛围

元末明初倪维德著的《原机启微》，总结前人之经验，结合自身临床体会，深入地阐析了眼病的病因病机，药物与手术并用，内治与外治同施，遣方用药强调君臣佐使，是一部在理论和实际应用上均有很高价值的眼科专著。明末傅仁宇纂辑的《审视瑶函》，转录前人论述，结合本人经验著成，兼收并蓄，持论公允，内容丰富，实用性强，为中医眼科必读之书。清代黄庭镜编著的《目经大成》，发挥和充实了五轮、八廓学说；继承和整理了针拨术，总结出著名的针拨八法；强调端正医疗作风，提倡详细记录病历；勇于实践，敢于革新，修订病名，如将多年沿袭的"黄膜上冲"修正为"黄液上冲"，使之符合临床实际。该书在中医眼科学术体系中有较高的学术地位。清代顾锡所著的《银海指南》，较为全面地论述了眼病的病因病机及辨证要点；比较详细地阐述了眼与全身病的关系，堪称眼与全身病的代表作；其循经用药，可谓独树一帜。此外，袁学渊的《秘传眼科全书》、邓苑的《一草亭目科全书》、马云从的《眼科阐微》、王子固的《眼科百问》、颜筱园的《眼科约编》、张子襄的《眼科要旨》，以及撰人不详的《异授眼科》及《眼科奇书》，对后世均有一定影响。

（二）著名医家充实了中医眼科理论与临床提高了眼科整体水平

明代王肯堂所辑的《证治准绳》，有眼病专篇，收载眼部病症170余种，凡肉眼所能见到的症状，几乎描绘无遗，书中的病症名多为后世眼科所采用。并首次提出了瞳神含有神水、神膏，使瞳神更具解剖学特征。明代朝鲜人金礼蒙等汇集的《医方类聚》，保存了较完整的《龙树眼论》原文，收录了26部医籍中有关眼科的论述，以及59种文献中的眼科方剂，计1300余首，其数量之多前所未有。而且内服外用俱全，膏丹丸散均有，食疗药膳齐备。明代杨继洲著《针灸大成》，叙述了106个穴位治疗眼病的功效，记载了63种眼病的针灸处方90余首，是眼科针灸较为系统的总结。清初张璐编著的《张氏医通》，详述了金针拨障术的适应证、操作方法，以及拨针的制造与消毒等。书中提及的"过梁针"使用、术中常见的出血情况及处理措施，足见其较高的手术水平。此外，如朱橚等编汇的《普济方》、徐春甫著的《古今医统大全》、李时珍著的《本草纲目》、张介宾著的《景岳全书》、吴谦等编纂的《医宗金鉴》等，均有眼科专病专方专药的描述，推动了眼科理论与临床不断向纵深发展。

五、衰落与复兴时期（清朝·鸦片战争以后至今）

自 1840 年鸦片战争以后直到 1949 年新中国诞生前，以及从新中国成立后至今，中医眼科经历了两个截然不同的阶段。

（一）半封建半殖民地社会中的中医眼科停滞衰落

清朝鸦片战争以后的百余年间，我国逐步沦落为半殖民地半封建社会，帝国主义的侵略，反动政府的扼杀与摧残，使中医学处于岌岌可危的境地，中医眼科亦受到相应影响。在此期间，在眼科医家的不懈努力下，编印了极为有限的眼科专著，如有黄岩的《秘传眼科纂要》、陈国笃的《眼科六要》、刘耀光的《眼科金镜》、康维恂的《眼科菁华录》、王锡鑫的《眼科切要》等。此外，在西医眼科传入的影响下，出现了具有中西医眼科结合倾向的专著，如徐庶遥的《中国眼科学》、陈滋的《中西医眼科汇通》，其学术思想具有进步意义，但由于历史条件的限制，未能取得明显的成就。

（二）新中国成立后中医眼科蓬勃发展

1955 年北京成立了中医研究院，开设了研究中医眼科的科室；1956 年起全国各地相继建立了中医院校，培养了一大批中医眼科教师与医师；1959 年后，许多西医学习中医的眼科医生加入到中医眼科队伍中，壮大了中医眼科的力量；1960 年出版了第一部全国统编《中医眼科学》教材；1968 年后，各省市陆续成立了中医眼科学会、中西医结合眼科学会，为中医眼科及中西医结合眼科学术发展搭建了平台；1978 年后，一些院校先后招收了中医眼科硕士、博士研究生，培养了具有较高学术水平的一代新人；1987 年后，一些中医院校开设了中医五官科专业，专门培养眼科人才；20 世纪 80 年代后创办了《中西医结合眼科杂志》及《中国中医眼科杂志》，促进了中医及中西医结合眼科学术的研讨、争鸣与发展。

建国以来，各医药刊物发表了大量中医及中西医结合的眼科专著。有名老中医的经验总结，如路际平著的《眼科临症笔记》、陆南山著的《眼科临证录》、姚和清著的《眼科证治经验》、陈达夫著的《中医眼科六经法要》、庞赞襄著的《中医眼科临床实践》、张望之著的《眼科探骊》、黄淑仁著的《眼病的辨证论治》、成都中医学院编著的《中医眼科学》、陆绵绵著的《中西医结合治疗眼病》，以及韦玉英编写的《韦文贵眼科经验选》、马德祥编写的《陈溪南眼科经验》、周奉建编写的《张皆春眼科证治》。有文献方面的整理，如杨维周编著的《中医眼科历代方剂汇篇》、曹建辉编著的《眼科外用中药与临床》等。有专业参考书，如唐由之等编著的《中医眼科全书》、李传课主编的《新编中医眼科学》、曾庆华等编著的《眼科针灸治疗学》等。众多眼科论著的出版发行，对继承和宏扬中医眼科学发挥了重要作用。

随着时代的进步，科学技术的发展，中医眼科亦引进了大量现代仪器设备，如裂隙灯显微镜、检眼镜、眼压计、视野计、眼底照像机、眼超声检查仪、眼电生理检查仪，以及眼用激光机等，在中医眼科临床中广泛应用，丰富了辨证内容，提高了中医眼科的诊疗水平。近年来，中医眼科在手术、针灸、药物等方面都取得了较大发展，一些眼科疑难病症进入了现代科研领域，并取得了阶段性成果，已有了获国家食品药品监督管理局批准生产的专治眼科疾病的多种中药新药。在广大中医眼科工作者的共同努力下，中医眼科事业蒸蒸日上，展现了广阔的发展前景。

第二节　学习眼科的重要性

一、学习眼科是临床实际的需要

医学的发展要求精细的分工，临床各科逐渐独立，在各自的领域内向纵深拓展，独具特色的中医眼科亦形成了独立的学科。但是，这种分科并不意味着与其他学科的绝对分离。眼作为视觉器官，是机体的一部分，应统一于整个机体。不少眼病可引起全身症状，如急性闭角性青光眼（绿风内障）引起恶心、呕吐等消化道反应；眶蜂窝组织炎（突起睛高）引起头痛、高热等全身感染症状。相反亦有全身性疾病引起眼病，如风湿病引起虹膜睫状体炎（瞳神紧小、瞳神干缺）；高血压动脉硬化、糖尿病引起视网膜病变（消渴目病）等。对于一个眼病患者来说，可能是独立的眼病，或是眼病及其所致的全身病，或是全身病及其所致的眼病，或是同时存在不相干的眼病与全身病等。在这种错综复杂的情况下，学习以整体观为主的中医眼科学具有重要的临床意义。一个眼科医生须以整体观为出发点，全面观察，综合分析，才能得出正确的诊疗方案。其他各科医生对眼科亦应该有所了解，因心血管、内分泌、血液等系统的疾病，颅脑外伤，妊娠毒血症，小儿麻疹，脑炎与脑膜炎，脑肿瘤，梅毒，艾滋病，癔病等，在眼部或可有一定的症状表现。故具备必要的眼科知识，对临床各科医生提高诊疗水平大有裨益。

二、学习眼科是社会发展的需要

随着社会的发展，具备眼科这样的专科知识日益迫切。一是社会经济的急剧变革，心理社会因素和情绪刺激对人类的影响越来越大，随之产生的心身疾病增多，与心身疾病有关的眼科病症如青光眼、中心性浆液性视网膜脉络膜病变（视瞻有色）、视疲劳（肝劳）等也增多；二是随着机械化程度的提高及交通工具的发达，随之而来的人身伤害增多，作为眼这样的外露器官受到伤害的机会尤为突出，除直接损伤外，还可由颅脑外伤导致视神经萎缩（青盲）等；三是随着老年人口增多而出现的老年病增加，眼科方面如老年性白内障（圆翳内障）、老年性黄斑变性（视瞻昏渺）等；四是随着人们物质文化生活水平的提高，对健康保健的愿望及对美的追求也越来越高，如眼部美容、视力保健等。这些随着社会发展而产生的医疗保健市场，尤其是未来与眼科密切相关的热点医学——心身医学、老年医学、康复医学是中医眼科学能发挥其特长与优势的领域。因此，学习中医眼科学有重要的实用价值。

第二章 眼的解剖与生理功能

眼为视觉器官，包括眼球、视路和眼附属器三部分。眼球接受视信息，经视路向视皮质传递，从而完成视觉功能；眼附属器具有保护、容纳眼球及保证眼球的转动等作用。

第一节 眼球的解剖与生理

眼球近似球形，成人眼球前后径约为 24mm，垂直径约 23mm，横径（水平）约 23.5mm。人出生时，正常眼球前后径约 16mm，3 岁时约 23mm，到 15～16 岁时，眼球大小与成人相近。

眼球位于眼眶内，大约后 2/3 由脂肪等组织包裹。眼球向前平视时，突出于外侧眶缘 12～14mm，一般两眼突出度差不超过 2mm。眼球的前端暴露于外，易遭受外伤。

眼球由眼球壁和眼球内容物两部分组成（见彩图 2-1）。临床上习惯将眼球分为眼前段和眼后段，常以晶状体后极为切面，切面以前为眼前段，其后为眼后段。

眼球接受外界信息的刺激，由神经传导到大脑视觉中枢产生视觉，是视觉器官的重要组成部分。

一、眼球壁

眼球壁分 3 层：外层为纤维膜，中层为葡萄膜，内层为视网膜。

（一）外层 纤维膜

外层纤维膜由纤维组织构成。前 1/6 为透明的角膜，后 5/6 为瓷白色的巩膜，二者相交区域为角巩膜缘，共同构成完整封闭的眼球外壁，具有保护眼内组织和维持眼球形状的作用。

1. 角膜 位于眼球前极的中央，周围是结膜、巩膜组织，后有房水。角膜为稍向前凸的半球状透明组织，其形略呈横椭圆。成人角膜横径为 11.5～12mm，垂直径为 10.5～11mm。中央瞳孔区附近 4mm 直径的圆形范围近似球形，各点曲率半径基本相等，其外的各部角膜较扁平，各点曲率半径不同。角膜前表面的水平方向曲率半径约 7.8mm，垂直方向曲率半径约 7.7mm。角膜周边厚约为 1mm，中心稍薄为 0.5～0.55mm。

角膜的组织结构从外至内分为 5 层（见图 2-2）：①上皮细胞层：结膜上皮在角膜缘部逐渐变为复层鳞状上皮，然后过渡到角膜上皮。角膜上皮细胞由 5～6 层鳞状上皮细胞构成，排列特别整齐，表层无角化，基底细胞无色素。其上皮细胞再生能力极强，损伤后在无感染的条件下，约于 24 小时修复，不遗留瘢痕。因与结膜上皮层有一定联系，病变时可相互影响。但角膜上皮层内不含有结膜上皮层的杯状细胞，炎症时多无分泌物出现。②前弹力层：

是一无细胞成分的均质透明薄膜，终止于角膜周边部。前弹力层前面光滑，易使上皮细胞层脱落。其抵抗力弱，极易损伤，不能再生。损伤后由新生的结缔组织代替，形成较薄瘢痕组织，临床中称云翳。③基质层：为角膜组织最厚的一层，占角膜总厚度的90%。由与角膜表面平行的胶原纤维束薄板组成。纤维薄板排列规则，屈光指数相同，该层向周围延伸至巩膜组织中，病变时多相互影响。基质层无再生能力，病变或损伤后由不透明的瘢痕组织代替，形成的瘢痕临床称之为角膜翳（若瘢痕薄如云雾状，通过瘢痕可看清楚虹膜者，称为角膜云翳；瘢痕较厚略呈白色，但还可透见虹膜者，称为角膜斑翳；若瘢痕厚呈瓷白色，不能透见虹膜者，称为角膜白斑）。④后弹力层：是一层较坚韧的透明均质膜，由胶原纤维组成，在前房角处分成细条并移行到小梁组织中。

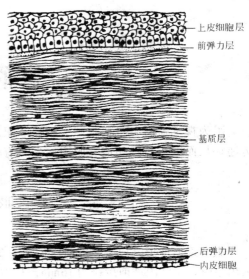

图 2-2　角膜组织学示意图

上皮细胞层
前弹力层
基质层
后弹力层
内皮细胞

该层损伤后可再生。后弹力层疏松地附着在基质层上，富于弹性，抵抗力强，当病变溃穿角膜基质层，因眼内压力的作用，此层向前膨出，可久不穿孔；一旦溃破，角膜穿孔，部分虹膜脱出，而愈合过程中角膜瘢痕组织中嵌有虹膜组织者，临床称之为粘连性角膜白斑。⑤内皮细胞层：由六角形单层扁平细胞构成。位于角膜最内面，紧贴后弹力层。角膜内皮细胞数量正常约为 $2899 \pm 410/mm^2$，细胞间紧密连接，具有角膜-房水屏障功能。正常情况下房水不能透过此层渗入到角膜组织里，当其损伤后房水就可透过该层渗入到角膜组织里引起基质层水肿。内皮细胞损伤后不能再生，受损后缺损区由邻近细胞扩张和移行来覆盖。如果内皮细胞失去代偿功能，角膜会发生水肿或大泡性角膜病变。角膜内皮细胞数量随年龄的增长而逐渐减少。

角膜表面有一层泪膜，称角膜前泪膜。泪膜分为3层：表面为脂质层，中间为水液层，底部为黏蛋白层。其主要作用为润滑角膜、防止角膜干燥、供给角膜氧气等。

角膜富含三叉神经末梢，感觉极其灵敏。角膜透明、无血管，其营养代谢主要来自房水、泪膜和角膜缘血管网。角膜是眼球重要的屈光介质之一，总屈光力为+43D。

2. 巩膜　由致密的相互交错的胶原纤维组成。位于眼球的中后部分，占整个纤维膜的5/6。巩膜前接角膜缘，外由眼球筋膜及球结膜覆盖，内面紧贴睫状体、脉络膜；其后在与视神经相交处分内、外两层，外2/3移行于视神经鞘膜，内1/3呈细小筛状孔，此处极薄，称为巩膜筛板，视神经纤维束由此穿出眼球。巩膜厚度差异较大，视神经周围最厚约1mm，各直肌附着处较薄约为0.3mm，巩膜筛板处最薄。因此，巩膜筛板处抵抗力弱，易受眼内压的影响，若眼压升高压迫视盘会出现生理凹陷加深、扩大的病理改变。

组织学上巩膜由表层巩膜、巩膜实质层及棕黑板层构成。

巩膜呈乳白色，不透明，质地坚韧，有弹性，且坚固。表面组织富有血管、神经，发炎时疼痛较明显；深层组织血管、神经少，代谢缓慢，病变时反应不剧烈，病程多较长。

3. 角巩膜缘 是从透明角膜嵌入不透明巩膜的过渡区域，没有十分明确的界线，宽约1mm。组织学上多认为，角巩膜缘前界起于角膜前弹力层止端，后缘为角膜后弹力层止端。角膜、巩膜和结膜三者在此处汇合，是临床部分眼内手术常用切口部位或重要标志。

角巩膜缘内面是前房角组织（见图2－3）。前房角前界的标志为许瓦伯（Schwalbe）氏线，依次有小梁网（滤帘）、输淋（Schlemm）氏管（又称巩膜静脉窦）、巩膜突、睫状体带及虹膜根部。

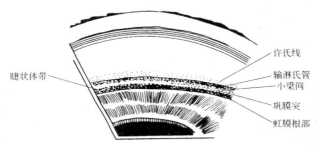

图2－3　正常前房角结构示意图

角膜缘血管网：主要由表面的结膜后动脉与深部的睫状前动脉的小分支联络构成，可供给角膜营养。

（二）中层　葡萄膜

葡萄膜具有丰富的血管及色素，故分别称之为血管膜和色素膜。由于有丰富的血管和色素，所以具有供给眼球营养、遮光和暗室的作用。

葡萄膜从前至后分为三部分：虹膜、睫状体、脉络膜，其组织相互衔接。

1. 虹膜 位于角膜后面，形为圆盘状，是葡萄膜最前面的部分。其周边根部与睫状体相连，直伸晶状体前面，由此将眼球前部腔隙分隔成前房和后房两部分，虹膜悬在房水中。虹膜表面呈高低不平的辐射状隆起的条纹，形成虹膜纹理和隐窝。

虹膜内缘于中央形成圆孔，称瞳孔，其直径为2.5~4mm左右。瞳孔大小与年龄、屈光及精神状态等因素有一定的关系。瞳孔周围有呈环行排列的瞳孔括约肌，受副交感神经支配，兴奋时瞳孔缩小；还有呈放射状排列的瞳孔开大肌，受交感神经支配，兴奋时具有扩大瞳孔的作用。通过瞳孔括约肌和瞳孔开大肌的交替及相互制约作用，瞳孔可缩小、开大，调节进入眼内的光线。当光线直接照射一眼瞳孔时，引起两眼瞳孔均缩小的现象称为瞳孔对光反射。光照眼的瞳孔缩小称直接对光反射，对侧眼的瞳孔缩小称间接对光反射。眼视近时瞳孔缩小，并发生调节和集合作用，称为瞳孔近反射。此系大脑皮质的协调作用：即传入路与视路伴行到视皮质，传出路为由视皮质发出的纤维经枕叶－中脑束至中脑的E－W核和动眼神经内直肌核，随动眼神经达瞳孔括约肌、睫状肌和内直肌，以完成瞳孔缩小、调节和集合作用。

组织学上，虹膜主要由前面的基质层和后面的色素上皮层构成。基质层是由疏松的结缔组织和虹膜色素细胞组成的框架网，神经、血管行走其间。虹膜基质内有丰富的动脉、静脉和毛细血管，被丰富的色素掩盖，正常情况下看不到血管。虹膜颜色决定于基质内色素细胞的色素含量，色素致密虹膜呈棕色，色素较少虹膜呈蓝色或灰色。色素上皮层分前、后两层，两层细胞中均含丰富而致密的黑色素，故虹膜后面呈深黑颜色。后层的色素上皮在瞳孔缘向前翻转为一条细窄的黑色环形花边，称瞳孔领。

虹膜具有丰富的血管和密布的三叉神经纤维网，感觉特别敏锐。在炎症时，虹膜肿胀，纹理消失，并有剧烈的眼痛及大量的渗出，甚至出血。

2. 睫状体　睫状体在巩膜内面，前接虹膜根部，后与脉络膜相连，是宽约 6～7mm 的环带组织（见图 2-4）。其色深褐，矢状面约呈三角形，基底朝向虹膜根部（见图 2-5）。前 1/3 肥厚，称睫状冠，宽约 2mm，富含血管，有 70～80 个纵行放射状突起，称睫状突；后 2/3 薄而扁平，称为睫状体扁平部。扁平部与脉络膜相连处呈锯齿状，称锯齿缘。睫状突上皮细胞产生房水，房水可供给眼球内组织的营养，维持眼内压。

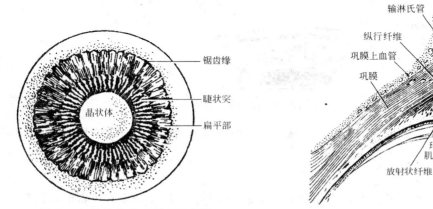

图 2-4　睫状体的后面观示意图　　　　　图 2-5　睫状体矢状面示意图

睫状体主要由睫状肌和睫状上皮细胞组成。睫状肌由外侧的纵行、中间的放射状和前内侧的环行三组肌纤维组成，为平滑肌，受副交感神经支配。睫状体到晶状体赤道部有纤细的晶状体悬韧带联系。睫状肌的舒缩对晶状体起调节作用和房水外流作用，即睫状肌之环行肌纤维收缩，晶状体悬韧带松弛，晶状体借助自身弹性变凸，屈光力增加，以达到视近的目的，这一作用称为调节；其中纵行肌纤维收缩，牵引前部脉络膜，将巩膜突向后拉，使小梁网开放，有利于房水的外流。此外，若睫状肌长时间收缩会出现调节过度而发生近视现象；又因牵引前部脉络膜影响锯齿缘部视网膜，可造成视网膜的囊样变性，甚至发生周边视网膜裂孔。

睫状体有来自睫状长、短神经的感觉神经，并在睫状肌中形成神经丛，分布密集，又富含血管，故炎症时眼痛、渗出明显。

3. 脉络膜　前接睫状体扁平部的锯齿缘，向后止于视盘周围，介于巩膜与视网膜之间。脉络膜由外向内分为：①脉络膜上腔：为血管神经通过的要道，有睫状后长动脉、睫状后短动脉、睫状神经等从此通过。②大血管层：血管的网状条纹特别显著，是豹纹眼底的由来。③中血管层。④毛细血管层。⑤玻璃膜（Bruch 膜）：无结构的透明组织，与视网膜的色素上皮层紧密相连。

脉络膜血液主要来自睫状后短动脉，血管极多，血容量也大，有眼球血库之称，占眼球血液总量的 65% 左右，供给视网膜外层和玻璃体的营养。但因血流出入口均小，血流缓慢，故血中病原体易在此停留而产生病变。脉络膜毛细血管通透性高,小分子的荧光素易于渗漏,而大分子吲哚青绿不易渗漏,所以吲哚青绿能较好地显示脉络膜血管的影像。

脉络膜含有丰富的色素,有遮光作用,使眼球成暗箱,确保成像清晰。脉络膜不含感觉神经纤维,发炎时无疼痛感。

(三) 内层 视网膜

视网膜为透明膜。位于脉络膜与玻璃体之间,前界位于锯齿缘,后止于视盘周围。

视网膜由外向内分为10层(见图2-6):①色素上皮层:是视网膜的最外层,与脉络膜的最内层玻璃膜紧密相连。色素上皮细胞是单层六角形细胞,选择性地运送脉络膜与视网膜外层之间的营养和代谢产物,能吞噬、消化光感受器外节脱落的盘膜。色素上皮细胞间有封闭小带,又称紧密连接,避免脉络膜血管正常漏出液中大分子物质进入视网膜,具有血-视网膜外屏障作用,亦称视网膜-脉络膜屏障。色素上皮细胞中含有一种色素颗粒即脂褐质,它是一种很活跃的细胞,在多种眼底病中起着重要作用。如视网膜色素变性,色素上皮一部分增生,一部分萎缩,增生的色素上皮进入视网膜内,沉着在视网膜血管外,形成骨细胞样的色素沉着。而老年人色素上皮细胞萎缩,色素减少,在眼底可见脉络膜的血管条纹,多呈豹纹状。②视锥、视杆细胞层:又称光感受器细胞层。视锥

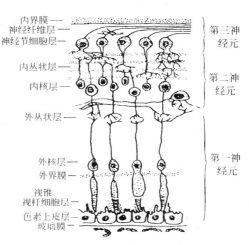

图2-6 视网膜组织示意图

细胞主要分布在黄斑及中心凹,感受明光,分辨颜色,具有明视觉和主管色觉的作用。视杆细胞分布在黄斑区以外的视网膜,越近黄斑区数量越少,至黄斑中心凹则无此种细胞。视杆细胞感受弱光,司暗视觉。视杆细胞的感光色素为视紫红质,它需要维生素A才能合成,当维生素A缺乏时,视杆细胞功能障碍,就会产生夜盲。③外界膜:是一网状薄膜。网眼大小不一,视锥细胞经过的网眼较视杆细胞的网眼大。④外核层:又称外颗粒层,由光感受器细胞核组成。此层没有血管,营养来自脉络膜。⑤外丛状层:为疏松的网状结构,是视锥细胞、视杆细胞和双极细胞树突、水平细胞突起相连接的突触部位。⑥内核层:又称内颗粒层,主要由双极细胞、水平细胞的细胞核组成。水平细胞为神经胶质细胞,具有联络和支持作用。⑦内丛状层:主要由双极细胞与神经节细胞相互接触形成突触的部位。⑧神经节细胞层:由神经节细胞核组成。⑨神经纤维层:由神经纤维构成。神经纤维最后集中形成视神经。该层血管丰富。⑩内界膜:是介于视网膜和玻璃体间的一层透明薄膜。

光感受器为第一神经元;双极细胞为第二神经元,联系第一与第三神经元;神经节细胞是第三神经元。

视觉的形成是视信息在视网膜内形成视觉神经冲动,由光感受器→双极细胞→神经节细胞这三个神经元传递,沿视路将信息传递到视中枢而形成。

视网膜上的重要组织有黄斑、视网膜的血管及视盘等。黄斑位于视盘颞侧约3mm处,

呈横椭圆形凹陷区，正中为中心凹。中心凹为视力最敏锐的地方，中心凹处有一反光亮点，称中心凹光反射。黄斑区中央部分为无血管区，因其色素上皮细胞排列紧密，含色素较多，再加之下面脉络膜血管网特别厚，因此颜色较深。神经节细胞发出的神经纤维向视盘汇聚，黄斑区纤维分为上、下部分，约呈水平线样弧形排列，此束纤维称黄斑乳头束（见图2-7）。此外，黄斑部外丛状层较厚，容易吸收水分而发生水肿，又因无毛细血管，水肿时难以消退。

视网膜的血管为视网膜中央动脉和中央静脉，分为颞上支、颞下支、鼻上支和鼻下支，分布在视网膜上，静脉与同名动脉伴行。

视盘位于眼底后极部，是视网膜神经节细胞发出的神经纤维汇集的部位。呈圆形或椭圆形，其色为不均匀的淡红色，直径约1.5mm，又称视盘。其中央或稍偏颞侧有一

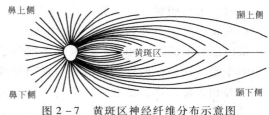

图2-7　黄斑区神经纤维分布示意图

凹陷，称生理凹陷，中央动、静脉由此通过。视盘仅有神经纤维而无视网膜的其他各层，因此无视觉功能，即视野检查时会出现盲点，称生理盲点。视盘血液供应：其表面的神经纤维层由视网膜中央动脉的毛细血管供给，筛板和筛板前由睫状后短动脉的分支供给（正常眼底见彩图2-8）。

二、眼球内容物

眼球内容物包括房水、晶状体、玻璃体，三者均为透明体（见图2-9）。房水、晶状体、玻璃体连同角膜一并构成眼的屈光介质，又称屈光系统，是光线进入眼内并到达视网膜的通路。

（一）房水

1. 前房　角膜后面，虹膜、瞳孔和晶状体前面，周围以前房角为界的空间称前房。前房内充满房水，中央深度为2.5～3mm，周边稍浅。

2. 后房　虹膜、瞳孔后面，睫状体前端和晶状体赤道前面的环形腔隙称后房。其间充满房水。

3. 房水　由睫状突的上皮细胞产生，并充满后房、前房。房水循环途径是：产生的房水首先进入后房，经过瞳孔到前房，从前房角小梁进入输淋氏管，通过房水静脉，最后流入巩膜表面睫状前静脉回到血液循环（见图2-10）。此外，有少部分房水由虹膜表面吸收和从脉络膜上腔排出。其主要成分为水，另含少量乳酸、维生素C、葡萄糖、肌醇、谷胱甘肽、尿素、钠、

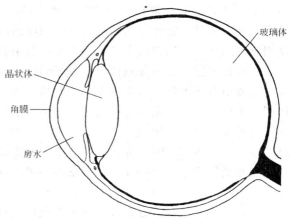

图2-9　眼球内容物示意图

钾、蛋白质等。主要功能是营养角膜、晶状体和玻璃体；维持眼内压。

（二）晶状体

位于虹膜后面，玻璃体的前面。是富有弹性的形如双凸透镜的透明体，前面弯曲度较后面为小。前后面环行交界周称晶状体赤道部，前面的顶点为晶状体前极，后面顶点称后极，晶状体的直径约为9mm，厚度4~5mm。

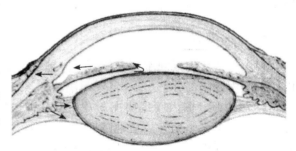

图 2-10 房水循环示意图

晶状体在临床上简略地分为晶状体囊膜、晶状体皮质、晶状体核（见图 2-11）。晶状体悬韧带是晶状体与睫状体连接的小带。

晶状体是眼屈光介质的重要组成部分，其屈光度约为19D的凸透镜，可滤去部分紫外线，对视网膜有一定的保护作用。通过睫状肌的舒缩，使晶状体悬韧带或松或紧，晶状体随之变凸或扁平，以完成眼的调节功能。随着年龄增长，晶状体弹性减弱，调节功能减退而出现老视（又称老花眼）。

晶状体无血管，营养来自房水。若晶状体受损或房水代谢发生变化时，可出现混浊，临床称之为白内障。

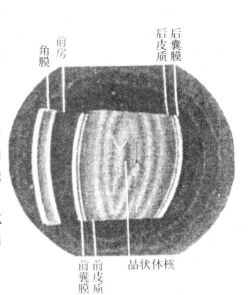

图 2-11 正常晶状体光学切面示意图

（二）玻璃体

1. 玻璃体腔 在晶状体赤道及睫状体以后，由视网膜包绕的腔体。其内由透明的玻璃体填充。

2. 玻璃体 在玻璃体腔内，占眼球内容积的4/5。玻璃体为透明的胶质体，其中99%为水。玻璃体前面有一凹面，称玻璃体凹，以容纳晶状体。玻璃体其他部分与视网膜和睫状体相贴，在视盘边缘、黄斑中心凹附近及锯齿缘前2mm 和后4mm 区域紧密粘连。其前部表面和晶状体后囊间有圆环形粘连，以青少年时期为紧密。

玻璃体为眼重要的屈光介质之一，对视网膜和眼球壁起着支撑的作用。玻璃体无血管，营养来自脉络膜和房水。

第二节 视 路

视路是视觉信息从视网膜光感受器到大脑枕叶视中枢的传导路径。即从视神经开始经过视交叉、视束、外侧膝状体、视放射至大脑枕叶的神经传导径路（见图 2 - 12）。

一、视神经

视神经是从视盘起至视交叉的这段神经。总长度 42 ~ 50mm，分为眼内段、眶内段、管内段及颅内段四部分。

1. 眼内段　眼内段是从视盘开始，视神经纤维成束穿过巩膜筛板、长约 1mm 的部分。此段神经纤维无髓鞘，故质地透明，以后为有髓鞘神经纤维。由视网膜动脉分支和睫状后短动脉分支供给营养。

2. 眶内段　从巩膜后孔到骨性神经管（孔）前端，此段长约 30mm，呈 S 形弯曲，便于眼球转动。视神经外由神经鞘膜包裹，此鞘膜从三层脑膜延续而来，鞘膜间隙与颅内同名隙相通，内充满脑脊液。血供来自眼动脉分支和视网膜中央动脉分支。在视神经孔处，视神经被眼外肌的起端包围，其中上直肌和内直肌与神经鞘膜紧密粘连，当发生球后视神经炎时，眼球转动就可产生球后牵引疼痛。

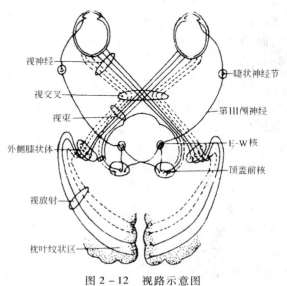

图 2 - 12　视路示意图

3. 管内段　是通过颅骨视神经管的部分，长约 5 ~ 10mm。其鞘膜与骨膜紧相粘连，使视神经得以固定。若该管外伤或骨折时，可导致视神经损伤。其血液供应主要来自眼动脉。

4. 颅内段　是视神经出视神经骨管进入颅内到视交叉前角、长约 10mm 的部分，位于蝶鞍之上。由颈内动脉和眼动脉供血。

二、视交叉

位于颅内蝶鞍上方。为长方体、横径约 12mm、前后径约 8mm、厚 2 ~ 5mm 的神经组织。两眼视神经纤维在该处进行部分交叉，即来自视网膜鼻侧的纤维在此处交叉到对侧，来自两眼视网膜颞侧的纤维在此处不交叉。若邻近组织炎症影响或被肿块压迫时，可见两眼颞侧偏盲。

三、视束

在视交叉后重新排列的左、右各一束神经称为视束。这段神经束由一眼颞侧神经纤维与另一眼鼻侧神经纤维组成，绕大脑脚至外侧膝状体。因此，一侧视束发生病变时，可见两眼同侧盲。

四、外侧膝状体

为视觉的皮质下中枢，位于大脑脚外侧。视网膜神经节细胞发出的神经纤维在此同外侧膝状体的神经节细胞形成突触，其中的神经节细胞是视路最后的神经元。由此神经元发出的纤维形成视放射。为视分析器的低级视中枢。

五、视放射

是外侧膝状体换神经元后发出的神经纤维，向下呈扇形展开，分成3束到达枕叶。是联系外侧膝状体和大脑枕叶皮质的神经纤维结构。

六、视皮质

位于大脑枕叶皮质的距状裂上、下唇和枕叶纹状区，全部视觉纤维在此终止，是人类视觉的最高中枢。

视路中视觉纤维在各段排列不同，当中枢神经系统发生病变或受损时，可表现出特定的视野异常，从而对病变及损伤定位诊断具有十分重要的意义。

第三节　眼球的血循环与神经分布

一、血管及血液循环

眼球的血液供应来自眼动脉。

（一）动脉

主要有眼动脉分出的视网膜中央动脉和睫状血管系统（见图2-13）。

1. 视网膜中央动脉　为眼动脉眶内段的分支。在眼球后9~12mm处进入视神经中央，前行至视盘穿出，在视网膜分4支，即颞上支、颞下支、鼻上支、鼻下支动脉，然后逐级分为若干小支，直达锯齿缘，以营养视网膜内五层。该动脉为终末动脉，一旦发生阻塞，可导致视网膜严重损害而影响视力。视网膜血管在检眼镜下可直接观察，因此可见视网膜血管病变及某些全身病对其血管的损害情况，有助临床判断和诊治疾病。

2. 睫状动脉　营养除视网膜内五层和部分视神经以外的整个眼球。包括以下动脉：

（1）睫状后短动脉：是眼动脉的分支，分为鼻

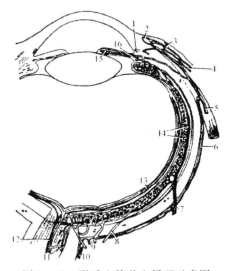

图2-13　眼球血管及血循环示意图
①输淋氏管；②角膜缘血管网；③前结膜血管；④后结膜血管；⑤前睫状血管；⑥巩膜上血管；⑦涡静脉；⑧睫状后长动脉；⑨睫状后短动脉；⑩硬脑膜血管；⑪软脑膜血管；⑫视网膜中央血管；⑬视网膜血管；⑭脉络膜血管；⑮虹膜动脉小环；⑯虹膜动脉大环

侧和颞侧两支，从视神经周围穿过巩膜进入并分布于脉络膜，在其内逐级分支，构成脉络膜各血管层。营养脉络膜和视网膜的外五层。

（2）睫状后长动脉：由眼动脉分出2支，自视神经鼻侧和颞侧穿入巩膜，经脉络膜上腔达睫状体，多数到睫状体前部及虹膜根部，与睫状前动脉吻合，组成虹膜大环，再分出小支在近瞳孔缘处形成虹膜小环。供虹膜、前部脉络膜和睫状体营养。

（3）睫状前动脉：是从眼直肌的动脉在肌腱止端处分支，其中1支在距角膜缘3～5mm处垂直穿入巩膜到睫状体，参与虹膜动脉大环，供虹膜和睫状体营养。未穿入巩膜的分支走行于表面巩膜，向前至角膜缘，成为结膜前动脉，并与来自眼睑的结膜后动脉吻合，构成角膜缘血管网，供角膜、结膜营养。

眼球的血液供应列简表如下：

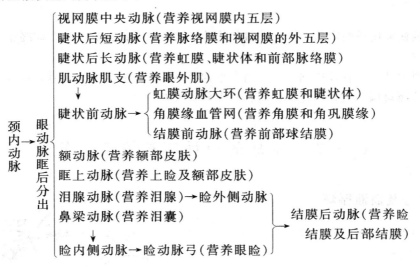

（二）静脉

1. 视网膜中央静脉　与视网膜中央动脉伴行，在视网膜动脉进入视神经处离开视神经。它收集视网膜内五层的静脉血液回流至眼上静脉，经眶上裂入海绵窦。视网膜动脉颜色较红，管径较细，静脉颜色较暗，管径较粗，动、静脉管径之比为2:3。

2. 涡静脉　在眼球赤道以后，有4～6条，位于各条直肌间，收集部分虹膜、睫状体和全部脉络膜的血液，通过眼上、下静脉进入海绵窦。

3. 睫状前静脉　收集虹膜、睫状体的血液，经眼上、下静脉大部分由眶上裂进入海绵窦。

二、神经分布

眼部的神经分布十分丰富，脑神经中有6对与眼有关，而眼球是受睫状神经支配，富含感觉、交感及副交感神经纤维。

1. 睫状神经节　位于眼眶后部，在视神经外侧，距视神经孔约10mm处，分为节前和节后纤维。节后纤维为睫状短神经，节前纤维由长根、短根和交感根组成。长根为感觉根，由鼻睫状神经发出，其感觉神经纤维分布在角膜、虹膜和睫状体等组织，司感觉；短根为运动根，由动眼神经发出，其副交感神经纤维分布在瞳孔括约肌及睫状肌，主肌肉的运动；交感根自颈内动脉周围的交感神经丛发出，其神经纤维主要分布于眼的血管，司血管的舒缩。行眼内手术时，多行球后麻醉阻断该神经节。

2. 睫状长神经 为三叉神经第Ⅰ眼神经的鼻睫状神经的分支。在眼球后视神经周围分为2支，从两旁穿入巩膜进球内，经脉络膜上腔，交感神经纤维则分布在睫状肌和瞳孔开大肌，主司肌肉的运动；其中所含的感觉神经司角膜感觉。

3. 睫状短神经 共6～10支，来自睫状神经节，从视神经周围穿入巩膜，经脉络膜上腔到睫状体，组成神经丛。该神经丛所发出的分支到睫状体、虹膜、角膜、角膜缘的结膜和巩膜，司各组织的感觉。其中副交感纤维分布在瞳孔括约肌和睫状肌，主司肌肉的运动；而交感神经纤维分布至眼内血管，司血管舒缩。

第四节　眼附属器的解剖与生理

眼附属器包括眼眶、眼睑、结膜、泪器、眼外肌五部分。

一、眼眶

眼眶是略呈四边锥形的骨腔，尖端向后，底边向前，成人深度约4～5cm，由额骨、蝶骨、筛骨、腭骨、泪骨、上颌骨、颧骨共7块骨组成（见图2-14）。眼眶内侧壁骨质很薄，外侧壁较厚，上方有颅腔和额窦，内侧有筛窦和鼻腔，下方有上颌窦。内侧壁前下方为泪囊窝，眶外上角有泪腺窝。

眼眶内容纳有眼球、视神经、眼外肌、泪腺、血管、神经、筋膜及眶脂肪。筋膜及脂肪共同形成软垫，可减少对眼球的震动。

眼眶骨壁的主要结构为：

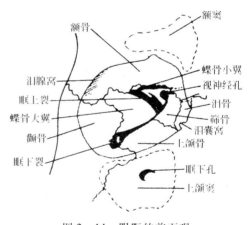

图2-14　眼眶的前面观

1. 视神经孔及视神经管 视神经孔位于眶尖，呈圆形，直径为4～6mm。视神经孔后是与颅腔相通的视神经管，管长4～9mm，视神经及三层鞘膜、眼动脉和交感神经的一些小支从此穿过。若骨折可压迫视神经，导致视神经病变。

2. 眶上裂 在视神经孔外下方，眶上壁和眶外壁分界处，为一长形裂孔，沟通颅中窝。眼的动眼神经、滑车神经、外展神经、三叉神经的眼支、交感神经纤维丛和眼上静脉由此通过。所以此处受伤波及通过的神经和血管时，则发生眶上裂综合征。

3. 眶下裂 在眶下壁与眶外壁之间，有三叉神经的第二支、眶下动脉及眶下神经等通过。

4. 眶上切迹　在眶上缘偏内侧，有眶上动静脉、三叉神经第一支和眶上神经经过，为眶上神经痛的压痛点。

5. 眶下孔　在眶下缘正中下方，距眶缘约4mm处，有眶下神经通过，是泪囊手术麻醉点之一。

此外，总腱环在眶间视神经孔周围、眶尖前10mm处。此处有睫状神经节，是眼内手术球后麻醉的关键部位。

眼眶的动脉来自颈内动脉。眼眶静脉最终汇于海绵窦与颅腔静脉吻合。

二、眼睑

位于眼眶外面及眼球前面。分上睑、下睑。在上者称上睑，上以眉弓为界；在下者为下睑，下以眶骨为界。上下睑之间裂隙称睑裂。眼睑游离缘称睑缘，是皮肤和结膜联合处。睑缘有排列整齐的睫毛。上下睑缘的联合处在外成锐角的称外眦；在内成钝角的称内眦。在上下睑缘近内眦处各有一个乳头状突起，中有一小孔，称泪点（泪小点），是泪液排泄路径的起点。内眦处结膜上有一肉状隆起，称为泪阜。

组织学上眼睑从外向内分为5层（见图2-15）：

1. 眼睑皮肤　是人体最薄的皮肤之一，细嫩而富有弹性，容易成皱折，年老时尤为显著。眼睑皮肤血液供给异常丰富，因此在外伤后，伤口愈合迅速。一般平行于皮肤纹理的小伤口可不缝合而自愈。

2. 皮下组织　为疏松的呈蜂窝状的结缔组织，有少量脂肪。由于组织结构的特点，每当炎症、外伤时，眼睑易出现水肿、淤血。如心肾疾病者，当皮下水肿时，眼睑水肿常常最先表现出来。

3. 肌肉层

（1）眼轮匝肌：属横纹肌。在眶部和睑部，环绕上下眼睑一周，肌纤维与睑裂平行，受面神经支配，收缩时眼睑闭合。面神经麻痹时，眼轮匝肌失去收缩作用，眼睑不能闭合，易发生暴露性结膜角膜炎。内眼手术时，从眼外眦外1cm的地方进针环上下睑注射麻醉药，可使其麻醉，防止眼睑闭合。

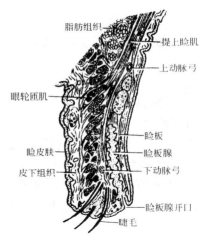

图2-15　上眼睑矢状切面示意图

（2）提上睑肌：起于眶尖视神经孔前的总腱环，沿眶上壁向前行，止于睑板前面。肌纤维呈扇形展开，前部薄而宽的腱膜穿过眶隔，部分纤维穿过眼轮匝肌止于上睑皮肤下，形成双重睑。提上睑肌由动眼神经支配，起开睑作用。若动眼神经麻痹则出现上睑下垂。

4. 睑板　由致密的结缔组织和丰富的弹力纤维组成的半月形软骨样板，是上下睑的支架组织。两端与内、外眦韧带相连，借此固定在眼眶内外侧眶缘上。睑板上有纵行排列的睑板腺，腺口开于睑缘。睑板腺分泌脂肪样物质以润滑睑缘，减少摩擦及防止泪液外溢。

5. 睑结膜　是紧贴在睑板上面的黏膜层，起于睑缘，止于睑板内缘，不能推动，薄而透明，表面光滑，富有血管。上睑结膜距睑缘后唇约 2mm 处有一与睑缘平行的浅沟，称睑板上沟，常易存留异物。

眼睑的血管来自颈外动脉的面动脉支的浅部动脉血管丛和颈内动脉的眼动脉分支的深部动脉血管丛。浅部静脉回流到颈内、外静脉，深部静脉最后汇入海绵窦。

眼睑由三叉神经司感觉。

眼睑具有保护眼球的作用。眼睑通过瞬目使泪液润湿眼球表面，以保持结膜、角膜的光泽，同时还可清除眼球表面的灰尘及细菌。

三、结膜

是一层薄而光滑透明的黏膜。起于睑缘，止于角膜缘，覆盖在睑板上面和眼球前面。按其解剖位置分为睑结膜、球结膜、穹窿结膜。

1. 睑结膜 覆盖在睑板上面的结膜。

2. 球结膜 疏松地覆盖在眼球前部的巩膜表面上，终于角巩膜缘。球结膜推之可移动，球结膜和巩膜之间为眼球筋膜。在角膜缘外宽约 3mm 范围的球结膜与其下的筋膜和巩膜组织紧密相粘。

在内眦部有一个半月形的结膜皱褶，称半月皱襞，低等动物为第三眼睑。半月皱襞的鼻侧有泪阜，泪阜实际上是下睑皮肤的一部分。

3. 穹窿结膜 即睑结膜与球结膜之间成水平皱褶的结膜，是结膜组织最松弛的部分，以便于眼球自由运动。

结膜的分泌腺：主要由睑结膜和穹窿结膜的上皮细胞层的杯状细胞分泌黏液；穹窿结膜有副泪腺，组织结构同泪腺，可分泌泪液。泪液为弱碱性的透明液体，其中 98.2% 为水，还含有少量无机盐和蛋白，另含有溶菌酶、免疫球蛋白 A、补体系统等。黏液和泪液滋润结膜、角膜，可减少摩擦，起一定的保护作用。此外，泪液还具有杀菌和预防感染的作用。

结膜血管系统：来自眼睑动脉弓和睫状前动脉，前者分布在睑结膜、穹窿结膜，走向角膜缘 4mm 外的球结膜，充血时以靠穹窿部更显著，此称为结膜充血；后者在角巩膜缘 3～5mm 处分出细支，分布在角膜缘周围，组成角膜缘血管网，充血以角巩膜缘为甚，此称为睫状充血；结膜充血与睫状充血同时出现时，称为结膜混合充血（见彩图 2－16）。不同的充血对眼部病变部位的诊断有极其重要的意义。

结膜的神经支配：其感觉由三叉神经支配。

四、泪器

包括分泌泪液的泪腺和排泄泪液的泪道（见图2－17）。

1. 泪腺 位于眼眶前外上方的泪腺窝内，由结缔组织固定在眶骨膜上。泪腺分泌泪液，排出管开口在外侧上穹窿结膜。如遇外来的物质刺激，泪腺可分泌大量泪液。大量的泪液具有冲洗和排除微小异物的作用。

2. 泪道 为泪液排出的通道，包括泪点、泪小管、泪总管、泪囊及鼻泪管。

（1）泪小点：位于内眦上、下睑缘，呈乳头状隆起，中有一小孔，开口紧贴于眼球表面，是泪液排出的起点。

（2）泪小管：是连接泪小点与泪囊的小管，从泪小点开始垂直深约 1 ~ 2mm，然后转直角向鼻侧，全长约 8mm。上、下泪小管汇合成泪总管，进入泪囊。

（3）泪囊：位于泪骨的泪囊窝内，在内眦韧带的后面。泪囊上方为圆形的盲端，下方与鼻泪管相连接。泪囊长约 12mm，前后宽约 4 ~ 7mm，左右宽约 2 ~ 3mm。

（4）鼻泪管：上接泪囊，向下开口于下鼻道的前部，长约 18mm。鼻泪管下端开口处有一半月形瓣膜，系胚胎期的残留物，出生后若未能开放可发生新生儿泪囊炎。

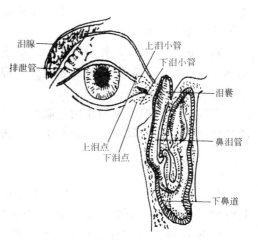

图 2 - 17　泪器解剖位置示意图

泪液的排出：分泌的泪液排到结膜囊后，一部分蒸发，一部分靠瞬目运动分布在眼球的前表面，经泪道排入鼻腔。

五、眼外肌

眼球的运动依赖 6 条眼外肌。每眼有 4 条直肌、2 条斜肌。直肌是上直肌、下直肌、内直肌和外直肌；斜肌是上斜肌和下斜肌（见图2 - 18）。

下斜肌起于眼眶下壁前内侧，附着于眼球赤道部后外侧的巩膜上；其余 5 条眼

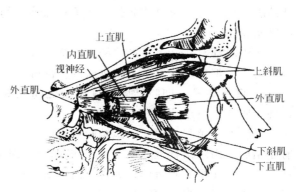

图 2 - 18　眶侧面观眼外肌示意图

外肌，即上直肌、下直肌、内直肌、外直肌及上斜肌都起于视神经孔前的总腱环。上斜肌的上端附着在眼球外上方的巩膜上，而 4 条直肌止端均附着在巩膜上，按内直肌、下直肌、外直肌、上直肌为序，它们的止端附着点与角膜缘的距离分别约为 5、6、7、8mm 左右。上斜肌由滑车神经支配，外直肌由外展神经支配，其余 4 条眼外肌均由动眼神经支配。眼外肌的主要功能见表2 - 1。

表 2 - 1　眼外肌的主要功能

眼外肌	主要动作	次要动作
内直肌	内转	
下直肌	下转	内转，外旋
外直肌	外转	
上直肌	上转	内转，内旋
上斜肌	内旋	下转，外转
下斜肌	外旋	上转，外转

第五节　中医对眼解剖与生理的认识

中医眼科学中，眼的解剖与生理较为粗略，且不完善，早期各家有异，后渐有共识。眼为视觉器官，又名目。由眼珠、胞睑、泪泉、眼带、眼眶等组成。眼为五脏六腑之精华，百骸九窍之至宝，能洞观万物，朗视四方，又能"别黑白，审长短"，可见其主要功能是明视万物，分辨颜色。

一、眼珠

在《外台秘要·卷二十一》中对眼珠外观描述十分明确，说："轻膜裹水，圆满精微，皎洁明净，状如宝珠，称曰眼珠。"又名睛珠、目珠、目睛等。解剖中包括黑睛、白睛、黄仁、瞳神、神水、晶珠、神膏、视衣及目系等。相当于西医学的眼球。

1. 黑睛

黑睛又名黑眼、乌睛、乌轮、乌珠、青睛、黑珠，在五轮中称风轮。相当于西医学的角膜。

黑睛位于眼珠前端中央，周围是白睛，即《审视瑶函·目为至宝论》所说："风轮者，白睛内之青睛是也。"其组织晶莹透明，如有触犯，便会混浊生翳。对此古人早有告诫，即《外台秘要·卷二十一》所说："黑睛水膜止有一重，不可轻触。"

通过黑睛能透视其后组织，在《目经大成·卷一》中认为黑睛"至清至脆，不可磨涅，晶莹如小儿之目为正。"黑睛是眼珠视物的重要组成部分之一。

2. 白睛

白睛又名白眼、白仁、白珠等，在五轮中称气轮。包括西医学的结膜、球筋膜和巩膜组织。

白睛与黑睛紧密连接，质地坚韧，与黑睛共同组成眼珠的外壳。其组织结构在《证治准绳·七窍门》中就认识到白睛质地坚韧，有保护眼珠内组织的作用（"白珠独坚于四轮"）。又如《外台秘要·卷二十一》中说："人白睛重数有三，设小小犯触，无过损伤。"而且《张氏医通·七窍门》在记载金针开内障时说："针尖划损白珠外膜之络而见血"，可以证明白睛外膜有脉络，相当于西医学的球结膜的血管。

3. 黄仁

黄仁又名眼帘、虹彩等。相当于西医学的虹膜。中医眼科学中对其论述甚少，黄仁在黑睛之后，状似圆盘，中有圆孔为瞳神。如《银海精微·辘轳展开》中说："瞳人之大小随黄仁之展缩，黄仁展则瞳人小，黄仁缩则瞳人大。"因其色深褐应衬，而误将透明无色的角膜称为黑睛。

4. 神水

现代中医多认为神水相当于西医学的房水。实际早期所言之神水还包括了泪液。以《证治准绳·杂病·七窍门》中所说为证："神水者，由三焦而发源，先天真一之气所化，在目之内……血养水，水养膏，膏护瞳神。"同时又说："在目之外，则目上润泽之水是也。"此不仅说明神水包括今之房水和泪液，还阐明了与眼中某些组织之间的关系及神水具有营养部分眼组织的作用。

5. 瞳神

瞳神又名瞳子、瞳人、瞳仁、金井等，在五轮中称水轮。瞳神含义有二，其一仅指黄仁中央圆孔，相当于西医学的瞳孔；其二泛指瞳神以及瞳神内各部组织，即包括晶珠、神膏、视衣、目系、神光、真血等有形无形之物。

（1）晶珠：晶珠又名黄精、睛珠。相当于西医学的晶状体。《目经大成·卷一》将其解剖位置、生理功能均作了较精炼的记述，书中说："膏中有珠，澄澈而软，状类水晶棋子，曰黄精"，充分说明晶珠就是坐落在其后的神膏上、透明、软而富有弹性的双面凸透镜。由此可见，眼能明视万物，晶珠起着极其重要的作用。

（2）神膏：神膏又名护睛水。相当于西医学的玻璃体。中医眼科学中对神膏的认识较为统一，神膏在白睛内，富含水液且透明，有支撑作用，令眼保持为珠状。因其透明，也是眼明视万物的保障。《疡医大全·卷十一》中就记载了神膏的解剖部位及生理功能，如书中说："白睛最坚属肺金，内藏护睛水，如鸡子清之稠浓。"此外，《证治准绳·杂病·七窍门》的记载中指出，神膏外有白睛，还有一层"黑稠"，即书中说："大概自圆而长，外有坚壳数重，中有清脆，内包黑稠神膏一函，膏外则白稠神水，水以滋膏。"

（3）视衣：早期的医著中并无视衣一名。只是近代中医眼科著作中应用此名，泛指西医学的脉络膜及视网膜。

（4）目系：目系又名眼系、目本。在《灵枢·大惑论》中指出："裹撷筋骨血气之精，而与脉并为系，上属于脑，后出于项中"，又如《证治准绳·杂病·七窍门》中说："目珠者，连目本，目本又名目系，属足厥阴之经也。"

目系连目珠，通于脑，所见之物归于脑。可见眼珠－目系－脑是产生视觉功能的重要组织。《医林改错·脑髓说》中就明确地记载了有关内容，即书中说："两目系如线，长于脑，所见之物归于脑。"对于产生视觉功能的神经活动称为神光，这一功能的发挥又与脏腑功能息息相关。如《审视瑶函·目为至宝论》中说："神光者，谓目中自然能视之精华也"，《审视瑶函·内外二障论》曰："在五脏之中，惟肾水神光，深居瞳神之中，最灵最贵，辨析万物，明察秋毫。"

从上可知，目系不仅包括了西医学的视神经及包裹在视神经周围的组织及血管，如视网膜的中央动、静脉及鞘膜等组织，而且还指产生视觉功能的视路。

二、胞睑

又名目胞、眼胞。在较多的医籍中仅粗略地将胞睑分为上胞、下睑，并将其中的组织分别命名，如睑弦、睫毛等。胞睑相当于西医学的眼睑，睑弦相当于西医学的睑缘。

胞睑位于眼珠最外，具有保护其内部组织的作用。对于这一功能，在《医宗金鉴·刺灸心法要诀》中也有记载，说："目胞者，一名目窠，一名目裹，即上下两目外卫之胞也。"

三、两眦

又名目眦、眦、眦头，分内眦及外眦。关于内眦、外眦的定位，在《灵枢·癫狂》中指出："在内近鼻侧者，为内眦"，《医宗金鉴·刺灸心法要诀》又说："目外眦者，乃近鬓前之眼角也"，内眦又名大眦，外眦又名小眦、锐眦等。内眦及外眦与西医学解剖名相同。

四、泪泉、泪窍

泪泉一名来源于《眼科临症笔记》，主要功能是分泌泪液。泪泉相当于西医学的泪腺。

泪窍又名泪堂，此在《银海精微·充风泪出》中就有记载，说："大眦有窍，名曰泪堂"，同时也指出了泪窍的解剖位置之所在。

五、眼带

眼带是从病名中见到这一解剖名词，即《太平圣惠方·坠睛》中说坠睛是风寒之邪"攻于眼带"，还有《银海精微·辘轳展开》中说辘轳展开是"风充入脑，眼带吊起。"从上述两病叙述推知，眼带相当于西医学的眼外肌。

六、眼眶

眼眶一名见于《证治要诀》，又名目眶。对其解剖部位描述简明且较准确的当是《医宗金鉴·刺灸心法要诀》，书中说："目眶者，目窠四围之骨也，上曰眉棱骨，下即䪼骨，䪼骨之外即颧骨。"可见，眼眶与西医学的眼眶同名。

从上可知，古代医籍在眼的解剖、生理方面的认识十分粗略，还需结合现代知识，以利于充实和发展中医眼科基础理论。

附：中西医眼部解剖名称对照表

中医解剖名称	西医解剖名称
眼珠（睛珠、目珠）	眼球
白睛（白眼、白仁、白珠）	包括球结膜、球筋膜、前部巩膜
黑睛（黑眼、黑仁、黑珠、乌睛、乌珠等）	角膜
黄仁（眼帘、彩虹、睛帘）	虹膜
神水	房水
瞳神（瞳子、瞳人、瞳仁、金井）	瞳孔
晶珠（睛珠、黄精）	晶状体
神膏	玻璃体
视衣	包括脉络膜和视网膜
目系（眼系、目本）	包括视神经、包裹视神经的鞘膜及其血管
胞睑（约束、眼胞、眼睑、睥）	眼睑
上胞（上睑、上睥）	上眼睑
下睑（下胞、下睥）	下眼睑
睑弦（眼弦、睥沿）	睑缘
睫毛	睫毛
睑裂	睑裂
内眦（大眦）	内眦
外眦（锐眦、小眦）	外眦
泪泉	泪腺
泪窍（泪堂、泪孔）	泪点
眼带	眼外肌
眼眶（目眶）	眼眶

第三章
眼 与 脏 腑 的 生 理 关 系

　　眼为五官之一，主司视觉。眼虽属局部器官，但与整体，特别是与脏腑经络有着密切的内在联系。眼禀先天之精所成，受后天之精所养。《灵枢·大惑论》说："五脏六腑之精气，皆上注于目而为之精。精之窠为眼，骨之精为瞳子，筋之精为黑眼，血之精为络，其窠气之精为白眼，肌肉之精为约束，裹撷筋骨血气之精而与脉并为系，上属于脑，后出于项中。"揭示了眼的发育构成是五脏六腑精气作用的结果，而眼视万物、察秋毫、辨形状、别颜色，亦需五脏六腑精气的充养。精气是人体生命活动，包括视觉产生的物质基础。故《审视瑶函·内外二障论》指出："眼乃五脏六腑之精华，上注于目而为明。"若脏腑功能失调，既不能化生精气，亦不能输送精气至目，致使目失精气的充养而影响视觉功能。《太平圣惠方·眼论》谓："明孔遍通五脏，脏气若乱，目患即生；诸脏既安，何辄有损。"明确地提出了眼与脏腑，尤其是与五脏的密切关系。

第一节　眼与五脏的生理关系

一、眼与肝的生理关系

（一）肝开窍于目，目为肝之外候

　　《素问·金匮真言论》在论述五脏应四时、同气相求、各有所归时说："东方青色，入通于肝，开窍于目，藏精于肝。"其意是深藏于体内的肝脏通向体外的窍道为目。基于肝与目的脏窍联系，一方面肝所受藏的精微物质能上输至目，供养目窍，从而维持眼的视觉功能；另一方面，肝脏若发生病理改变，可从眼部表现出来，《灵枢·五阅五使》谓："五官者，五脏之阅也。"其中"目者，肝之官也。"即言五官为五脏的外候，而肝外候于目。《灵枢·本脏》说："视其外应，以知其内脏，则知所病矣。"所谓外应即外候，指体内脏腑生理功能及病理变化外露于体表组织器官的信息。通过对体表组织器官信息的测定，可以了解体内脏腑的状况。肝对应于目，《诸病源候论·目病诸候》明言："目为肝之外候。"据此，可为眼科诊治疾病，特别是为从肝治目奠定了理论依据，亦可为其他临床各科提供极为重要的望诊内容。

（二）肝气通于目，肝和则能辨色视物

　　目为肝窍，肝气可直接通达于目，故肝气的调和与否直接影响到眼的视觉功能。一是肝气可调畅气机，使气机升降出入有序，有利于气血津液上输至目，目得所养而能辨色视物。故《灵枢·脉度》说："肝气通于目，肝和则目能辨五色矣。"所谓肝和，即肝疏泄有度，既不抑郁，亦不亢奋。《中医眼科六经法要·眼科开卷明义篇》阐释说："如果肝经的玄府通畅，肝气即能上升，……五脏之精，各展其用，就能分辨五色"；二是肝气能条达情志，肝和则条达有度，七情平和，气血均衡，眼才能明视不衰。故《灵枢·本神》指出："和喜怒而安居处……如是则僻邪不至，长生久视。"说明保持情志舒畅是眼目保健、防止眼病发生的重要举措。

（三）肝主藏血，肝受血而目能视

肝主藏血，王冰在《增广补注黄帝内经素问》中说："人动则血运于诸经，人静则血归于肝藏。"肝藏血有助于目视之需，虽然五脏六腑之精气血皆上注于目，但由于肝与目有窍道相通，故以肝藏之血对视觉功能的影响最大，因而《素问·五脏生成篇》有"肝受血而能视"之论。肝脏之血含有眼目所需的各种精微物质，故特称之为"真血"。《审视瑶函·目为至宝论》阐释说："真血者，即肝中升运于目，轻清之血，乃滋目经络之血也。此血非比肌肉间混浊易行之血，因其轻清上升于高而难得，故谓之真也。"肝脏还有根据视觉需要而调节血量和质之功。现代研究发现，视觉产生需要视网膜视觉细胞的感光效能，其中的杆状细胞感弱光，杆状细胞含有视紫红质，视紫红质在执行暗适应的过程中必须有维生素 A 参与生化过程，肝脏的机能状态与维生素 A 的摄取、转化、吸收及储存有关；而且肝脏还能调节血中维生素 A 的浓度，肝病时就失去了这种调节功能，使眼的暗适应功能下降。虽然中医学所言之肝与现代解剖之肝有异，但现代研究提示了肝血可直接影响到眼的功能状态。

（四）肝主泪液，润泽目珠

五脏化生五液，肝化液为泪。故《素问·宣明五气篇》说："五脏化液……肝为泪。"《银海精微》明确指出："泪乃肝之液"。泪液有润泽目珠的作用，《灵枢·口问》说："液者，所以灌精濡空窍者也"。泪液的生成和排泄与肝的功能有关，泪液运行有序而不外溢，正是肝气的制约作用使然。若肝的功能失调，不能收制泪液，则会出现泪下如泣，故《灵枢·九针》说："肝主泣"。

二、眼与心的生理关系

（一）心主血液，血养目珠

《审视瑶函·开导之后宜补论》说："夫目之有血，为养目之源，充和则有发生长养之功，而目不病。少有亏滞，目病生焉。"可见血液充盈及运行有序，是目视睛明的重要条件。循环至目的血液均始发于心，又归集于心。《素问·五脏生成篇》说："诸血者，皆属于心。"《景岳全书·杂证谟》亦指出：血"生化于脾，总统于心"，并说"凡七窍之用……无非血之用也。"血液在心气的推动下，通过血脉源源不断地输送至目，以供养眼目。与此同时，眼中神水源于目之血液，神水透明而又富含营养，以濡养神膏、晶珠等，从而保证眼产生正常的视觉功能。正如《审视瑶函·目为至宝论》中所说："血养水，水养膏，膏护瞳神。"

（二）心合血脉，诸脉属目

《素问·调经论》说："五脏之道，皆出于经隧，以行气血。"血从心上达于目，亦须以经脉为通道。而"心主身之血脉"（《素问·痿论》），"心之合脉也"（《素问·五脏生成篇》），即言全身的血脉均与心相连而沟通。遍布全身各组织器官的经脉以分布于眼的脉络最为丰富，故《素问·五脏生成篇》说："诸脉者，皆属于目。"血脉在目分支为络，《审视瑶函·目为至宝论》引华佗语谓：目"内有大络者五……中络者六……外有旁支细络，莫知其数。"脉络在目的广泛分布，保证了气血充养于目有足够的通道。《灵枢·口问》明确指出："目者，宗脉之所聚也，上液之道也。"

（三）心舍神明，目为心使

《素问·灵兰秘典论》说："心者，君主之官，神明出焉。"指人的精神、意识、思维乃至人的整个生命活动均由心主宰。《灵枢·本神》说："所以任物者谓之心。"说明接受外来事物或刺激并作出相应反应是由心来完成的，包括眼接受光线刺激而产生的视觉。故《灵枢·大惑论》指出："目者，心之使也；心者，神之舍也。"《外台秘要》强调，视觉产生的一个重要条件是"内因神识"。神识包括了心和脑的作用，中医学称为心神。《证治准绳·杂病·七窍门》认为，心主火，并把心神作用于目的活动称为神光，谓"火在目为神光"。《审视瑶函·目为至宝论》解释说："神光者，谓目中自然能视之精华也……发于心，皆火之用事。"表明神光是指受心神主导的视觉活动，类似于生理学关于视觉形成的一系列神经活动。此外，《素问·解精微论》说："夫心者，五脏之专精也；目者，其窍也。"由于心主神明，为五脏六腑之大主，目赖脏腑精气所养，又受心神支配。因此，人体脏腑精气的盛衰，以及精神活动状态均可反映于目，故目又为心之外窍。有鉴于此，望目察神亦是中医诊断学中望诊的主要内容。

三、眼与脾的生理关系

（一）脾主运化，输精于目

脾主运化水谷精微，为后天之本。脾运健旺，气血生化有源，目得精气营血之养则目光锐敏。若脾失健运，精微化生不足，目失所养则视物不明。《素问·玉机真脏论》在论及脾的虚实时说："其不及则令人九窍不通。"其中内含脾虚而致目窍不通所发生的眼病。脾胃学说倡导者李东垣特别注重脾与目的关系，其在所著的《兰室秘藏·眼耳鼻门》更明确指出："夫五脏六腑之精气皆禀受于脾，上贯于目……故脾虚则五脏之精气皆失所司，不能归明于目矣"，这就突出了脾之精气对视觉功能的重要性。除此之外，脾运化水谷之精，有滋养肌肉的作用，眼睑肌肉及眼带（眼外肌）得脾之精气充养，则眼睑开合自如，眼珠转动灵活。

（二）脾升清阳，通至目窍

目为清阳之窍，位于人体上部，脉道细微，惟清阳之气易达之。《素问·阴阳应象大论》说："清阳出上窍。"《脾胃论·五脏之气交变论》进一步提出："耳、目、口、鼻为清气所奉于天。"说明清阳之气上达目窍是眼维持辨色视物之功不可缺少的要素。而只有脾气上升，清阳之气方可升运于目，目得清阳之气温煦才能窍通目明。若"清阳不升，九窍为之不利"（《脾胃论·脾胃虚则九窍不通论》）。目为九窍之一，清阳之气不升，则阴火上乘目窍致目为病。

（三）脾气统血，循行目络

《兰室秘藏·眼耳鼻门》说："脾者，诸阴之首也；目者，血脉之宗也。"血属阴，脉为血府，血液能在目络中运行而不外溢，有赖于脾气的统摄。《难经·四十二难》谓：脾"主裹血。"由于目为宗脉所聚之处，若脾气虚弱，失去统摄之力，则可导致眼部，尤其是眼内发生出血病症。《景岳全书·杂证谟》对脾虚气弱导致的出血作出了解释，指出："盖脾统血，脾气虚则不能收摄；脾化血，脾气虚则不能运化，是皆血无所主，因而脱陷妄行。"

四、眼与肺的生理关系

（一）肺为气本，气和目明

《素问·五脏生成篇》说："诸气者皆属于肺。"《素问·六节脏象论》亦指出："肺者，气之本"，"肺主气，气调则营卫脏腑无所不治。"肺主气，司呼吸，不但与大自然之气进行交换，并与体内水谷之气相结合而敷布全身，温煦充养各组织器官。肺气旺盛，全身气机调畅，五脏六腑精阳之气顺达于目，目得其养则明视万物；若肺气不足，脏腑之气不充，目失所养则视物昏暗，正如《灵枢·决气》所说："气脱者，目不明。"与此同时，肺朝百脉，又主一身之气，气能推动脉中之血布散全身。肺气充和，血行流畅，则目得濡养而无脉涩窍闭之虞。

（二）肺主宣降，眼络通畅

宣即宣布散发，指肺能布散气血津液至全身；降即清肃下降，指肺能通调水道，维持正常的水液代谢。宣发与肃降相互制约，互济协调，使全身血脉通利，眼络通畅。一方面使目得到气血津液的濡养；另一方面避免多余体液留存于目。此外，肺主表，肺宣降有序，可将卫气与津液输布到体表，使体表及眼周的脉络得其温煦濡养，卫外有权，以阻止外邪对眼的伤害。

五、眼与肾的生理关系

（一）肾主藏精，精充目明

《灵枢·大惑论》说："目者，五脏六腑之精也。"寓含眼的形成有赖于精；眼之能视，凭借于精。而肾主藏精，《素问·上古天真论》谓："肾者……，受五脏六腑之精而藏之。"肾既藏先天之精，亦藏后天之精。《审视瑶函·目为至宝论》指出："真精者，乃先后二天元气所化之精汁，先起于肾……而后及乎瞳神也。"肾精的盛衰直接影响到眼的视觉功能，正如《素问·脉要精微论》所言："夫精明者，所以视万物、别白黑、审短长；以长为短、以白为黑，如是则精衰矣。"

（二）肾生脑髓，目系属脑

肾主骨生髓，《素问·阴阳应象大论》说："肾生骨髓"诸髓属脑，"脑为髓之海"（《灵枢·海论》）。由于脑与髓均为肾精所化生，肾精充足，髓海丰满，则目视精明；若肾精不足，髓海空虚，则头晕目眩，视物昏花。故《灵枢·海论》明言："髓海不足，则脑转耳鸣……目无所见。"而目系"上属于脑，后出于项中。"（《灵枢·大惑论》）因目系属脑出于项，若邪袭于项，"则随眼系以入于脑，入于脑则脑转，脑转则引目系急，目系急则目眩以转矣。"（《灵枢·大惑论》）充分说明眼与脑的密切相关性。王清任在中医理论的基础上，结合现代解剖知识，进一步阐述了肾－脑－眼密切的内在联系，明确地将眼的视觉归结于肾精所生之脑，其在《医林改错·脑髓说》中指出："精汁之清者，化而为髓，由脊骨上行入脑，名曰脑髓……两目即脑汁所生，两目系如线，长于脑，所见之物归于脑。"

（三）肾主津液，润养目珠

《素问·逆调论》说："肾者水脏，主津液。"明示肾脏对体内水液的代谢与分布起着重要作用。《灵枢·五癃津液别》指出："五脏六腑之津液，尽上渗于目。"津液在肾的调节下，不断输送至目，为目外润泽之水及充养目内之液提供了物质保障。目内充满津液，除具有养目之功外，还可维持眼圆润如珠的形状。故《外台秘要·卷第二十一》说："其眼根寻无他物，直是水耳。轻膜裹水，圆满精微，皎洁明净，状如宝珠。"

（四）肾寓阴阳，涵养瞳神

肾寓真阴真阳，为水火之脏，水为真阴所化，火为真阳所生，为全身阴阳之根本。五脏之阳由此升发，五脏之阴靠此滋养。肾之精华化生以供养瞳神，《审视瑶函·目为至宝论》说："肾之精腾，结而为水轮。"水轮位在瞳神，而神光藏于瞳神。《证治准绳·杂病·七窍门》认为瞳神"乃先天之气所生，后天之气所成，阴阳之妙用，水火之精华。"说明瞳神内含阴阳是产生视觉的基础，肾精的滋养、命门之火的温煦是视觉产生的条件。《灵枢·大惑论》谓："阴阳合抟而精明也。"张志聪在《黄帝内经灵枢集注》中说："火之精为神，水之精为精，精上抟于神，共凑于目而为睛明"，说明阴阳交合、水火互济才能产生视觉。此外，《眼科秘诀》说："人之一身，气血升降，水火既济，则万病不生矣"；若水火阴阳失去平衡，则可产生眼病，如《审视瑶函·目为至宝论》所说："水衰则有火盛躁暴之患，水竭则有目轮大小之疾，耗涩则有昏眇之危。"

第二节　眼与六腑的生理关系

眼与六腑的关系，主要为五脏与六腑具有相互依赖、相互协调的内在联系。六腑除三焦为孤腑外，其他的与五脏互为表里。在生理上，脏行气于腑，腑输精于脏，故眼不仅与五脏有密切关系，与六腑亦有不可分割的联系。此外，六腑的功能是主受纳、司腐熟、分清浊、传糟粕，将消化吸收的精微物质传送到周身，以供养全身包括眼在内的组织器官。《灵枢·本脏》说："六腑者，所以化水谷而行津液者也。"《素问·六节脏象论》明确指出："脾、胃、大肠、小肠、三焦、膀胱者，仓廪之本，营之居也，名曰器，能化糟粕，转味而入出者也。"六腑的功能正常，目得所养，才能维持正常的视功能。眼与六腑有如下具体关系：

一、眼与胆的生理关系

肝与胆脏腑相合，肝之余气溢入于胆，聚而成精，乃为胆汁。胆汁的分泌与排泄均受到肝疏泄功能的影响。胆汁有助脾胃消化水谷、化生气血以营养于目之功。胆汁关系到视力状况，故《灵枢·天年》说："五十岁，肝气始衰，肝叶始薄，胆汁始灭，目始不明。"《证治准绳·杂病·七窍门》在前人有关胆汁与眼关系论述的基础上指出："神膏者，目内包涵膏液……此膏由胆中渗润精汁积而成者，能涵养瞳神，衰则有损。"指出胆汁在神膏的生成及养护瞳神方面起着重要作用。

二、眼与小肠的生理关系

《素问·灵兰秘典论》说："小肠者，受盛之官，化物出焉。"小肠上端与胃的下口幽门相接，下端与大肠相连。饮食水谷由胃腐熟后，传入小肠，并经小肠进一步消化，分清别浊，其清者由脾输布到全身，从而使目得到滋养；其浊者下注大肠，多余的津液下渗膀胱。若小肠功能失调，清浊不分，清者不升，浊者不降，即可引起浊阴上泛目窍而致病。再者，心与小肠脏腑相合，经脉相互络属，其经气相通。心为火脏，小肠为火腑，易招火热之邪，不论先脏后腑，还是先腑后脏，常相互波及，引动火热之邪上炎于目而为病。

三、眼与胃的生理关系

胃为水谷之海，食物从口入胃而被受纳，加以腐熟，下传小肠，其精微物质经过脾的运化，以供养全身。脾胃密切配合，完成气血的生化，故合称为"后天之本"。其中对眼有温煦濡养作用的清阳之气主要源于脾胃。《内外伤辨惑论·辨阴证阳证》说："夫元气、谷气、荣气、清气、生发诸阳上升之气，此六者，皆饮食入胃，谷气上行，胃气之异名，其实一也。"李东垣进一步指出了胃气对眼的重要性，其在《脾胃论·脾胃虚实传变论》中说："九窍者，五脏主之，五脏皆得胃气乃能通利"，若"胃气一虚，耳、目、口、鼻，俱为之病。"脾胃居于中焦，既是清阳之气生发之所，又是清阳之气升降之枢。脾主升清，胃主降浊，若脾胃气虚，则清阳不升，浊阴不降，可致阴火上乘，阴火者，脾胃气虚引发之火。即《脾胃论·饮食劳倦所伤始为热中论》说："脾胃气虚则下流于肾，阴火得以乘其土位。"同时《脾胃论·脾胃虚则九窍不通论》指出："脾胃既为阴火所乘，谷气闭塞而下流，即清气不升，九窍为之不利。"可见脾胃功能正常与否直接关系到眼的功能状态。

四、眼与大肠的生理关系

《素问·灵兰秘典论》说："大肠者，传导之官，变化出焉。"大肠主司传导之责，与肺脏腑相合，其上承清纯之气，下输糟粕之物。大肠传导之功是完成食物消化、吸收、排泄的最后阶段。若肺失肃降，大肠传导之令不行，热结于下，熏蒸于上而发为眼病；反之，大肠积热，腑气不通，亦可使肺气不降，气壅于上而导致眼病。临床上眼病兼有大便秘结者，常有目赤肿痛诸症，若腑气一通，则结解热散，诸症悉减，反证了大肠传导功能对眼的重要性。

五、眼与膀胱的生理关系

膀胱在脏腑中居于最下层，为水液汇聚之处，其在人体的水液代谢过程中有贮藏津液、化气行水、排泄尿液的功能。故《素问·灵兰秘典论》说："膀胱者，州都之官，津液藏焉，气化则能出矣。"当水液聚集膀胱之后，在肾中命门真火的蒸化作用下，将其中清澈者气化升腾为津液，以濡润包括目窍在内的脏腑官窍；其重浊者由肾气推动，成为尿液而排出体外。膀胱的气化作用主要取决于肾气的盛衰。《血证论·阴阳水火气血论》说："膀胱肾中之水阴，即随气升腾而为津液；……气化于下，则水道通而为溺。"由于津液多上渗于目，若在水湿津液的代谢过程中，肾与膀胱的功能失常，就会在眼部出现水湿泛滥之证。同时水湿停聚可变生湿热，不仅可表现为小便淋涩，还可产生湿热蕴蒸的眼病。如李东垣在《兰室秘藏·眼耳鼻门》中记载的眼生翳障、隐涩难开的眼病即为"太阳膀胱为命门相火煎熬逆行"所致。

六、眼与三焦的生理关系

三焦为孤腑，主通行元气、运化水谷和疏理水道。《难经·三十一难》说："三焦者，水谷之道路，气之所终始也。"《难经·八难》还指出，肾间动气是"三焦之原。"说明肾之元气须借三焦才能敷布全身，以激发、推动各脏腑器官的功能活动。脏腑的精气、津液均须通过三焦而上行灌注，使目得到滋养。若三焦功能失常，可致水谷精微的消化吸收和输布发生障碍；或使脏腑气机失调，气血不能贯通；亦可使水道不利，水湿上泛，均可引发眼病。此外，《证治准绳·杂病·七窍门》认为，眼内所涵的房水是由"三焦而发源"。若三焦功能失常，神水化生不足，使目失濡润与充养而导致多种眼病。

总之，眼之所以能辨色视物，有赖于脏腑化生和收藏的精、气、血、津液的濡养及神的整合。《灵枢·本脏》说："人之血气精神者，所以奉生而周于性命者也。"然而，由于古代医家所处的时代不同及临证经验与水平的差异，对眼与脏腑的关系有不同看法。隋代巢元方认为眼病多与肝有关，在其所著的《诸病源候论》中，列举目病56候，其中27候论及于肝。宋代杨士瀛注重眼与肝、肾、心的关系，其在《仁斋直指方·眼目》中指出："目者，肝之外候也。肝取木，肾取水，水能生木，子母相合，故肝肾之气充，则精彩光明；肝肾之气乏，则昏蒙晕眩。""心者，神之舍，又所以为肝肾之副焉。"其后李东垣认为眼与脾胃及心的关系最为密切，其在《兰室秘藏·眼耳鼻门》中强调，医者治疗目病，"不理脾胃及养血安神，治标不治本，是不明正理也。"明代楼英在《医学纲目·目疾门》中说："脏腑主目有二，一曰肝……二曰心……至东垣又推之而及于脾。"可见其比较重视眼与肝、心、脾的关系。而赵献可则偏重于眼与肾的关系，其在《医贯·眼目论》中说："五脏六腑之精气皆上注于目而为之精，肾藏精，故治目者，以肾为主。"

综上所述，每个脏腑的各种功能对眼均起着重要的生理作用，但在眼与五脏六腑的关系中各有侧重，正如《审视瑶函·明目至宝论》说："大抵目窍于肝，生于肾，用于心，润于肺，藏于脾。"人体是一个有机整体，无论脏与脏、脏与腑，还是腑与腑之间均有经络相互联系，它们在生理上相互协调，相互依存。因此，临床上诊察眼病时，应以整体观为基点，从实际出发，具体病症具体分析，制定出治疗疾病的最佳方案。

第三节 五轮学说概要

一、五轮学说

五轮学说起源于《内经》,《灵枢·大惑论》曰:"五脏六腑之精气,皆上注于目而为之精,精之窠为眼,骨之精为瞳子,筋之精为黑眼,血之精为络,其窠气之精为白眼,肌肉之精为约束,裹撷筋骨血气之精而与脉并为系,上属于脑,后出于项中。"为五轮学说的形成奠定了基础。该学说在我国现存医籍中以《太平圣惠方·眼论》记载为最早。五轮中的轮是比喻眼珠形圆而转动灵活如车轮之意。正如《审视瑶函》所说:"五轮者,皆五脏之精华所发,名之曰轮,其像如车轮圆转,运动之意也。"五轮学说是根据眼与脏腑密切相关的理论,将眼局部由外至内分为眼睑、两眦、白睛、黑睛和瞳神等五个部分,分属于五脏,分别命名为肉轮、血轮、气轮、风轮、水轮(见图3-1),借以说明眼的解剖、生理、病理及其与脏腑的关系,并用于指导临床辨证的一种学说。

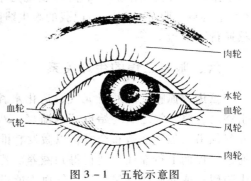

图 3-1 五轮示意图

二、五轮的解剖部位及脏腑分属

1. 肉轮 指胞睑,包括眼睑皮肤、皮下组织、肌肉、睑板和睑结膜。眼睑分上、下两部分,司眼之开合,有保护眼珠的作用。胞睑在脏属脾,脾主肌肉,故称肉轮。脾与胃相表里,所以胞睑病变往往与脾胃有关。

2. 血轮 指内、外两眦,包括内、外眦部的皮肤、结膜、血管及内眦的泪阜、半月皱襞和上下泪点。两眦在脏属心,心主血,故称血轮。心与小肠相表里,所以两眦病变常责之于心和小肠。

3. 气轮 指白睛,包括球结膜、球筋膜和前部巩膜。其表层无色,薄而透明;里层色白,质地坚韧,具有保护眼珠内部组织的作用。白睛在脏属肺,肺主气,故称气轮。肺与大肠相表里,所以白睛疾病常常与肺和大肠有关。

4. 风轮 指黑睛,即角膜。位于眼珠前部的正中央,质地坚韧而清澈透明,是光线进入眼内的必经之路,有保护眼内组织的作用。黑睛在脏属肝,肝主风,故称风轮。肝与胆相表里,所以黑睛疾病常与肝胆有关。

5. 水轮 指瞳神,包括其后的黄仁、神水、晶珠、神膏、视衣、目系等。水轮是眼能明视万物的主要部分。瞳神在脏属肾,肾主水,故称水轮。因肾与膀胱相表里,所以水轮病变常与肾、膀胱有关。但由于瞳神包括多种不同组织,且结构复杂,故除与肾和膀胱有关外，与其他脏腑也密切相关。

五轮的解剖部位及脏腑分属可见表3-1。

表3-1 五轮的解剖部位及脏腑分属表

五　轮	解 剖 部 位	脏 腑 分 属	
肉　轮	胞　睑	脾	胃
血　轮	两　眦	心	小肠
气　轮	白　睛	肺	大肠
风　轮	黑　睛	肝	胆
水　轮	瞳　神	肾	膀胱

此外，眼外肌相当于约束，为肉轮所属；黄仁位居黑睛之后，而瞳神又位于黄仁中央，瞳神的功能直接与黄仁有关，因此黄仁与风轮、水轮皆有关系。而黄仁色黄，五色之中，黄色为脾所主，故黄仁病变常与肝、脾、肾相关。

第四章 眼与经络的关系

人体经络运行气血，沟通表里，贯穿上下，联络脏腑、器官，把人体有机地连接成一个统一的整体。《灵枢·口问》云："目者，宗脉之所聚也。"正如《灵枢·邪气脏腑病形》所说："十二经脉，三百六十五络，其血气皆上于面而走空窍，其精阳气上走于目而为睛。"可见眼与脏腑之间的有机联系，主要依靠经络为之连接贯通，使眼不断得到经络输送的气、血、津、液的濡养，才能维持正常的视觉功能。因此，眼与经络的关系极为密切。

第一节　眼与十二经脉的关系

十二经脉，三阴三阳表里相合，正经首尾相贯，旁支别络纵横交错，布于周身，始于手太阴，终于足厥阴，周而复始，如环无端，运行不息。《灵枢·逆顺肥瘦》说："手之三阳，从手走头；足之三阳，从头走足。"可见，手足三阳经脉的循行部位与眼都有关系，手足三阴经虽不上头面，有的亦直接或间接地与眼有着联系。现将与眼发生联系的经脉按其循行于眼的部位分述如下：

一、起止、交接及循行于眼内眦的经脉（见图4-1）

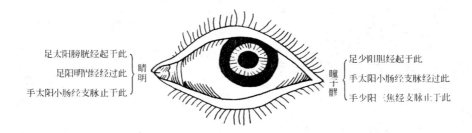

足太阳膀胱经起于此 ⎫
足阳明胃经经过此 ⎬ 睛明
手太阳小肠经支脉止于此 ⎭

足少阳胆经起于此 ⎫
手太阳小肠经支脉经过此 ⎬ 瞳子髎
手少阳三焦经支脉止于此 ⎭

图4-1　起止、交接及循行于眼内外眦的经脉示意图

（一）足太阳膀胱经

《灵枢·经脉》说："膀胱足太阳之脉，起于目内眦，上额交巅"，即足太阳膀胱经受手太阳之交，起于目内眦之睛明穴，上额循攒竹，过神庭、通天，斜行交督脉于巅顶百会穴。

（二）足阳明胃经

《灵枢·经脉》说："胃足阳明之脉，起于鼻之交頞中……至额颅"，即足阳明胃经起于鼻旁迎香穴，经过目内眦睛明穴，与足太阳膀胱经交会。

（三）手太阳小肠经

《灵枢·经脉》说："小肠手太阳之脉，……其支者别颊上䪼，抵鼻，至目内眦。"即手太阳小肠经一支脉从颊部别出，上走眼眶之下，抵于鼻旁，至目内眦睛明穴，与足太阳膀胱经相接。

（四）手阳明大肠经

《灵枢·经脉》说："大肠手阳明之脉，……其支者，从缺盆上颈，贯颊，入下齿中；还出挟口，交人中。左之右、右之左，上挟鼻孔。"即手阳明大肠经其支脉上行头面，左右相交于人中，上挟鼻孔，循禾髎，终于眼下鼻旁之迎香穴，与足阳明胃经相接而间接与目内眦有关。

二、起止、交接及循行于眼外眦的经脉（见图 4-1）

（一）足少阳胆经

《灵枢·经脉》说："胆足少阳之脉，起于目锐眦，上抵头角，下耳后，……其支者，从耳后入耳中，出走耳前，至目锐眦后。……其支者，别锐眦，下大迎，合于手少阳，……"即足少阳胆经起于目锐眦之瞳子髎，由听会过上关，上抵额角之额厌，下行耳后，经风池至颈。其一支脉，从耳后入耳中，出耳前，再行至目锐眦之瞳子髎后。另一支脉又从瞳子髎下走大迎，会合手少阳经，到达眼眶下。此外，由本经别出之正经（足少阳之正），亦上行头面，系目系，并与足少阳经会合于目锐眦。

（二）手少阳三焦经

《灵枢·经脉》说："三焦手少阳之脉，……其支者，从膻中，上出缺盆，上项，系耳后，直上出耳上角，以屈下颊至䪼。其支者，从耳后入耳中，出走耳前，过客主人前，交颊，至目锐眦。"即手少阳三焦经有一支脉从胸上项，沿耳后翳风上行，出耳上角，至角孙，过阳白、禾髎，再屈曲下行至面颊，直达眼眶之下。另一耳部支脉，入耳中，走耳前，与前一条支脉交会于面颊部，到达目锐眦，与足少阳胆经相接。由此可知，手少阳三焦经通过两条支脉与目外眦发生着联系。

（三）手太阳小肠经

《灵枢·经脉》说："小肠手太阳之脉，……其支者，从缺盆循颈上颊，至目锐眦，却入耳中"，即手太阳小肠经有一支脉循颈上颊，抵颧髎，上至目锐眦，过瞳子髎，后转入耳中。

三、与目系有联系的经脉（见图 4-2）

（一）足厥阴肝经

《灵枢·经脉》说："肝足厥阴之经脉，……循喉咙之后，上入颃颡，连目系，上出额，与督脉会于巅，其支者，从目系下颊里，环唇内"即足厥阴肝经之主脉沿喉咙之后，上入颃颡，行大迎、地仓、四白、阳白之外直接与目系相连。

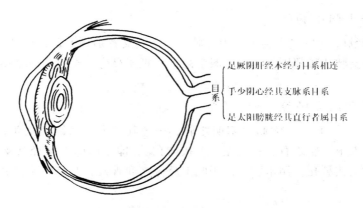

图 4-2　与目系有联系的经脉示意图

（二）手少阴心经

《灵枢·经脉》说："心手少阴之脉，……其支者，从心系，上挟咽，系目系。"即手少阴心经的支脉系目系。

（三）足太阳膀胱经

《灵枢·寒热病》说："足太阳有通项入于脑者，正属目本，名曰眼系。"足太阳膀胱经有通过项部的玉枕穴入脑直属目本的，称眼系。玉枕穴正处于现代针刺治疗视力低下及皮质盲等疾病常用的视区内。

综上所述，足三阳经之本经均起于眼或眼周围，而手三阳经均有 1～2 条支脉止于眼或眼附近。与目系有联系者有足厥阴肝经、手少阴心经及足太阳膀胱经。其中足厥阴肝经为主脉与目系相连。

第二节　眼与奇经八脉的关系

奇经八脉是指十二经脉之外的八条经脉，与脏腑无直接络属关系，然而它们交叉贯穿于十二经脉之间，具有加强经脉之间的联系以调节正经气血的作用。奇经八脉中起、止及循行路径与眼直接有关的主要有督脉、任脉、阳跷脉、阴跷脉及阳维脉。

一、眼与督脉的关系

督脉为"阳脉之海"，总督一身之阳经。《素问·骨空论》说："督脉者，起于少腹以下骨中央，……与太阳起于目内眦，上额交巅上，入络脑，……其少腹直上者，贯脐中央，上贯心入喉，上颐环唇，上系两目之下中央。"即督脉起于少腹下毛际间耻骨内之中央，有一分支绕臀而上，与足太阳膀胱经交会于目内眦，上行到前额，交会于巅顶，入络于脑；另一分支从小腹内直上贯通脐窝，向上贯心，到达咽喉部与任脉和冲脉会合，向上到下颌部，环绕口唇，至目下中央。

二、眼与任脉的关系

任脉为"阴脉之海"，总督一身之阴经。《素问·骨空论》说："任脉者，起于中极之下，以上毛际，循腹里，上关元，至咽喉，上颐循面入目。"即任脉起始于中极下的会阴部，向上到阴毛处，沿腹里，上出关元穴，向上到咽喉部，再上行到下颌，环口分左右两支沿面部至目眶下之承泣穴。

三、眼与阳跷脉的关系

《灵枢·寒热病》说："足太阳有通项入于脑者，正属目本，名曰眼系。……在项中两筋间，入脑乃别。阴跷、阳跷，阴阳相交……交于目锐（应为内）眦。"即足太阳经有通过项部入于脑内，……在后项正中两筋间入脑，分别为阴跷、阳跷二脉，阴跷、阳跷相互交会于目内眦。《奇经八脉考》曰："阳跷者……至目内眦与手足太阳、足阳明、阴跷五脉会于睛明穴"。

四、眼与阴跷脉的关系

《灵枢·脉度》说："（阴）跷脉者，少阴之别，起于然骨之后，……上循胸里，入缺盆，上出人迎之前，入頄，属目内眦，合于太阳。阳跷而上行，气并相还，则为濡目，……"即阴跷脉是足少阴肾经的支脉，起于然骨之后的照海穴，……上入胸内，入于缺盆，向上出人迎的前面，到达鼻旁，连属于目内眦，与足太阳经、阳跷脉会合而上行，阴跷与阳跷的脉气并行回还而濡养眼目。

五、眼与阳维脉的关系

阳维脉维系诸阳经。《十四经发挥·奇经八脉》说："阳维，维于阳。其脉起于诸阳之会……其在头也，与足少阳会于阳白。"即阳维脉经阳白穴而与眼有关。

另外，阴维脉、冲脉、带脉虽然与眼未发生着直接联系，但阴维脉维系诸阴经，冲脉为血海，带脉约束联系纵行躯干部的各条足经，故均与眼有间接联系。

第三节 眼与经别及经筋的关系

一、眼与经别的关系

十二经别是十二正经离、入、出、合的别行部分，是正经别行深入体腔的支脉。多从四肢肘膝以上的正经离别，再深入胸腹。阳经经别在进入胸腹后都与其经脉所属络的脏腑联系；然后均在头项部浅出体表；阳经经别合于阳经经脉，阴经经别合于相表里的阳经经脉。通过经别离、入、出、合的循行分布，加强了脏腑之间的联系，使十二经脉对人体各部分的联系更趋周密，如阴经经别在头项部合于其相表里的阳经经脉，就加强了阴经经脉同头面部的联系，其中与眼发生直接联系的经别有以下几条。

（一）与眼内眦部有关的经别

《灵枢·经别》说："手太阳之正，……入腋，走心，系小肠也。手少阴之正，……属于心，上走喉咙，出于面，合目内眦。"指手太阳、手少阴之经别在目内眦会合。

（二）与眼外眦部有关的经别

《灵枢·经别》说："足少阳之正，绕髀，入毛际，合于厥阴；别者，入季胁之间，循胸里属胆，散之，上肝，贯心，……散于面，系目系，合少阳于外眦也。"指足少阳与足厥阴之别相连于目系，与足少阳本经会合于眼外眦。

（三）与目系相联系的经别及络脉

1. 足阳明之正　《灵枢·经别》说："足阳明之正，……上頞頗，还系目系，合于阳明也"，指足阳明经脉别出而行的经别，上行至鼻梁及眼眶上方，联系目系，与足阳明本经相合。

2. 足少阳之正　《灵枢·经别》说："足少阳之正……，别者……系目系。"

3. 手少阴之别　《灵枢·经脉》说："手少阴之别，名曰通里……系舌本，属目系。"此之"别"指络脉，指手少阴心经的别行络脉，穴名通里，距腕一寸，别而上行，沿着手少阴本经入于心中，系于舌根，会属于目系。

二、眼与经筋的关系

经筋主要是约束骨骼，活动关节，维络周身，主司人体正常活动功能。十二经筋隶属于十二经脉，十二经筋中手足三阳经筋与眼有关。

（一）足太阳之筋

《灵枢·经筋》说："足太阳之筋，……其支者，为目上网，下结于頄。……其支者，出缺盆，邪（斜）上出于頄。"指足太阳的经筋有一条支筋象网络一样围绕眼上胞，然后向下结聚于颧骨处，再有分支从缺盆出来，斜上结于鼻旁部。

（二）足阳明之筋

《灵枢·经筋》说："足阳明之筋，……其支者……上合于太阳，太阳为目上网，阳明为目下网。"指足阳明之经筋有一条直行的支筋，从鼻旁上行与太阳经筋相合，太阳经的经筋网维于眼上胞，阳明经经筋网维于眼下睑，二筋协同作用，统管胞睑开合运动。

（三）足少阳之筋

《灵枢·经筋》说："足少阳之筋，……支者结于目眦为外维。"指足少阳的经脉有一条支筋，结聚于眼外眦为眼的外维。外维为维系目外眦之筋，此筋收缩即可左右盼视。正如《类经》注释："此支者，从颧上斜趋结于目外眦，而为目之外维，凡人能左右盼视者，正以此筋为之伸缩也。"

（四）手太阳之筋

《灵枢·经筋》说："手太阳之筋，……直者出耳上。下结于颔，上属目外眦。"指手太阳一条直行的经筋出耳上，前行而下结于下颔，又上行联属眼外眦。

（五）手少阳之筋

《灵枢·经筋》说："手少阳之筋，……其支者，上曲牙，循耳前，属目外眦，上乘颔，结于角。"

（六）手阳明之筋

《灵枢·经筋》说："手阳明之筋，……其支者，上颊，结于頄；直者，上出手太阳之前，上左角，络头，下右颔。"指手阳明的支筋走向面颊，结于鼻旁頄部；直上行的走手太阳经筋前方，上左侧额角者，络于头部向下至右侧颔部。而右侧之筋则上右额角，下至左侧颔部。

综上所述，足三阳之筋都到达眼周围，手三阳之筋经过头面部到达额角部位。手足三阳之筋网维结聚于眼及其周围，共同作用支配着胞睑的开合、目珠的转动。

第五章

病 因 病 机

人体是一个有机整体，各脏腑器官之间既独立又相互联系，在此基础上眼科建立了
"五轮学说"，进一步明确了眼与脏腑经络之间的密切关系，也突出了眼不同组织之间的相
互生克制化的正常生理关系。影响或破坏眼的生理状态的原因就是病因，在病因作用下，眼
部可产生多种病理反应，即眼病症状。根据临床症状推求病因，提供治疗用药依据，这种方
法就是"辨证求因"及"审因论治"。

第一节　病　因

引起眼病的原因十分复杂，历代医家多有阐述，唐代孙思邈在《千金要方》中就列出
"生食五辛，极目远视，数看日月，久处烟火，冒涉风霜"等20种原因，宋代陈无择则归
纳为内因、外因及不内外因三个方面。结合现代临床，眼病常见病因有外感六淫、疠气、内
伤七情、饮食不节、劳倦、眼外伤、先天与衰老及其他因素。

上述因素既可单独为患，又可并存出现或相互影响。

一、六淫

《银海指南·六气总论》中说："《素问·天元纪大论》曰：'天有五行，御五位，以生
寒、暑、燥、湿、风、火，'是为六气，当其位则正，过则淫，人有犯其邪者，皆能为目
患。风则流泪赤肿，寒则血凝紫胀，暑则红赤昏花，湿则沿烂成癣，燥则紧涩赤结，火则红
肿壅痛……。"《医宗金鉴·眼科心法要诀》进一步指出："外障皆因六淫生，暑寒燥湿火与
风，内热召邪乘隙入，随经循系上头中。"说明六淫为害可致多种目病，尤以外障眼病
为多。

（一）风

1. 风邪致病特点

（1）风为阳邪，其性开泄：风邪具有升发、向上、向外的特性，《素问·太阴阳明论》
说："伤于风者，上先受之"，眼位居高，易受风邪；再者，肝为风木之脏，开窍于目，同
气相求，故许多眼病的发生都与风邪有关。

（2）风性善行数变：风邪引起的眼病有发病迅速、变化较快的特点，如暴风客热。

（3）易与他邪相合：《素问·风论》说："风者，百病之长也"，作为六淫之首，每先
侵袭体表、皮毛或流于肌肉、腠理之间，易与寒、热、暑、湿、燥诸邪相合为患。

2. 风邪致病的常见眼部症状

目痒，目涩，羞明，流泪，上胞下垂，胞轮振跳，目劄，黑睛生翳，目偏视，口眼㖞斜等症。

（二）火

1. 火邪致病特点

（1）火性炎上：火为阳邪，其性升腾上炎，最易上冲头目，引起眼疾。热为火之渐，火为热之极，二者难截然分开。《素问玄机原病式》谓："目眜不明，目赤肿痛，翳膜眦疡皆为热"，《儒门事亲》中云："目不因火则不病"，其说虽有偏颇，但反映出火邪容易引发眼病。

（2）火热生眵：《景岳全书》曰："眼眵多结者必因有火，盖凡有火之候，目必多液，液干而凝，所以为眵。"说明眼眵这一眼病特有症状与火热有关。

（3）易伤津液：滋眼之液有神水、神膏、真血、泪液等，热邪易伤津液，故易致各种眼部疾患。

（4）灼伤脉络或迫血妄行：易致眼相关组织出血。

2. 火邪致病的常见眼部症状

眼干，肿痛难忍，红赤焮痛，灼热刺痒，磣涩羞明，眵多黄稠，热泪频流，生疮溃脓，血脉怒张甚则紫赤、出血，黄液上冲，血灌瞳神等症。

（三）寒

1. 寒邪致病特点

（1）寒为阴邪，易伤阳气：阳气受损，则目失温养。

（2）寒性凝滞：常致经脉气血阻塞不通，不通则痛，引起眼痛且常头目相引。

（3）寒性收引：寒邪伤及头面，可致经脉拘急。

2. 寒邪致病的常见眼部症状

头目疼痛，目昏冷泪，胞睑紫暗硬胀，紧涩不舒，血脉紫滞或淡红等。

（四）暑

1. 暑邪致病的特点

（1）暑为阳邪：暑为夏令之主气，乃火热所化，眼部多出现阳热症状。

（2）暑多夹湿，相合为患：夏季多雨，且多饮冷纳凉，湿邪内停，故暑热易兼感湿邪。

2. 暑邪致病的眼部症状

目赤视昏，眵泪，肿胀。

（五）湿

1. 湿邪致病的特点

（1）湿邪重浊黏滞：湿邪犯目，眼症多黏滞而不爽，缠绵难愈。

（2）内外湿邪，相互影响：外湿入里，脾阳受困，运化失司，可致内湿；内湿不化，又可招致外湿，上泛于目而为病。

（3）湿为阴邪，易阻遏气机：可致眼部气机升降失调，经脉不畅。

2. 湿邪致病的常见眼部症状

胞睑湿烂，眵泪胶黏，白睛黄浊，黑睛生翳、灰白混浊，眼部组织水肿、渗出等。

（六）燥

1. 燥邪致病的特点　"燥胜则干"，燥邪为患，常致干涩不适的眼病。

2. 燥邪致病的常见眼部症状　皮肤干燥，白睛红赤失泽，干涩不适，眼眵干结等。

二、疠气

疠气是指具有强烈传染性和流行性的致病邪气，又称"疫疠"、"时气"、"天行"、"戾气"等。疠气致病，来势急猛，临床症状与风火所致的眼症相似，一年四季都可发生，但以夏天气候炎热时为多，如天行赤眼、天行赤眼暴翳等。

三、七情

七情是指喜、怒、忧、思、悲、恐、惊七种情志的过度变化，超过了机体的适应范围，从而导致气机紊乱，经络阻滞，脏腑功能失调，故亦称七情内伤。怒则气上，恐则气下，忧思则气结，喜则气缓，悲则气消，导致气机紊乱，血行瘀滞，清窍闭塞，目病丛生，如绿风内障等；脏腑功能失调，五脏六腑精气不能上承于目，目失濡养而发眼病，如视瞻昏渺、青盲等。

四、饮食不节

饥饱失常、饮食偏嗜及饮食不洁，常可导致眼病。摄食不足，气血生化乏源，气血不能上荣于目，可出现眼部虚证；饮食过饱则肠胃积滞，郁而化热，可出现眼部实证。饮食偏嗜，多食生冷，寒湿内生，可致虚寒眼证；偏食辛辣燥热，脾胃积热，可致实热眼证。此外饮食不洁、肠道染虫可致眼部寄生虫病、小儿疳积等。

五、劳倦

除劳神、劳力、房劳过度外，过用目力也易引起眼病。《千金要方》认为"夜读细书"、"博奕不休"、"雕镂细作"等原因均可导致眼之痼疾。劳倦内伤可导致阴血亏损、气血耗伤、肝肾不足、心肾不交等脏腑功能紊乱，从而引发不耐久视、视瞻昏渺等眼病。

六、眼外伤

造成眼病的外来伤害包括沙尘、金属等异物入目，锐器、爆炸造成的真睛破损，以及化学物品、射线、有害气体烧烫伤等。轻者可致眼部不适，重者能引起视力严重损害，甚至失明。

七、先天与衰老

先天是指先天禀赋不足，孕期将息不当、邪气内结胎中，或先代遗传造成与生俱来的眼病，如胎患内障、高风内障、辘轳转关、旋胪泛起等。衰老是指年迈体弱、脏腑功能不足而引发的眼病，如圆翳内障、老花眼、视瞻昏渺等。

八、其他因素

主要是指可引起眼部疾患的其他全身疾病，如糖尿病、高血压、肾炎、血液病、肿瘤等；以及用药不当、药物副作用等引起的多种眼病，如过用激素可引起白内障、继发性青光眼，过用乙胺丁醇可引起视神经萎缩等。

第二节　病　　机

眼病的发生、发展与变化，取决于正邪双方的斗争结果。正如《洞天奥旨》所讲："天地之六气，无岁不有，人身之七情何时不发，乃有病有不病者何也？盖气血旺而外邪不能感，气血衰而内正不能拒"。眼是机体不可分割的一部分，五脏六腑之功能紊乱、失调，可导致五轮发生病变；若五轮出现病证，亦可推之脏腑的病理改变。《审视瑶函·五轮不可忽论》载："夫目之有轮，各应乎脏，脏有所病，必现于轮……，轮之有证，为脏之不平所致。"用轮脏相应的理论，把眼与机体联系起来，通过邪正盛衰、阴阳失调、气血津液失常、脏腑经络功能紊乱对眼的影响或损害来探求眼病病机。

一、脏腑功能失调

1. 心和小肠

心主血脉，诸脉皆属于目，目得血而能视；心主神明，目为心之使，内属于心，故心有病影响到眼，主要反映为视觉的变化或引起眼中血脉及两眦病变。又因心与小肠相表里，心有热可移热于小肠，小肠有热亦可上扰于心。

（1）心火内盛：多由五志化火、五气化火所致，火邪上炎于目，可致两眦红赤、胬肉肥厚。若生火毒，可致漏睛生疮，眦帷赤烂。心火炽盛，迫血外溢，可致眼内出血、视力骤降等眼病。若心火内扰神明，神乱发狂，可致目妄见，神识昏迷，目不识人。

（2）心阴亏虚：多由失血过多、殚视竭虑、阴血暗耗所致。阴不制阳，虚火上扰，可致两眦微微疼痛、白睛溢血、神光自现、荧星满目等病症。

（3）心气不足：多由思虑劳心或久病体弱所致，心气不足，心阳不振，可致脉道瘀阻，或神光焕散、不耐久视、能近怯远等病症。

（4）小肠实热：多由心热下移小肠所致，故除见口舌生疮、小便赤热、尿道灼痛等症外尚可见目视眈眈以及心火内盛等症的目病。

2. 肝和胆

肝开窍于目，肝脉连目系，肝气通于目，肝和则目能辨五色，泪为肝之液，可见眼与肝的关系最为密切。肝有疾除可引起黑睛病外，还可引起瞳神疾病，以及不耐久视、流泪症等。

（1）肝气郁结：肝主疏泄，性喜条达，若情志不舒或郁怒伤肝，肝郁气滞，可致目珠胀痛、绿风内障、青风内障、视瞻昏渺等。

（2）肝火上炎：引发肝火的原因较多，如肝郁气滞，日久化火；五志过极，引动肝火；暴怒伤肝，气火上冲。可致绿风内障、眼部出血、黑睛生翳、瞳神紧小等病症。

（3）肝阳上亢：多为肾阴亏虚，阴不制阳，浮阳外越，可致青风内障、绿风内障、眼部出血、络阻暴盲等。

（4）肝阴不足：肝为风木之脏，内藏精血，体阴而用阳，故肝阴易于亏耗。可致双目昏花、视力减退、不耐久视等病症。

（5）肝血不足：血之生化不足，或阴血亏损，目失濡养，可导致眼干涩不适、视物昏花、入夜盲无所见、疳积上目等病症。

（6）肝胆湿热：湿邪内壅肝胆，日久化热，湿热上蒸，可致聚星障、凝脂翳、混睛障、瞳神紧小等病症。

3. 脾和胃

脾与胃相表里，为后天之本，气血生化之源。《兰室秘藏·眼耳鼻门》曰："五脏六腑之精气皆禀受于脾上贯于目"，若饮食有节，胃纳脾输，则目得所养。否则可由脾胃运化失司、功能失调而致眼病。

（1）脾虚气弱：多由饮食失调、忧思劳倦所致，或由其他疾病伤及脾胃引起。脾虚气弱，脏腑精气不能上养目窍，可致上胞垂缓不用、目珠干涩不润、不耐久视、视物昏朦、夜盲等病症。

（2）脾不统血：脾气虚弱，统摄无权，可致目中血不循经而溢络外之眼部出血、视物昏朦、云雾移睛、血灌瞳神等病症。

（3）胃热炽盛：多由热邪犯胃或过食辛辣炙煿之品引起。火邪循经上犯头目，常致目赤肿痛；若火毒壅滞胞睑，气血阻滞，经络不畅，或致胞睑肿硬，或发疮疡、针眼；胃热炽盛，复感风邪，内外合邪，结于睑弦，可致赤烂、刺痒。

（4）脾胃湿热：多由外感湿热或饮食不节、脾失健运所致。湿热内壅，上犯胞睑，可致胞睑湿烂、痒痛，甚则生疮溃脓。湿热熏蒸，浊气上泛，可致神膏混浊，视衣水肿、渗出，甚则脱落。

4. 肺和大肠

肺主气且主宣降，肺气调和，气和目明。肺与大肠相表里，大肠通利，有助肺气肃降，肺气通利，大肠传导无碍，目中气血津液运行正常；若不能各司其职，则生目病。

（1）肺气虚：久病亏耗，伤及肺气，气虚不固，可致视物昏花，眼前白光闪烁，甚则视衣脱落。

（2）肺气不宣：多由外邪犯肺，肺失治节引起，肺被邪伤，失于宣降，导致气血津液敷布失常，可致白睛溢血、浮肿，甚至红赤肿胀等。

（3）肺阴虚：多由燥热之邪伤肺引起，肺阴不足常致白睛干涩，赤丝隐隐难退，白睛溢血、金疳等。

（4）肺热壅盛：多由外感热邪或风寒之邪郁而化热所致。肺热上壅，可致白睛红赤，眵多胶黏；热入血络可致白睛溢血；血热相搏，滞结于白睛深层，见白睛里层呈紫红色结节隆起；肺金凌木可致黑睛生翳等。

（5）热结肠腑：大肠有热，肺气不宣，可见白睛红赤壅肿等症。

5. 肾和膀胱

肾藏精，主骨生髓，肾精充足，视物精明；肾为水脏，主津液；肾与膀胱相表里，膀胱司气化。若肾与膀胱功能失常，可致眼病发生。

（1）肾阴不足：多为年老体衰、劳倦内伤或热病伤阴所致，肾阴不足则目外少润泽之水，内缺充养之液。常致头晕目眩、视瞻昏渺、高风内障、青盲、圆翳内障、青风内障、瞳神干缺、目系暴盲等。

（2）肾阳虚衰：多由先天禀赋不足，房劳伤肾，或久病体虚，阴损及阳。而眼之神光发于命门，皆火之用事，肾阳不足，命门火衰，可致近视，高风内障；阳虚水泛，可致视衣水肿、渗出，甚则脱落。

（3）肾精不足：多由劳伤竭视，久病伤肾，年老精亏或先天禀赋不足所致。目失濡养则可致视物昏朦、圆翳内障、高风内障、视瞻昏渺等，甚则目无所见。

（4）热结膀胱：湿热蕴结，膀胱气化失常，水液潴留，致水湿上泛清窍，可引起视衣水肿等目病。

眼病的发生、发展和变化，虽可由一脏一腑功能失调所致，但多个脏腑同时发生病变也常有之，故临床需认真分析，力求对其病机有一全面了解。

二、气血功能失调

气和血是人体生命活动的物质基础，又由脏腑功能活动产生。脏腑功能紊乱可引起气血功能失调；而气血功能失调也可导致眼病的发生。

1. 气

气与眼的关系甚为密切，其引起眼病的病机有：

（1）气虚气陷：多由劳倦伤气，久病失养，先天不足或年老体衰所致。气机衰微，不能敷布精微以充养五脏，目失濡养，可出现上胞下垂，冷泪常流，不耐久视，晶珠混浊，云雾移睛，黑睛翳陷久不平复，视衣水肿甚至脱落；气虚不能摄血，还可致眼内出血。

（2）气滞气逆：多由情志郁结或痰湿停聚、食滞不化、外伤跌仆等引起。气行不畅，血脉瘀阻，滞塞不通，可致头目疼痛；气逆于上，升降失度，血随气逆，可致血溢络外、青风内障、绿风内障、云雾移睛、络损暴盲等。

2. 血

《审视瑶函·开导之后宜补论》说："夫目之有血，为养目之源，充和则有发生长养之功，而目不病，少有亏滞，目病生矣。"《古今医统·眼科》进一步指出："目得血而能视，故血为目之主，血病则目病，血凝则目胀，血少则目涩，血热则目肿。"血之功能失调即可引起眼病。

（1）血热：多因外感邪热或脏腑郁热不解，入于营血，或因阴虚内热、虚火上炎所致。邪热侵入血分，血受热迫而妄行；虚火入于血分，灼伤脉络，血溢络外，可引起白睛溢血及眼内出血病变。

（2）血虚：多因失血过多或生化不足，以及久病失养，竭思瞻视，阴血耗伤所致。血虚不能上荣于目，可致头晕眼花、白睛干涩、黑睛不润、视瞻昏渺、青盲等；血虚生风，上扰于目，可见胞轮振跳、目瞤不适。

（3）血瘀：多由外伤、出血、久病、气虚、寒凝、气滞、热盛灼津所致。常与气滞并见，或与痰浊互结。瘀于胞睑，可见胞睑青紫；瘀于白睛，可见赤脉粗大，虬蟠旋曲；瘀于黑睛，可见赤膜下垂，甚至血翳包睛；瘀于视衣，可见视衣脉络阻塞，形成缺血或出血，视力骤降；瘀血阻塞神水流出之通道，可致眼压升高，头目疼痛，视力剧降。

三、津液代谢失调

津液由水谷精微所化生，经脾气运化传输，肺气宣降通调，以及肾气的气化蒸腾、升清降浊，以三焦为通道，随气的升降出入和运行，上输于目。其在目外为润泽之水，如泪和其他腺液；其在目内则为充养之液，如神水、神膏。用以维持眼的圆润明澈，开合圆活，睛明视物。津液失调可致眼病。

1. 津液亏损

多因燥热之邪耗伤津液，或大汗、失血、吐泻不止造成津液亏损，目窍失养。在目外常见泪液减少，可致干涩羞明，白睛表面不润，枯涩疼痛，黑睛暗淡失泽，甚至呈灰白混浊，以及眼珠转动滞涩不灵等；目内充养之液不足，可致视物昏朦或目无所见等。

2. 水液停滞

多因肺、脾、肾三脏功能失调，三焦气化不利，膀胱开阖失司所致。若肺失宣降，气机升降失司，可致水液敷布失常；若脾不健运，可致水湿停聚；肾气亏损，气化无力可致水液潴留。在胞睑可为浮肿；在白睛可见浮壅高起，甚则肿起如鱼胞；在视衣可为水肿、渗出；若水液积聚视衣之下，可致视衣脱离；神水瘀滞，可致青风内障、绿风内障等。

痰由湿聚，既是病理产物，又为致病因素，常与风、火、气血搏结于上而为患，在胞睑可致睑弦赤烂，胞生痰核，生疮溃脓；在眼眶可结聚成块，致珠突出眶；肝风挟痰攻目，亦可变生绿风内障等。

四、经络功能失调

眼通五脏，气贯五轮，经络起着主要贯通作用；另一方面，经络又是邪气内外传注的通路。若经络不通，五脏六腑之精气不能上输于目，目失濡养；若邪中经络，正不胜邪或邪气乘虚而入，导致经气不利或气血阻滞，均可发为眼病。可见胞睑虚肿高起，上胞下垂，胞轮振跳，白睛干涩不爽，暗淡失泽，表面粗糙或如豆腐皮，晶珠混浊，视瞻昏渺，视物异形，视惑，妄见，目偏视，络阻暴盲等。

第六章

眼 科 诊 法

第一节 眼科四诊

眼科四诊是指在诊察眼病时所运用的望、闻、问、切四种方法。由于眼特殊的结构和功能，以及眼与脏腑经络的密切联系，决定了在眼科四诊之中重在望诊与问诊。望诊的重点是在眼部，其次是望舌、颜面、形体及其他；问诊主要是询问与眼病有关的病史与自觉症状，包括眼部与全身的临床症状；切诊亦应以眼部触诊为主，至于切脉，多居问诊与眼部望、触诊之后。正如《审视瑶函·目不专重诊脉说》指出："如目病，……尤望闻问居其先，而切脉居于后。……必于诊脉之外，更加详视，始不至有误矣。"

现代科技的进步，使中医的四诊也产生了一个飞跃，从原来仅用人的五官和手进行简单的四诊方法，发展为利用现代科学手段，从各个角度对眼病进行诊察。眼科主要是利用现代科学仪器（尤其是光学仪器）进行眼部检查，它是望诊和切诊的发展，使四诊的内容更加丰富而具体确切。大大提高了诊断的正确率，并使疗效及预后的对比判断更具科学性。

一、问诊

问诊是通过询问病人或家属以了解眼病的发生、发展、治疗经过、现在症状和其他与眼病有关的情况以诊察眼病的方法。问诊必须按照辨证要求，有目的有次序地进行，既要突出重点，又要全面了解。临床上首先要询问患者眼部的自觉症状，有关眼病的病史，如发病时间、起病情况及治疗经过等，再问全身的自觉症状。

（一）主诉

主诉是指患者的主要陈述，通常为最明显的主观感觉及就医的主要原因。记载眼病主诉应简明扼要，包括患者感觉最痛苦的主要症状或最明显的体征及其性质、持续时间与部位等。

（二）问眼部症状

眼部自觉症状是眼科辨证论治的重要依据，也是问诊的重点内容之一。有些眼病全身症状不明显，这时主要是通过对眼部症状的分析，结合眼部检查来诊断。

1. 视觉 询问视力有否下降，是远视力下降还是近视力下降，或远近视力均下降，是急剧还是缓慢下降；视物不清有无时间性，是在傍晚与暗处看不清，还是恰恰相反；行动是否方便，有否经常碰撞周围物件等；眼前有否黑影，是固定还是飘动的，形状及方位，是急起的还是缓起的；视物有否变形、变色、视一为二，如有是单眼看有还是双眼看才有；视灯光有无红绿彩晕（虹视），是在什么情况下出现的；眼前有无闪光感觉，如有应询问闪光的程度、时间。

2. 眼痛　询问眼痛的性质、部位、时间以及有关兼症。疼痛的程度是剧痛、胀痛、刺痛、抽痛，还是灼痛、涩痛、隐痛；疼痛发生有何诱因，与精神因素有何关系；疼痛有否涉及他处，如有是涉及额颞、头顶还是脑后；眼痛时有否头痛，是头痛引起眼痛还是眼痛引起头痛，或头眼疼痛同时发生。

3. 眼痒　询问眼痒的程度，是一般作痒还是痒极难忍，与季节有何关系，与使用化妆品有无关联。

4. 目涩　询问目涩的性质、程度和兼症，目涩是否兼有目赤、生翳，有无异物入目，有无泪液减少，是否口、鼻、咽喉皆干。

5. 羞明　询问羞明的程度及兼症，是目赤多眵而羞明，或是无赤痛而羞明；如果眼部正常而有羞明，应询问发生的诱因，是否可自然缓解。

6. 眼眵　问是否有眼眵及量的多少，其性质是黏稠似脓，还是稀如黏水，或干结，或呈丝状；眼眵的颜色是黄色、白色还是微绿色；眼眵是骤起还是常有。

7. 眼泪　泪有冷热之分。问是否突发热泪如汤，还是冷泪常流；是羞明流泪，还是迎风流泪或眵泪混杂；是否眼痛泪下，或目昏流泪；是否少泪而干涩。

（三）问病史

问病史包括问眼病的现在病史、过去相关病史及家族病史。

1. 问现在病史

（1）发病时间：询问发病时间与起病情况，是单眼或双眼，是初发或复发，有无时间性或季节性，起病及病情变化发展的快慢。

（2）发病原因：了解病人可能清楚的病因，如感冒、外伤、情绪激动、工作性质、目力使用情况或戴镜情况，是否接触过红眼病患者、过敏药物及饮食因素等。

（3）治疗经过：是否经过治疗，在何处曾使用过什么药物及使用多长时间，疗效如何，目前是否还在继续使用等。

2. 问过去病史

问病人过去眼病史、既往健康情况，可帮助诊断现有疾病。

3. 问家族病史

问家族情况可帮助诊断某些传染性疾病和遗传性疾病。

（四）问全身症状

1. 问头痛情况　头痛的原因甚多，眼病也可伴有头痛，必须询问头痛的部位是在额部、颞部、头顶或后部，是满头痛还是偏头痛；头痛的性质是头痛如锥、头痛如裹还是头痛如劈；是否伴有恶心呕吐等。一般来说，由眼病引起的头痛是先有眼痛，病情加剧时放射至头部，或是在用眼时才引起头痛。

2. 问头面部其他情况　头发是否突然脱落、变白，有无耳鸣、耳聋，是否有鼻塞流涕、口疮、龋齿、咽部疼痛等。

3. 问饮食与二便　询问平素饮食习惯嗜好，近日食欲及食量有无增减。有无大便干结或溏泻；小便清长还是黄赤等。

4. 问睡眠情况　是难以入睡或易惊易醒，还是嗜卧乏力不欲睁眼等。可作为辨证用药的参考。

5. 问妇女经带胎产　问月经提前或延后，经量多少，颜色如何，是否有瘀块，是否有经前胁胀或经来腹痛；白带多少，是否黏稠腥臭；是否怀孕、哺乳或新产之后；分娩时是否有出血过多等现象。由此可助了解其气血虚实情况以及有无气滞血瘀等。

二、望诊

中医眼科自古以来非常重视望诊，《灵枢·本脏》说："视其外应，以知其内藏，则知所病矣。"早在《银海精微》中就专立"看眼法"、"察翳法"，总结了望诊的方法和顺序。医生用肉眼或借助现代仪器观察眼部一系列改变以及全身出现的异常变化，借以了解病情、诊断疾病，均归入望诊。现代科学仪器如裂隙灯显微镜、检眼镜、眼底照像机、视觉电生理等的应用，进一步扩大丰富了望诊的内容，是对眼科望诊的一大发展。

国际标准视力表

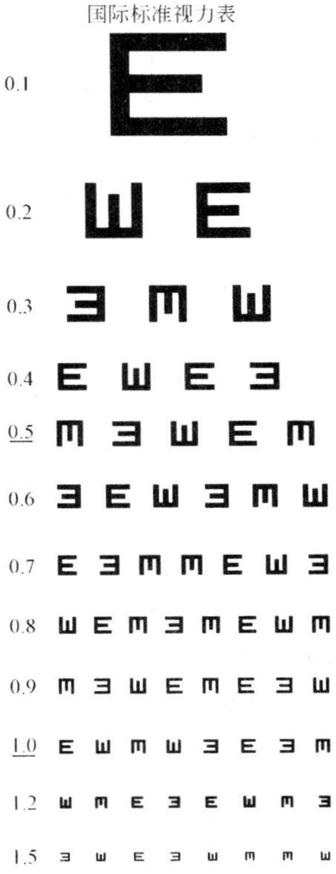

图 6-1　国际标准视力表

（一）视功能检查

视功能检查是眼科最基本的检查方法，其中视力、视野、色觉与立体视觉列入四诊内容中叙述。而暗适应、视觉电生理等将在眼科特殊检查中介绍。

1. 视力

视力即视锐度，主要反映黄斑的视功能，分远视力与近视力。

（1）远视力检查：现用国际标准视力表与对数视力表检查。①国际标准视力表（见图6-1）检查：将视力表挂在日光灯照明或自然光线充足的墙壁上，视力表与被检者相距5m，表上第10行视标应与被检眼向前平视时高度大致相等。检查时两眼分别进行，遮盖一眼（切勿压迫眼球），先查右眼后查左眼，如戴镜者，先查裸眼视力，再查戴镜视力。嘱被检查者辨别视标的缺口方向，自视标0.1顺序而下，至患者不能辨别为止，记录其能看清的最后一行的视力结果，如能看清1.0全部视标，则记录为1.0。若此行有几个视标辨认不清，或再下一行能辨清几个，则用加减法表示，如1.0^{-2}（表示1.0视标还有2个辨认不清），1.0^{+2}（表示1.0视标能全部看清外，1.2视标还可看清2个）。正常视力为1.0及其以上。若被检查者在5m处不能辨明0.1视标时，则嘱患者逐渐向视力表移近，至刚能辨清为止，测量其与视力表的距离，然后按下列公式计算：

$$视力 = \frac{被检查者与视力表距离（m）}{5m} \times 0.1$$

如被检查者在2m处看清0.1，则视力为2/5×0.1＝0.04，依此类推。若在1m处不能辨别0.1时，则嘱患者背光而坐，医生散开手指置于被检者眼前，由近至远嘱患者辨认手指的数目，记录其能够辨认指数的最远距离，如指数/30cm。若在眼前5cm仍无法辨认指数，则改为检查眼前手动，记录其眼前手动的最远距离。若手动也不能辨别，则在眼前以灯光照射，检查患眼有无光感，如无光感则记录视力为无光感。如有光感，则需要作光定位检查，可在暗室内用蜡烛光在离眼1m处自正中、上、下、左、右、颞上、颞下、鼻上、鼻下方向进行检查，让患者辨认光源的方位。凡能辨认的方位以"＋"表示，不能辨认的以"－"表示，分别填在"#"字形或"＊"图形上。②对数视力表检查：对数视力表是由我国缪天荣教授所设计，系用5分记录法表示视力增减的幅度，其检查方法与国际视力表相同。5.0及其以上为正常视力。最佳视力可测至5.3。4.0以下的视力也按向视力表走近的方法进行检查，据表可查出视力记录。3.0为指数，2.0为手动，1.0为光感，0为无光感。

（2）近视力检查：常用的有标准近视力表或Jaeger近视力表。检查时需在充足的自然光线或灯光下进行，将标准近视力表置受检眼前30cm处，两眼分别进行检查，由上而下，若能辨别1.0以上或J1视标缺口方向者，则该眼近视力正常。若不能辨别者，可以调整其距离，至看清为止，然后将视力与距离分别记录，如1.0/20cm，0.5/40cm等。

2. 视野

视野是指眼向前方固视时所见的空间范围。相对于视力的中心视锐度而言，它反映了周边视网膜的视力。距注视点30°以内的范围称为中心视野，30°以外的范围为周边视野。许多眼病及神经系统疾病可引起视野的特征性改变，所以视野检查在疾病诊断中有重要意义。

（1）视野检查的种类：视野检查分动态和静态视野检查。动态视野检查即传统的检查法，用不同大小的视标，从周边不同方位向中心移动，记录受试者刚能感受到视标出现或消失的点于视野图上，最后将记录的各点连接起来即为被检眼的周边视野范围。静态视野检查是在视屏的各个设定点上，由弱至强增加视标亮度，被检眼刚能感受到的亮度即为该点的视网膜敏感度或阈值。

常用的视野检查方法有：①对照法：检查者与受试者面对面而坐，距离约1m。检查右眼时，受试者遮左眼，右眼注视医生的左眼；而医生遮右眼，左眼注视受试者的右眼。医生将手指置于自己与受试者之间等距离处，分别从各方位向中央移动，嘱受试者当手指出现时即告之，这样检查者就能以自己的正常视野比较受试者视野的大致情况。此法不精确，且无法记录供以后对比。②平面视野计：是简单的中心30°动态视野计。其黑色屏布1m²，中心为注视点，屏两侧水平径线15°～20°，用黑线各标一竖圆示生理盲点。检查时用不同大小的视标绘出各自的等视线。③Amsler方格表（见图6－2）：为10cm²的黑底白线方格表，检查距离为33cm，相当于10°范围的中心视野，其纵横边20×20个方格，中央的小圆点为注视点。主要用于检查黄斑功能或测定中心、旁中心暗点。黄斑病变者会感到中央暗影遮盖、直线扭曲、方格大小不等。④弧形视野计：是简单的动态周边视野计。其底板为180°的弧形板，半径为33cm，其移动视标的钮与记录笔是同步运行的，操作简便。⑤Goldmann视野计：为半球形视屏

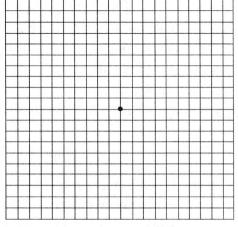

图6－2 Amsler方格表

投光式视野计，半球屏的半径为 30cm，背景光为 31.5asb，视标的大小及亮度都以对数梯度变化。视标面积是以 0.6 对数单位（4 倍）变换，共 6 种。视标亮度以 0.1 对数单位（1.25 倍）变换，共 20 个光阶。此视野计为以后各式视野计的发展提供了刺激光的标准。⑥自动视野计：电脑控制的静态定量视野计。有针对青光眼、黄斑疾病、神经系统疾病的特殊检查程序，能自动监控受试者固视的情况，能对多次随诊的视野进行统计学分析，提示视野缺损是改善还是恶化。Octopus、Humphrey 视野计具有代表性。

视野检查属于心理物理学检查，反映的是受试者的主观感觉。影响检查结果的有受试者的精神因素、注意力、视疲劳等；以及生理因素（如瞳孔直径、屈光介质混浊、屈光不正、使用缩瞳药等）；仪器方面的差异及操作者方法和经验不同也可影响结果。随诊检测视野有否改变必须采用同一种视野计。

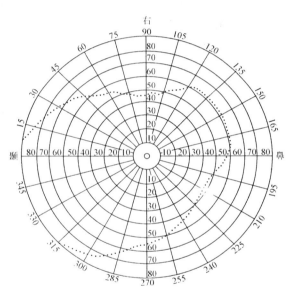

图 6 - 3 - 1　正常视野范围图

（2）正常视野：正常人动态视野的平均值为：上方 56°，下方 74°，鼻侧 65°，颞侧 91°（见图 6 - 3 - 1）。生理盲点的中心在注视点颞侧 15.5°，水平中线下 1.5°，其垂直径为 7.5°，横径 5.5°（见图 6 - 3 - 2）。生理盲点的大小及位置因人而稍有差异。在生理盲点的上、下缘均可见到有狭窄的弱视区，为视盘附近大血管的投影。

（3）病理性视野：①向心性视野缩小：常见于视网膜色素变性、青光眼晚期、球后视神经炎等。②偏盲：以注视点为界，视野的半边缺损称偏盲，对视路疾病定位诊断很重要。同侧偏盲有部分性、完全性、象限性 3 类。以部分同侧偏盲多见，多为视交叉后的病变引起。颞侧偏盲常从轻度颞上方视野缺损到双颞侧全盲，多为视交叉病变引起。③扇形缺损：以鼻侧阶梯多见，为青光眼早期视野改变，象限盲则为视放射前部损伤。④暗点：除生理盲点外，在视野范围内出现任何暗点均为病理性。中心暗点常见于黄斑部病变、球后视神经炎；弓形暗点常见于青光眼、缺血性视神经病变等；环形暗点多见于视网膜色素变性；生理性盲点扩大

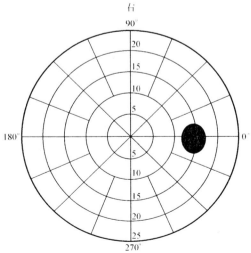

图 6 - 3 - 2　正常中心视野图

则见于视盘水肿、缺损、高度近视等。

3. 色觉检查

视网膜锥体细胞辨别颜色的能力称色觉。检查色觉的方法有多种，如假同色图（即色盲检查本）、FM－100色彩试验及D－15色盘试验、色觉镜检查、色线检查等。

最常用的方法是假同色图检查，应在白昼日光下进行，但不能戴有色眼镜，色盲表距离被检者眼前约50cm，图本要放正，每个版面辨认时间不得超过10秒钟，如发现辨色力不正常，可参照说明书进行确定。色觉障碍包括色盲与色弱，对颜色完全丧失辨别能力的称色盲，对颜色辨别能力减弱的称色弱。色盲有红色盲、绿色盲、全色盲等，以红绿色盲最常见。

4. 立体视觉

亦称深度觉、空间视觉，一般是以双眼单视为基础。立体视觉不仅认识物体平面形状，还认识立体形状和与人眼的距离，以及物体与物体间相对远近距离关系。

立体视觉可用同视机或颜少明立体视觉检查图谱检查。

立体视锐度的正常值≤60弧秒。

（二）望胞睑

望胞睑包括看胞睑是否开闭自如，有无目闭不全或目开不闭，或上胞下垂、欲睁不能，两眼胞睑是否对称；睑弦有无内翻或外翻，睫毛排列是否整齐，有无睫毛乱生、倒入，或睫毛脱落现象，睫毛根部有无红赤、鳞屑、脓痂、溃疡与缺损；胞睑皮肤有无水疱、脓疱、红肿、水肿等，如有应注意其部位、范围和程度。如有外伤史，则望胞睑有无擦伤、裂口及皮下瘀血，有无瘢痕。胞睑内面脉络是否清晰分明或模糊不清，睑内表面是否光滑，有无椒样或粟样颗粒，有无瘢痕及其部位，有无结石，有无异物存留，有无卵石样排列的颗粒等。检查睑内面时，必须翻胞睑。其方法有以下几种：

1. 下胞睑翻转法

嘱被检者眼向上看，检查者用拇指将下睑轻轻往下拉，即可暴露下睑和穹窿部结膜。

2. 上胞睑翻转法

嘱被检者眼向下看，检查者将大拇指放在被检眼上睑中央部近睑弦处，食指放在相当于眉弓下凹陷处，两指同时挟住相应部位皮肤向前下方轻拉，然后用食指轻压睑板上缘，拇指同时将眼皮向上捻转，上睑即可翻转。

3. 婴幼儿胞睑翻转及眼珠检查法

检查者与家长对坐，患儿平卧在家长两膝上，家长用两肘夹住患儿两腿，双手按住患儿两手，检查者用两膝固定患儿头部不使乱动。然后用两手拇指轻轻拉开其上、下睑，并稍加挤压，眼睑即可翻转。但有黑睛疾患或外伤时，应禁止使用本法，以免引起眼珠穿孔，可改用眼睑拉钩轻轻牵开上、下睑进行检查。

（三）望两眦

注意两眦皮肤有无红赤糜烂，大眦处有无红肿，注意红肿范围，有无瘘管存在；泪窍是否存在，有无外倾或内卷，有流泪主诉者，应作泪道冲洗以资诊断。干涩无泪者应检查泪腺分泌功能是否正常。

（四）望白睛

检查白睛时，应轻轻用拇指与食指将上、下睑分开，并嘱被检者将眼向上、下、左、右各方向转动。望白睛是否红赤，红赤的范围及程度，是整个白睛红赤（结膜混合充血）；还是红赤远离黑睛，推之可移（结膜充血）；还是围绕黑睛作抱轮状（睫状充血）；白睛表面是否光滑，有无结节隆起或小疱疹，其数目、部位、大小及周围的红赤情况如何；白睛是否润泽，有无皱纹或混浊干燥斑；白睛有无膜状物，并注意膜状物的进展方向及赤脉的粗细多少；白睛颜色有无黄染、青蓝等；浅层下有无出血，出血的部位与范围；白睛浅层与眼睑有无粘连；如有外伤，应注意白睛有无异物、裂口，裂口的大小及部位，是否有眼内容物嵌顿于创口等。

（五）望黑睛

望黑睛大小与透明度如何，有无光泽，表面是否光滑，知觉是否正常。应重点观察有无翳障（即混浊）及其形态与部位。注意其形状是星点状、片状、树枝状、地图状、圆盘状，还是凝脂状或蚕食状；是位于浅层还是深层；在正中还是偏旁；可用荧光素钠染色法进一步观察。如有外伤，应注意黑睛有无异物及其性质和部位，有无穿透伤及穿透伤口的大小，有无黄仁脱出等。黑睛后壁有无沉着物，其大小、颜色、数目及分布情况如何。

（六）望瞳神、黄仁、晶珠

要注意瞳神的大小、形态、位置与对光反应，且要两眼对比。还要观察黄仁纹理是否清晰，瞳仁中央有无膜状物；瞳神形状是否为整圆，或呈梨形、菊花形及其他不规则形状；瞳神位置是在正中或偏斜于一方；如有外伤，应注意瞳孔是否变形。

望黄仁（即虹膜）颜色是否正常，纹理是否清楚，有无肿胀、膨隆、缺损、萎缩；有无新生血管与结节存在；其前是否与黑睛粘连，或其后是否与晶珠粘连。用散瞳药物后其粘连能否拉开，粘连的部位及范围。如有外伤，要注意黄仁是否存在，根部是否断离；当眼球转动时，黄仁有无震颤现象。

黄仁之后是晶珠，要注意晶珠前壁是否有色素沉着，有否混浊，混浊的形态、部位，注意晶珠有无脱位，是半脱位还是全脱位。必要时应散瞳检查。眼底检查也属于望瞳神范畴，但必须用检眼镜检查（见眼底检查法）。

（七）裂隙灯显微镜检查

裂隙灯显微镜简称裂隙灯（见图6-4），它以强而集中的光源和双目显微镜的放大作用相配合，放大10~16倍，不仅能准确观察眼前部各组织的细微病变，而且可以调节焦点和光源宽窄，形成光学切面，观察到角膜、晶状体及玻璃体前1/3的情况。如配合前置镜、接触镜、三面镜、前房角镜等，可进行玻璃体后部、眼底以及前房角的检查。

裂隙灯检查在暗室进行。检查时，一般使光线自颞侧射入，与显微镜成45°左右，在检查深部组织如晶状体或玻璃体前部时，角度要小，可在30°或30°以下，检查玻璃体后部和眼底时，角度以5°~10°为宜。一般先用低倍镜观察，必要时用高倍镜观察。常用检查方法有弥散光线照射法、角膜缘分光照射法、直接焦点照射法、后部反光照射法及间接照射法等

5 种，应根据检查目的及部位不同而选择不同的检查法。如在虹膜睫状体炎时，有蛋白质和炎性细胞渗入前房，房水混浊，用直接焦点照射法可见前房出现一条灰白色光带，即丁道尔（Tyndall）现象（见图6-5）。临床上进行裂隙灯检查时，各种方法可灵活应用。

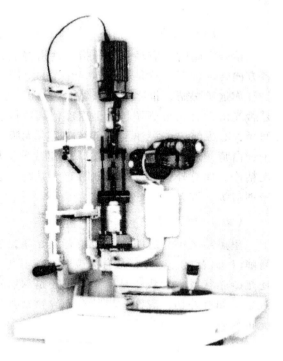

图 6-4　裂隙灯显微镜

（八）眼底检查

1. 检眼镜检查　有直接检眼镜和双目间接检眼镜。眼底检查在暗室进行。检眼镜检查不仅可观察眼底，还可查见角膜、晶状体、玻璃体有无混浊。

（1）直接检眼镜检查：直接检眼镜所看到的眼底像是放大16倍的正像。一般先在小瞳孔下初步观察，如瞳孔过小或欲详查眼底各部，可在排除青光眼的情况下散大瞳孔检查。①使用方法：食指放在检眼镜的转盘上，以便拨动转盘。检查病人右眼时，检查者站在被检者右侧，用右手持检眼镜，用右眼检查。检查左眼时，站在被检者左侧，用左手持检眼镜，左眼检查。②屈光介质检查：用彻照法检查屈光介质。把转盘拨到 +8 ~ +10 屈光度，距被检眼10 ~20cm，将检眼镜光线射入被检眼瞳孔区，正常时，瞳孔区呈均匀橘红色反光。如果屈光介质有混浊，则在红色的背影下可见点状、丝状或片状黑影。判断混浊部位的方法是：令被检者转动眼球，如黑影移动方向与眼球转动方向一致，则混浊在角膜上。如眼球转动时，黑影的位置不变，则混浊位于晶状体上。如黑影移动的方向与眼球转动方向相反，且在眼球突然停止转动后，黑影仍有飘动，则混浊位于玻璃体内。③眼底检查：检眼镜尽量靠近被检眼，将转盘拨到"0"处。如有屈光不正，可拨动转盘到看清眼底为止。首先检查视盘，令患者向正前方平视，光线自颞侧约15°处射入，视盘便可窥清。然后沿视网膜动静脉分支，检查视网膜血管及后极部各象限视网膜。检查黄斑部时，将检眼镜光源稍向颞侧移动即可。最后让患者向上、下、左、右各方向注视，并改变检眼镜的投照角度，以检查视网膜各部。

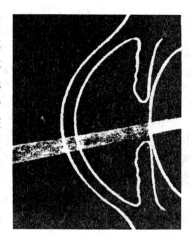

图 6-5　丁道尔现象

（2）双目间接检眼镜检查：双目间接检眼镜所看到的眼底像为放大 3 ~ 4 倍的倒像。常用于检查视网膜脱离，查找裂孔（术前、术后）、眼底隆起物，或用直接检眼镜察看眼底困难者等。被检眼充分散大瞳孔，采用坐位或卧位。检查者如有屈光不正，先戴矫正眼镜，再戴上间接检眼镜，调好瞳距，站在被检者头侧，相距约为0.5m。将集光镜对准被检眼瞳孔，先用弱光观察瞳孔区红光背景下的角膜、晶状体、玻璃体有无混浊。然后检查者用左手拇指与食指持物镜，以无名指牵开眼睑并固定于眶缘，物镜常用+20D凸透镜，较凸的一面朝向被检者，置于被检眼前5cm处（+20D透镜的焦距为5cm），便可看清眼底后极部的视盘、黄斑等的倒像。检查眼底近周边部时，使患者向各方转动眼球予以配合。检查锯齿缘附近时，应先在结膜囊滴0.5%的地卡因表面麻醉，检查者右手食指或中指戴巩膜压迫器协助检查。双目间接检眼镜检查，虽然眼底像为倒像，放大倍数较小，但可见范围大，在同一视野内可以观察视盘、黄斑及后极部视网膜。结合巩膜压迫器的使用，易于发现视网膜周边部病变。

2. 眼底检查内容及记录

（1）视盘：检查时应注意视盘的大小、形状、颜色，边界是否清楚，盘面有无新生血管，生理凹陷有无加深、扩大，以及杯盘比值的改变。有无出血、水肿、渗出、充血。视盘上动脉有无搏动及血管是否呈屈膝状等。

（2）视网膜血管：应注意血管的粗细、比例、行径、弯曲度、管壁反光、分支角度及动静脉有无压迫或拱桥现象。血管有无阻塞、血管壁有无白鞘及有无新生血管形成等。

（3）黄斑部：检查时应注意中心凹反光是否存在，视网膜有无水肿、出血、渗出、色素紊乱及黄斑变性或裂孔等。

（4）视网膜：检查时应注意有无水肿、出血、渗出及色素沉着，有无机化物、新生血管及肿瘤，有无裂孔及脱离等。

眼底检查结果可以用示意图记录。应记录病变的部位、范围以及病变的形态、颜色、边界等。在示意图上用文字或有色铅笔予以标志。

（九）眼球

注意眼球大小及位置是否正常，两侧是否对称。眼球是否突出，突出程度、方向及其眼别。眼球有无低陷，是单侧还是双侧。眼球有无震颤及震颤的方向。

1. 眼球突出度检查

我国正常人眼球突出度约为12~14mm，两眼差不超过2mm，眶距约为98mm。其测量方法有2种。

（1）小尺测量法：嘱病人平视前方，检查者将透明小尺的一端紧贴其眶外侧的前缘，小尺与患者视平线平行，检查者从颞侧观察角膜正中顶点在小尺上的毫米数，即为眼球突出度。以同样方法检查另一侧，两侧进行对比。此法简单但不够准确。

（2）眼球突出计测量法：Hertel测量计（见图6-6）由一个带有尺度的水平杆及装于此杆两端的两个测量器组成。测量器由一小刻度板及两个组成45°角的平面镜组成，一个测量器固定在杆上，另一个可以在杆上滑动。检查时将测量

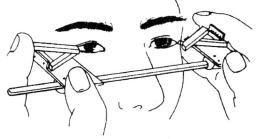

图6-6 Hertel眼球突出计测量法

器嵌于患者双眼之外侧眶缘，嘱其向前平视，然后检查者用单眼分别观察测量器的反光镜，查出两眼角膜顶点投影在标尺上的毫米数，即为眼球的突出度。如右眼球突出度为14mm，左眼13mm，眶距98mm，记录时按如下方式表示：$14 > \dfrac{98}{} < 13mm$。再次测量时眶距应一致。

2. 眼位及眼球运动检查　观察眼球位置是否偏斜，眼球运动有无障碍，以了解眼外肌的功能。最常用的检查方法有以下几种。

（1）眼球运动检查：嘱患者头部固定不动，医生伸出食指并让患者注视之，跟随食指向左、右、上、下、左上、左下、右上、右下各方向转动，观察眼球转动情况。正常情况下，当眼球向外转动时，角膜外侧缘可达外眦角；向内转动时，瞳孔内缘可与上下泪小点成一条垂直线；向上转动时，瞳孔上缘可接近上睑缘；向下转动时，瞳孔下缘可被下睑遮盖。双眼对称等同，否则为不正常。

（2）角膜光点投影法：医生与患者相对而坐，用手电筒或集光灯自33cm远投照于受检者鼻根部位，嘱患者注视灯光，检查者观察两眼角膜反光点位置，正常者反光点位于角膜中央。若反光点偏于鼻侧，为外斜视；偏于颞侧，为内斜视。根据反光点偏位的程度可以估计斜视的度数。一般是将角膜中央至角膜缘的连线划为3等份，每等份相当于15°。如反光点位于瞳孔缘约为15°左右，位于瞳孔缘与角膜缘中间约为30°左右，位于角膜缘处约为45°左右（见图6-7）。

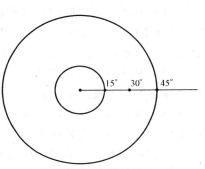

图6-7　角膜反光法

（3）交替遮盖法：嘱患者向前注视33cm远的目标，医生用遮板交替遮盖一眼，观察眼球是否移动。如遮盖右眼，左眼注视，当遮盖板迅速移遮左眼时，如右眼由内向外移动，则为内斜视；如由外向内移动，则为外斜视。以同样方法检查左眼。当遮盖任何一眼时另一眼不动，则为正位。若光点法正常而遮盖法系斜视，为隐斜视；两者检查结果均系斜视者，为显斜视。光点投影法与交替遮盖法可结合进行。

3. 眼压检查　检查方法有两种，一种是指测法，一种是眼压计测量法。

（1）指测法：检查时令患者双眼自然向下注视，检查者双手食指尖置于一眼上睑皮肤面，两指尖交替轻压眼球，借指尖的感觉以大致估计眼压的高低。记录时用"Tn"表示眼压正常，"T_{+1}"表示眼压轻度升高，"T_{+2}"表示眼压中度升高，"T_{+3}"表示眼压极高。"T_{-1}"表示眼压稍低，"T_{-2}"表示中等度减低，"T_{-3}"为眼压极低。本法简单易行，虽不十分精确，但只要反复实践，亦能做出比较正确的判断。

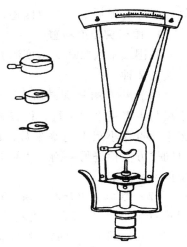

图6-8　修兹眼压计

（2）眼压计测量法

①修兹眼压计测量法：修兹眼压计（图6-8）主要结

构包括眼压计支架、与砝码连结在一起的压针以及杠杆和指针。眼压的高低决定于角膜被压陷的深度，并通过杠杆和指针，在刻度盘上指示出一定的读数，再从换算表上查得眼压的实际数值。检查前先在试盘上测试，指针应在刻度"0"处，否则应进行校正。然后用75%酒精消毒底盘待干。患者取低枕仰卧位，用0.5%地卡因滴眼，待角膜刺激症状消失、双眼能自然睁开时开始测量。检查者位于患者头顶端，嘱患者注视正上方一指定目标，使角膜保持水平正中位。检查者用左手拇指和食指分开上下眼睑并固定于上下眶缘，避免对眼球施加任何压力，右手持眼压计垂直放在角膜中央，迅速读出指针的刻度读数。先用5.5g砝码，当读数小于3时，应更换7.5g砝码重测一次，如读数仍小于3时，则用10g砝码测量。记录方法为：砝码重量／刻度读数＝mmHg（kPa）（从换算表中查出）。例如：5.5/5＝17.30mmHg（2.31kPa）。测量完毕，结膜囊滴入抗生素眼药水以防感染。正常眼压为10～21mmHg（1.33～2.793kPa），病理值≥24mmHg（3.192kPa）。双眼眼压差≤4mmHg（0.532kPa），病理值>8mmHg（1.064kPa）。修兹眼压计操作方便，其缺点是易受巩膜硬度的影响。

②哥德曼压平眼压计测量法：哥德曼压平眼压计是将嵌有棱镜的测压头和附有杠杆的弹簧测压器装在裂隙灯上进行测量。其基本原理是角膜压平面积恒定不变（直径3.06mm，面积7.354mm^2），根据使用压力的不同测量眼压。由于角膜压平的面积小，引起眼内容积的改变很小，使所测量的眼压几乎不受巩膜硬度与角膜弯曲度的影响，故所测结果更为准确。

③非接触眼压计：是利用可控的空气脉冲作为压平的力量，使角膜压平到一定的面积，并记录角膜压平到某种程度的时间，再自动换算为眼压值。优点是避免了眼压计接触所致的交叉感染和可能的损伤，亦可用于对表面麻醉剂过敏的患者，缺点是不够准确。

4. 前房角镜检查　前房角镜检查对青光眼的诊断、治疗方法的选择及判断预后有极为重要的意义。此外，对房角异物、肿瘤的诊断以及外伤所致之睫状体离断、房角后退等亦需用前房角镜进行检查。目前临床上普遍使用间接型哥德曼（Goldmann）前房角镜，借助裂隙灯显微镜照明并放大，使房角结构清晰可见。前房角由前壁、后壁及所夹的隐窝三部分组成。前房角结构在前房角镜下由前向后依次如下。

（1）Schwalbe线：为房角的前界，又为角膜后弹力层终止处，是前壁的起点，呈一条灰白色略为突起的线条，是角膜与小梁的分界线。

（2）小梁网：是一条微黄色的小带，宽约0.5mm，Schlemm管位于其外侧，是房水主要引流的区域。正常情况下，Schlemm管不易看清，如用前房角镜对眼球加压，可看到充满血液的Schlemm管呈红色线条。一般在小梁后2/3

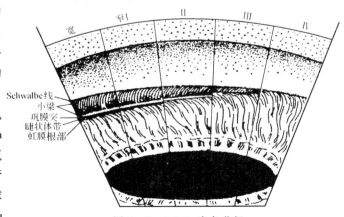

图6-9　Scheie房角分级

处色素较多。

（3）巩膜突：是小梁的后界，也是前壁的终点，为一淡白色线条。

（4）睫状体带：介于巩膜突和虹膜根部之间，由睫状体前端构成，相当于房角的隐窝部分，呈一条灰黑色带。

（5）虹膜根部：房角后壁为虹膜根部，为房角的后界。Shaffer 按所见的虹膜平面与小梁面形成的夹角分类，此角 >20° 为宽角，<20° 为窄角。Scheie 则提出在眼球处于原位时能看见房角的全部结构者为宽角，否则为窄角，并进一步将窄角分为四级，即在动态下才能看清睫状体带者为窄Ⅰ，能看清巩膜突者为窄Ⅱ，能见前部小梁者为窄Ⅲ，仅能见到 Schwalbe 线者为窄Ⅳ，小梁被虹膜根部贴附粘连为房角堵闭，否则为房角开放（图 6 - 9）。

三、闻诊

闻诊指听声音与闻气息，前者是听病人的语言、呻吟、咳嗽等声音，后者是嗅病室、病体等的异常气味，亦可通过问诊了解病人排泄物如痰涎、大小便等的气味来协助鉴别疾病。闻诊所获资料对一些眼病的辨证有一定的参考意义。

四、切诊

切诊包括触诊和切脉两部分。触诊如触按胞睑有无肿块、硬结及压痛，肿块的软硬及是否与皮肤粘连；胞睑、眶内生脓肿可借触诊判断脓成与否；用两手食指触按眼珠的软硬，以估计眼压情况；如眼眶外伤，注意触摸眶骨有无骨折、皮下有无气肿等。如眼珠突出，应触查眶压是否增高，眶内有无肿块、肿块的部位、质地、大小和边界是否清楚，表面是否光滑以及有无弹性等。按压内眦睛明穴处，注意有无脓液或黏液从泪窍溢出。

切脉是中医诊病的重要方法之一，外障眼病，其脉多见浮、数、滑、实等；内障眼病，其脉多见沉、细、微、弱、弦等。

第二节　眼科常用辨证法

辨证是眼科诊断的重要内容，是中医诊治眼病的重要环节。长期以来，在中医学基本理论的指导下，经过历代医家的反复临床实践和理论探索，创立了一些具有中医眼科特色的辨证方法。随着现代科技的发展，特别是现代医学检测手段的进步，已能观察到眼内各组织的改变，这对提高中医眼科诊断水平、发展中医眼科学术起到了积极的促进作用。临床对眼科疾病的诊治在强调辨证的同时，也不能忽视辨病，只有辨证与辨病相结合，才能取得理想的效果。中医眼科的辨证方法内容较丰富，现将临证时使用较多的几种介绍如下：

一、辨外障与内障

外障、内障是中医眼科对眼病的一种分类方法，在古代眼科书籍中，将眼病统称之为障，并依据发病部位的不同，分为外障和内障两大类。

（一）辨外障

1. 病位　指发生在胞睑、两眦、白睛、黑睛的眼病。

2. 病因　多因六淫之邪外袭或外伤所致，亦可由痰湿内蕴、肺火炽盛、肝火上炎、脾虚气弱、阴虚火炎等引起。

3. 特点　一般外显证候较为明显，如红赤、肿胀、湿烂、生眵、流泪、痂皮、结节、上胞下垂、胬肉、翳膜等。多有眼痛、痒涩、羞明、眼睑难睁等自觉症状。

（二）辨内障

1. 病位　指发生在瞳神、晶珠、神膏、视衣、目系等眼内组织的眼病。

2. 病因　多因内伤七情、脏腑内损、气血两亏、阴虚火炎、气滞血瘀以及外邪入里、眼外伤等因素引起。

3. 特点　一般眼外观端好，多有视觉变化，如视力下降、视物变形、视物易色、视灯光有如彩虹、眼前黑花飞舞、萤星满目及夜盲等症。也可见抱轮红赤或白睛混赤、瞳神散大或缩小、变形或变色、眼底出血、渗出、水肿等改变。

二、五轮辨证法

《审视瑶函·五轮不可忽论》载："夫目之有轮，各应乎脏，脏有所病，必显于轮。……大约轮标也，脏本也，轮之有证，由脏之不平所致。"五轮辨证就是运用五轮理论，通过观察各轮所显现的症状，去推断相应脏腑内蕴病变的方法，是眼科独特的辨证方法。临床运用五轮辨证时，还应当与八纲、病因、脏腑等辨证方法合参。

（一）肉轮辨证

1. 辨胞睑肿胀

（1）胞睑肿胀，按之虚软，肤色光亮，不红不痛不痒，为脾肾阳虚，水气上泛。

（2）胞睑红肿，呈弥漫性肿胀，触之灼热，压痛明显，为外感风热，热毒壅盛。

（3）胞睑局限性红赤肿胀，如涂丹砂，触之质硬，表皮光亮紧张，为火毒郁于肌肤。

（4）胞睑边缘局限性红肿，触之有硬结、压痛，为邪毒外袭所致。

（5）胞睑局限性肿胀，不红不痛，触之有豆状硬核，为痰湿结聚而成。

（6）胞睑青紫肿胀，有外伤史，为络破血溢，瘀血内停。

2. 辨睑肤糜烂

（1）胞睑皮肤出现水疱、脓疱、糜烂渗水，为脾胃湿热上蒸；若因局部使用药物引起者，为药物过敏。

（2）胞睑边缘红赤糜烂，痛痒并作，为风、湿、热三邪互结所致；若睑缘皮肤时时作痒，附有鳞屑样物，为血虚风燥。

3. 辨睑位异常

（1）上睑下垂，无力提举，多属虚证，常由脾胃气虚所致，或因风邪中络引起。

（2）胞睑内翻，睫毛倒入，多为椒疮后遗症，内急外弛而成。

（3）胞睑外翻，多为局部瘢痕牵拉，或因风邪入络所致。

4. 辨胞睑眴动

（1）胞睑频频掣动，多为血虚有风。

（2）上下胞睑频频眨动，多为阴津不足；若是小儿患者，多为脾虚肝旺。

（3）频频眨目或骤然紧闭不开，数小时后自然缓解，多为情志不舒，肝失条达引起。

5. 辨睑内颗粒

（1）睑内颗粒累累，形小色红而坚，多为热重于湿兼有气滞血瘀；形大色黄而软，多为湿重于热。

（2）睑内红色颗粒，排列如铺卵石样，奇痒难忍，为风、湿、热三邪互结。

（3）睑内黄白色结石，为津液受灼，痰湿凝聚。

（二）血轮辨证

1. 内眦红肿，触之有硬结，疼痛拒按，为心火上炎或热毒结聚所致；内眦不红不肿，指压泪窍出脓，为心经积热。

2. 眦角皮肤红赤糜烂，为心火兼夹湿邪；若干裂出血，又为心阴不足。

3. 两眦赤脉粗大刺痛，为心经实火；赤脉细小、淡红、稀疏、干涩不舒，为心经虚火上炎。

4. 眦部胬肉红赤壅肿，发展迅速，头尖体厚，为心肺风热；胬肉淡红菲薄，时轻时重，涩痒间作，发展缓慢或静止不生长，为心经虚火上炎。

（三）气轮辨证

1. 辨白睛红赤

（1）白睛表层红赤，颜色鲜红，为外感风热或肺经实火；赤脉粗大迂曲而暗红，为热郁血滞。

（2）抱轮红赤，颜色紫暗，眼疼痛拒按，为肝火上炎兼有瘀滞；抱轮淡赤，按压眼珠疼痛轻微，为阴虚火旺。

（3）白睛表层赤脉纵横，时轻时重，为热郁脉络或阴虚火旺所致。

（4）白睛表层下呈现片状出血，色如胭脂，为肺热伤络或肝肾阴亏所致，亦有外伤引起者。

2. 辨白睛肿胀

（1）白睛表层红赤浮肿，眵泪俱多，骤然发生，多为外感风热；若紫暗浮肿，眵少泪多，舌淡苔薄白，为外感风寒所致。

（2）白睛表层水肿，透明发亮，伴眼睑水肿，多为脾肾阳虚，水湿上泛。

（3）白睛表层红赤肿胀，甚至脱于睑裂之外，眼珠突起，多为热毒壅滞。

3. 辨白睛结节

（1）白睛表层有泡性结节，周围赤脉环绕，涩疼畏光，多为肺经燥热所致；结节周围脉络淡红，且病久不愈，或反复发作，则多为肺阴不足，虚火上炎所致。

（2）白睛里层有紫红色结节，周围发红，触痛明显，多为肺热炽盛所致。

4. 辨白睛变青

（1）白睛局限性青蓝，呈隆起状，高低不平，多因肺肝热毒。

（2）白睛青蓝一片，不红不痛，表面光滑，乃先天而成。

5. 辨其他病症

（1）白睛表层与眼睑粘连，为睥肉粘轮，多因椒疮后遗或酸碱烧伤结瘢而成。

（2）白睛枯涩，失去光泽，多为阴津不足，津液耗损所致。

（3）白睛污浊稍红，痒极难忍，为肺脾湿热而成。

（四）风轮辨证

1. 辨黑睛翳障

（1）黑睛初生星翳，多为外感风邪；翳大浮嫩或有溃陷，多为肝火炽盛。

（2）黑睛混浊，翳漫黑睛，或兼有血丝伸入，多为肝胆湿热，兼有瘀滞。

（3）黑睛翳久不敛，或时隐时现，多为肝阴不足，或气血不足。

2. 辨黑睛赤脉

（1）黑睛浅层赤脉，排列密集如赤膜状，逐渐包满整个黑睛，甚至表面堆积如肉状，多为肺肝热盛，热郁脉络，瘀热互结所致。

（2）黑睛深层出现赤脉，排列如梳，且深层呈现舌形混浊，多为肝胆热毒蕴结，气血瘀滞而成。

（3）黑睛出现灰白色颗粒，赤脉成束追随，直达黑睛浅层，多为肝经积热或虚中夹实。

3. 辨黑睛形状改变

（1）黑睛形状大小异常，或比正常大，或比正常小，多为先天异常所致。

（2）黑睛广泛突起，或局部突起，多为肝气过亢，气机壅塞所致。

（五）水轮辨证

1. 辨瞳神大小

（1）瞳神散大，色呈淡绿，眼胀欲脱，眼硬如石，头痛呕吐，多为肝胆风火上扰所致。

（2）瞳神散大，眼胀眼痛，时有呕吐，病势缓和，多为阴虚阳亢或气滞血瘀引起。

（3）瞳神散大不收，或瞳神歪斜不正，又有明显外伤史，为黄仁受伤所致。

（4）瞳神紧小，甚至小如针孔，神水混浊，黑睛后壁沉着物多，或黄液上冲，抱轮红赤，多为肝胆实热所致。

（5）瞳神紧小，干缺不圆，抱轮红赤，反复发作，经久不愈，多为阴虚火旺所致。

2. 辨瞳神气色改变

（1）瞳神内色呈淡黄，瞳神散大，不辨明暗，此为绿风内障后期。

（2）瞳神紧缩不开，内结黄白色翳障，如金花之状，此为瞳神干缺后遗而成。

（3）瞳神展缩自如，内结白色圆翳，不红不痛，视力渐降，多为年老肝肾不足，晶珠失养所致。

（4）瞳神变红，视力骤减，红光满目（多为视网膜、玻璃体出血），多属血热妄行，或肝阳上亢所致；反复出血者，多为阴虚火旺引起。

（5）瞳神内变黄，白睛混赤，眼珠变软，多为火毒之邪困于睛中；若瞳神内变黄，状如猫眼，眼珠变硬，多系眼内有恶瘤。

3. 辨眼后段改变

眼后段病变属中医"内障"范畴。辨眼后段改变，就是将通过检眼镜等检查仪器所见到的眼后段病理性改变，结合中医理论进行辨证的一种方法。而眼后段涉及的脏腑经络极为广泛，正如《审视瑶函·目为至宝论》中所指出瞳神"内有大络者五，乃心肝脾肺肾，各主一络，中络者六，膀胱小肠三焦胆包络，各主一络，外有旁枝细络，莫知其数，皆悬贯于脑，下达脏腑，通乎血气往来以滋于目，故凡病发，则目中有形色，丝络一一显见而可验，方知何脏何腑之受病。"所以其辨证较复杂。

眼后段病变常见体征有瘀血、充血、出血、缺血、水肿、渗出、机化、色素沉着或萎缩等，多由炎症、血液循环障碍和组织变性等引起。由炎症所致者，表现多为组织的充血、水肿及渗出；由血液循环障碍所致者，表现为组织的瘀血、出血与缺血；若组织营养障碍，则表现多为组织的萎缩、变性或坏死。炎症、出血反复发作，可使组织增生、机化。由组织变性所致者，可出现色素沉着及萎缩。各组织病理性改变的辨证如下：

（1）辨玻璃体改变：①玻璃体内出现尘埃状混浊，眼内有炎性病变或病史，多为湿热蕴蒸，或为肝胆热毒煎灼。②玻璃体内出现片状、条状混浊，眼内有出血性病变或病史或外伤史，多为火热上攻，脉络出血，或为气滞血瘀。③玻璃体内出现丝状，或棉絮状，或网状混浊，眼底有高度近视等退行性病变，多为肝肾不足，或气血虚弱。

（2）辨视盘改变：①视盘充血隆起，颜色鲜红，边缘模糊，多为肝胆实火，或肝气郁结，郁久化火，或兼气滞血瘀所致。②视盘轻度充血，或无明显异常而视力骤降，眼球转动时有痛感，多为肝失条达、气滞血瘀所致。③视盘颜色淡白或苍白，生理凹陷扩大加深，多为脾气虚弱，或肝血不足，或素体禀赋不足、肝肾两亏等，致目系失养而成；若兼视盘边界模糊，则为气滞血瘀；若视盘色淡，边界不清，周围血管伴有白线者，多虚实夹杂。④视盘血管屈膝，偏向鼻侧，杯盘比增大，或有动脉搏动，多为痰湿内阻，或气血瘀滞所致。⑤视盘水肿、高起，若颜色暗红者，多为气血瘀滞，血瘀水停，或为痰湿郁遏，气机不利；若颜色淡红者，多属肾阳不足，命门火衰，水湿蕴积所致。

（3）辨视网膜改变：①视网膜出血：早期视网膜出血，颜色鲜红，呈火焰状者；或位于视网膜深层，呈圆点状出血者；或出血量多，积满玻璃体者，可因心肝火盛，灼伤目中脉络，迫血妄行；或阴虚阳亢，肝失藏血；或脾虚气弱，气不摄血；或瘀血未去，新血妄行；或眼受外伤，脉络破损等因素引起。视网膜出血颜色暗红，多为肝郁气结，气滞血瘀，脉络不利，血溢脉外而成；若出血日久，有机化膜者，为气滞血瘀、痰湿郁积。②视网膜反复出血，新旧血液夹杂，或有新生血管，则多为阴虚火炎，煎灼脉络；或脾虚气弱，统血失权；或虚中夹瘀，正虚邪留。③视网膜水肿：视网膜局限性水肿，常位于黄斑部，可因肝热、脾虚有湿或阴虚火旺所致；亦可因脉络瘀滞，血瘀水停而成水肿。视网膜弥漫性水肿，多因脾肾阳虚，水湿上泛所致。外伤后的视网膜水肿，则为气滞血瘀所致。④视网膜渗出：视网膜出现新鲜渗出物，多为肝胆湿热，或阴虚火旺所致。视网膜有陈旧渗出物，则多为痰湿郁积，或肝肾不足兼有气滞血瘀所致。⑤视网膜萎缩与机化：视网膜出现萎缩，多为肝肾不足，或气血虚弱，视衣失养所致；视网膜出现机化物，多因气血瘀滞兼夹痰湿而成。⑥视网膜色素沉着：视网膜色素色黑，多属肾阴虚损或命门火衰；视网膜色素黄黑相兼，状如椒盐，则多属脾肾阳虚，痰湿上泛所致。

（4）辨视网膜血管改变：①血管扩张：视网膜血管粗大，扩张扭曲，或呈串珠状，常伴有渗出物，多为肝郁气滞，气血瘀阻；或心肝火盛，血分有热而致瘀。微动脉瘤形成，色泽暗红，多为肝肾阴亏，虚火上炎而致瘀；或因气血不足，无力疏通，血行瘀滞而扩张。②血管细小：视网膜血管细小，伴有视盘颜色变淡等眼底退行性改变，多为气血不足，虚中夹瘀；视网膜动脉变细，甚至呈白线条状，多为肝郁气滞，气血瘀阻；视网膜血管痉挛，动脉变细，反光增强，或动、静脉交叉处有压迹，或黄斑部有螺旋状小血管，多为肝肾阴虚，肝阳上亢。③血管阻塞：视网膜血管阻塞，多为气滞血瘀，或气虚血瘀，或痰湿阻络所致；亦可因肝气上逆，气血郁闭；或肝火上炎，火灼脉道而成。

（5）辨黄斑区改变：①黄斑水肿与渗出：黄斑水肿渗出，多为肝气犯脾，水湿停聚所致；水肿消退，遗留渗出物，多为气血瘀滞；若新旧渗出物混杂，多为阴虚火旺；若渗出物较为陈旧，多为肝肾不足；若黄斑水肿经久不消，多属脾肾阳虚，气化不利，水湿停滞。②黄斑出血：多为思虑过度，劳伤心脾，脾不统血；或热郁脉络；或阴虚火旺所致；或为外伤引起。③黄斑色素沉着，或黄斑囊样变性，多为肝肾不足；或脾肾阳虚，痰湿上泛。

五轮辨证对临床有一定指导意义，但有其局限性，如白睛发黄，病位虽在气轮，但其因多不在肺，而是脾胃湿热交蒸肝胆，胆汁外溢所致；流泪一症，病位在内眦，病因病机在肝、肾、肺经。故临证时不可拘泥于五轮，应从整体观念出发，四诊合参，才能得出正确的辨证结论。

三、辨眼科常见症状与体征

（一）辨视觉

1. 视物不清，伴白睛红赤或翳膜遮睛，属外感风热或肝胆火炽。
2. 视力骤降，伴目赤胀痛、瞳神散大者，多为头风痰火。
3. 眼外观端好而自觉视物渐昏者，多为气血不足，肝肾两亏，阴虚火旺或肝郁气滞。
4. 自觉眼前黑花飞舞，云雾移睛者，多为浊气上泛，阴虚火旺或肝肾不足。
5. 若动作稍过，坐起生花，多属精亏血少。
6. 目无赤痛而视力骤降者，多为血热妄行，气不摄血、气滞血瘀；或肝火上扰，肝气上逆。
7. 内障日久，视力渐降而至失明者，多属肝肾不足或气血两亏。
8. 入夜视物不见伴视野缩小者，多属肝肾精亏或脾肾阳虚。
9. 能近怯远者，为阳气不足或久视伤睛；能远怯近者，多为阴精亏损。
10. 目妄见，视物变色，视正反斜等，多为肝郁血滞，或虚火上炎，或脾虚湿聚。
11. 视一为二，多为风邪入络，或精血亏耗。

（二）辨目痛

1. 外障眼病引起的目痛常为涩痛、碜痛、灼痛、刺痛，多属阳证。
2. 内障眼病引起的目痛常为酸痛、胀痛、牵拽痛、眼珠深部疼痛，多属阴证。

3. 暴痛属实,久痛属虚;持续疼痛属实,时发时止者属虚;痛而拒按属实,痛而喜按属虚;肿痛属实,不肿微痛属虚。

4. 赤痛难忍为火邪实,隐隐作痛为精气虚;痛而喜冷属热,痛而喜温属寒。

5. 午夜至午前作痛为阳盛,午后至午夜作痛为阴盛。

6. 痛连巅顶后项,属太阳经受邪;痛连颞颥,为少阳经受邪;痛连前额鼻齿,为阳明经受邪。

7. 目赤碜痛、灼痛伴眵多黏结,多为外感风热;头目剧痛,目如锥钻,为头风痰火,气血瘀阻;目珠胀痛,多为气火上逆,气血郁闭。

8. 眼内灼痛,为热郁血分;眼珠刺痛,为火毒壅盛,气血瘀滞;眼珠深部疼痛,多为肝郁气滞或肝火上炎。

(三)辨目痒目涩

1. 目痒而赤,迎风加重者,多为外感风热;痒痛并作,红赤肿甚者,为风热邪毒炽盛;睑弦赤烂,瘙痒不已,多为脾胃湿热蕴积;目痒难忍,痒如虫行,为风湿热三邪蕴结;痒涩不舒,时作时止,多为血虚生风。

2. 目干涩,多为津液耗损或精血亏少所致;目碜涩,伴目痒赤痛,羞明流泪,多为外感风热所致。

(四)辨羞明

1. 羞明而伴赤肿痒痛流泪,多为风热或肝火所致;羞明而伴干涩不适、无红肿者,多为阴亏血少,风邪未尽;羞明较轻,红赤不显,多为阴虚火炎。

2. 羞明既无眼部红赤疼痛,又无赤脉翳膜,只是眼睑常欲垂闭,多为脾气不足或阳虚气陷。

(五)辨眵泪

1. 目眵属外障眼病的常见症状,多属热。眵多硬结为肺经实热;眵稀不结为肺经虚热;眵多黄稠似脓为热毒炽盛;目眵胶黏多为湿热。

2. 迎风流泪或热泪如汤多为外感风热,责之肝肺;冷泪长流或目昏流泪,多为肝肾不足,或排泪窍道阻塞所致;眼干涩昏花而泪少者,多为阴精亏耗,有碍泪液生成,或为椒疮等后遗症。

(六)辨翳膜

1. 辨黑睛生翳

古人将黑睛和晶珠的病变统称为翳。本处讨论的翳专指黑睛之翳,有新翳、宿翳之别。西医学的"翳"相当于中医宿翳范畴。

(1)新翳:病初起,黑睛混浊,表面粗糙,轻浮脆嫩,基底不净,边缘模糊,具有向周围与纵深发展的趋势,荧光素溶液染色检查阳性,并伴有不同程度的目赤、碜涩疼痛、畏光流泪等症。

黑睛属肝,故新翳多从肝辨证,因新翳有发展趋势,易引起传变,黑睛新翳亦可由他轮病变发展而来,病变亦可波及黄仁及瞳神,病轻者经治疗可以消散,重者留下瘢痕而成宿翳。

（2）宿翳：指黑睛混浊，表面光滑，边缘清晰，无发展趋势，荧光素溶液染色检查阴性，不伴有赤痛流泪等症状，为黑睛疾患痊愈后遗留下的瘢痕。根据宿翳厚薄浓淡的不同程度等，常将宿翳分为四类：①冰瑕翳是指翳菲薄，如冰上之瑕，须在聚光灯下方能查见，西医学称云翳；②云翳是指翳稍厚，如蝉翅，似浮云，自然光线下即可见，西医学称斑翳；③厚翳是指翳厚色白如瓷，一望即知，西医学称角膜白斑；④斑脂翳是指翳与黄仁黏着，瞳神倚侧不圆，西医学称黏连性角膜白斑。

宿翳对视力的影响程度，主要决定于翳的部位，而大小、厚薄次之。如翳虽小，但位于瞳神正中，则对视力有明显影响；如翳在黑睛边缘，虽略大而厚，视力也无太大影响。

2. 辨膜

自白睛或黑白之际起障一片，或白或赤，渐渐向黑睛中央蔓延者，称为膜。若膜上有赤丝密布者，为赤膜，属肝肺风热壅盛，脉络瘀滞；赤丝细疏，红赤不显者，为白膜，属肺阴不足，虚火上炎。凡膜薄色淡，尚未掩及瞳神者，病情较轻；膜厚色赤，掩及瞳神者，病情较重。

（七）辨眼位改变

1. 辨眼珠突出

（1）单侧眼珠突出，转动受限，白睛浅层红赤浮肿，多为风热火毒结聚。

（2）双侧眼珠突出，红赤如鹘眼，多因肝郁化火，火热上炎，目络涩滞所致。

（3）眼球骤然突于眶外，低头呕恶加重，仰头平卧减轻，多为气血并走于上，脉络郁滞所致。

（4）眼珠突出，胞睑青紫肿胀，有明显外伤史，为眶内血络受损，血溢络外所致。

（5）眼珠进行性突出，常为眶内肿瘤所致。

2. 辨眼球低陷

（1）眼珠向后缩陷，称为膏伤珠陷，多因肾精亏耗或眶内瘀血机化所致；大吐大泻后眼球陷下，多为津液大伤。

（2）眼珠萎缩塌陷，可由眼珠穿破或瞳神紧小失治所致。

3. 辨眼珠偏斜

（1）眼珠骤然偏斜于一侧，转动受限，视一为二，恶心呕吐，多为风痰阻络所致。

（2）双眼交替向内或向外偏斜，自幼得之，多为先天禀赋不足。

4. 辨眼珠震颤

（1）眼珠震颤，突然发生，伴有头晕目眩等症，多为风邪入袭或肝风内动引起。

（2）眼珠震颤，自幼即有，视力极差，多为先天禀赋不足，眼珠发育不良所致。

第三节　眼科特殊检查

一、眼底血管造影

眼底血管造影是将造影剂从肘静脉注入，利用眼底照相机和特定的滤光片，拍摄眼底血管及其灌注过程的一种检查方法。它是一种观察眼底微循环动态和静态改变的有效方法，对眼底病的病机、病征、诊断、治疗及推断预后等各方面都可以提供有价值的资料。分为荧光素眼底血管造影（fundus fluorescine angiography，FFA）和吲哚青绿血管造影（indocyanine green angiography，ICGA）两种。前者以荧光素钠为造影剂，主要观察眼底视网膜血管循环情况；后者以吲哚青绿为造影剂，观察脉络膜血管动态循环情况，有助于脉络膜疾病的诊断和鉴别诊断。

（一）荧光素眼底血管造影（FFA）

1. FFA 的分期

（1）正常人臂-视网膜循环时间（A-RCT）：即荧光素钠从肘静脉注入后随血流到达眼底的时间，大约为 7~12 秒。

（2）FFA 视网膜血管循环的分期：静脉内注射荧光素钠后，从眼底血管（脉络膜血管、视网膜血管）开始出现荧光至荧光素在眼底血管内逐渐消退的时间，称为荧光素视网膜循环时间。其分期各家看法不同，通常分为五期：①动脉前期：脉络膜血管充盈荧光，称背景荧光，见眼底有地图状或小斑状朦胧荧光。②动脉充盈期：视网膜动脉在短时间内见到完全充满荧光。③静脉充盈期：从静脉有层流开始，至静脉内全部充盈荧光的时间。④后期：时间较长，指荧光素血流从视网膜血管慢慢消退的时间。静脉荧光强度高于动脉荧光强度。⑤晚期：视网膜血管内及视盘上荧光基本消退，仅见视盘周边有朦胧荧光环或有病变的视网膜内留有异常强荧光。

2. 常见的异常眼底荧光

（1）强荧光

①透见荧光：又称窗样缺损。造影早期出现，在造影过程中其大小形态不变，亮度随背景荧光的增强而增强、消退而消退。常见于各种原因引起的色素上皮萎缩、先天性色素上皮的色素减少。

②渗漏：A. 视网膜渗漏：由于视网膜内屏障受到破坏，染料渗入到组织间隙，出现在造影晚期。黄斑血管渗漏常表现为囊样水肿。B. 脉络膜渗漏：分为池样充盈和组织染色。前者荧光素积聚在视网膜感觉层下（边界不清）与色素上皮层下（边界清）；后者指视网膜下异常结构或物质可因脉络膜渗漏而染色，形成晚期强荧光，如玻璃膜疣染色、黄斑瘢痕染色。

③新生血管：可发生于视网膜、视盘上、视网膜下，并可伸入玻璃体内。越新鲜的新生血管荧光素渗漏越强。视网膜新生血管主要因视网膜缺血所致，最常见于视网膜静脉阻塞缺血型、糖尿病性视网膜病变、视网膜静脉周围炎（Eale's 病）等。视网膜下新生血管常见于老年性黄斑变性、中心性渗出性脉络膜视网膜病变等。

④异常血管及其吻合：反映视网膜缺血缺氧。常见的有微动脉瘤、侧支循环、血管迂曲扩张等。微动脉瘤绝大多数呈现为荧光亮点，造影后期其周围出现荧光晕。

（2）弱荧光

①荧光遮蔽：由于色素、出血、渗出物等的存在，其下正常情况下应显示荧光的部位荧光明显减低或消失。

②充盈缺损：由于血管阻塞，血管内无荧光充盈所致的弱荧光。如无脉病、颈动脉狭窄、眼动脉或视网膜中央动脉阻塞。视网膜静脉病变可致静脉充盈不良。若毛细血管闭塞则可形成大片无荧光的暗区，称为无灌注区，常见于糖尿病视网膜病变、视网膜静脉阻塞等。

3. FFA 副作用

注射荧光素钠后，较常见的副作用是恶心、呕吐、喷嚏、眩晕等，属于轻型反应，发生率在1%~15%之内。如仅出现上述反应，一般检查尚可以完成，但亦有极少数出现过敏性休克而导致死亡者，因此进行本项检查时必须具备急救所需的设备。检查前必须详细了解病人有无禁忌证，有严重心、肝、肾疾病者禁用。

（二）吲哚青绿血管造影

吲哚青绿血管造影（1CGA）是以吲哚青绿为造影剂，使用红外线作为激发光，可穿透视网膜色素上皮、较厚的出血和渗出物，清晰地显示脉络膜的血液循环状况，对于发现脉络膜或视网膜新生血管膜有其独特之处。临床主要用于老年性黄斑变性、中心性渗出性脉络膜视网膜病变、脉络膜肿瘤、多种脉络膜炎等病变的检查与诊断。

检查禁忌证：有过敏史、碘过敏病人、严重肝脏疾病、尿毒症、孕妇。

二、视觉电生理

常用的视觉电生理检查包括视网膜电图（electroretinogram，ERG）、视觉诱发电位（visual evoked response，VER）和眼电图（electro - oculography，EOG），其中又以前两种更为常用。

（一）视网膜电图

测量闪光或图形刺激视网膜后的动作电位。根据刺激视网膜的条件的不同，又分为以下两种。

1. 闪光 ERG（F - ERG）

主要由一个负相的a波和一个正相的b波组成，叠加在b波上的一组小波为振荡电位（oscillatory potentials，OPs）。

各波改变的临床意义主要有：①a波和b波均下降：提示视网膜内层和外层均有损害，可见于视网膜色素变性、脉络膜视网膜炎、广泛视网膜光凝后、视网膜脱离等；②b波下降、a波正常：反映视网膜内层功能受损，可见于青少年视网膜劈裂症、视网膜中央动脉或静脉阻塞等；③OPs波下降或熄灭：提示视网膜血液循环障碍，主要见于糖尿病性视网膜病变、视网膜中央静脉阻塞等。

2. 图形 ERG（P - ERG）

正常图形 ERG 由小的负波、较大的正波和随后负的后电位组成，目前多以a波、b波和负后电位来表示。它的起源与神经节细胞的活动密切相关，其正相波有视网膜其他结构的活动参与。临床主要用于开角型青光眼、黄斑病变等眼病的检查。

（二）视觉诱发电位

从视网膜神经节细胞到视皮质之间的任何部位神经纤维病变都可引起 VER 的异常。由于视皮质的外侧纤维主要来自黄斑，因此 VER 亦是检测黄斑功能的一种方法。根据刺激视网膜条件的不同，又分为闪光 VEP（F－VER）与图形 VEP（P－VER）两种。

临床应用：①视神经和视路疾病，多表现为 P-100 波的振幅下降和峰时延长；②继发于脱髓鞘疾病的视神经炎，多表现为 P-100 波的振幅正常而峰时延长；③检测弱视的治疗效果；④判断婴幼儿和无语言能力儿童的视力；⑤鉴别伪盲；⑥预测屈光间质混浊的患者术后视功能。P－VEP 的检测结果比 F－VEP 的结果更可靠，但视力低于 0.3 时，则需用 F－VEP 检查。

（三）眼电图

EOG 记录的是眼的静息电位。在暗适应后，眼的静息电位下降，此时的最低值称为暗谷；转入明适应后，眼的静息电位上升，逐渐达到最大值称为光峰。由于光感受器细胞与视网膜色素上皮（RPE）的接触及离子交换是产生 EOG 的前提，因此 EOG 异常可反映 RPE、光感受器细胞的疾病及中毒性视网膜疾病。

（四）多焦视网膜电图及多焦视觉诱发电位

能同时分别刺激视网膜多个不同部位，把对应于各部位的波形分离提取出来，并可用立体图（即地形图）直观地显示对应于视网膜各部位的反应幅度，从而反映各部位的视功能。多焦视网膜电图能记录视网膜局部小区域的反应，定量分析病变部位和病变程度；多焦视觉诱发电位起到客观视野的测定作用。

目前临床主要用于黄斑病变、青光眼等眼病的检查。

三、眼科影像学检查

（一）眼超声检查

1. A 型超声　是将探测组织的每个声学界面的回声，以波峰形式，并按回声返回到探头的时间顺序依次排列在基线上，构成与探测方向一致的一维图像。波峰的高度表示回声的强度。其优点是测距精确、回声强弱量化。

临床应用：多用于眼球生物测量。

2. B 型超声　是通过扇形或线阵扫描，将界面反射回声信号转变为大小不等、亮度不同的光点。光点的明暗代表回声的强弱，回声形成的众多光点构成一幅局部组织的二维声学切面图像。

临床应用：①在屈光间质混浊时，超声扫描是显示眼球内病变的首选检查方法；②探查眼内肿物；③探查眼内异物；④玻璃体切割术前例行检查，以确定病变的范围和程度；⑤眼球突出的病因诊断；⑥视网膜脱离的诊断。

3. 彩色多普勒成像（color Doppler imaging，CDI）　利用多普勒原理，将血流特征以彩色的形式叠加在 B 型灰阶图上，红色表示血流流向探头（常为动脉），蓝色表示血流背向探头（常为静脉）。

临床应用：可检测眼动脉、视网膜中央动脉、睫状后动脉血流等，故多用于眼和眶部血流动力学的研究。

4. 超声生物显微镜（ultrasound biomicroscopy，UBM）　属于实时 B 型超声波成像仪，由于换能器的频率高，因此可以获得高分辨率图像，其最大分辨率可达 50μm，与光学显微镜的分辨水平相等。

主要用于眼前段检查。它可以在非侵入条件下，获得任意子午线的眼前段结构的二维图像，突破了以往眼前段结构在活体状态下的限制，可以清晰地显示虹膜、睫状体、晶状体赤道部和悬韧带、后房、周边玻璃体、眼外肌止端等结构；可测量各种参数，如角膜直径、前房深度、晶体厚度、相对晶状体位置、睫状突厚度、睫状体晶状体距离、小梁睫状体距离、虹膜悬韧带距离、虹膜晶状体接触距离、房角开放距离、眼外肌厚度等，弥补了其他眼科检查方法如裂隙灯显微镜、前房角镜以及普通超声波检查的不足。

临床应用：①青光眼的发病机制研究和治疗方法选择；②眼前节囊肿和实质性肿瘤的诊断和鉴别诊断；③周边玻璃体混浊与周围组织的关系；④精确揭示角膜、巩膜穿通伤的位置及大小和房角有无后退等；⑤可作为角膜移植术前的常规检查之一；⑥鉴别前巩膜疾病；⑦眼外肌手术前后肌肉位置及邻近组织的改变等。

（二）X 线检查

X 线检查为眼科常用的检查诊断方法之一。眼科多采用 Waters 位 x 线平片检查，这样在正位片上可以避免颞骨岩部重迭于眼眶。视神经孔采用后前或前后斜位分侧投照。

临床应用：主要用于眼眶肿瘤、眼部外伤、眼内及眼眶金属异物等诊断与鉴别诊断，尤其是用于眼内金属异物及其他高密度异物的定位。

（三）计算机断层扫描

计算机断层扫描（computed tomography，CT）是以电离射线为能源，用计算机的辅助来显示多个横断面影像的技术。成像面可分为轴向、冠状位、重建冠状位和重建矢状位。每次扫描的层厚常为 3mm，检查视神经则用 1.5mm 厚度。CT 可用于观察骨性结构或软组织。

临床应用：①眼外伤眶骨骨折；眼内及眶内异物的诊断和定位；②眼眶病变，包括肿瘤和急、慢性炎症、血管畸形；③眼内肿瘤；④不明原因的视力障碍、视野缺损等，探查视神经和颅内占位性病变。

（四）磁共振成像

磁共振成像（magnetic resonance imaging，MRI）是通过射频探测病变的检查方法，用于眼内、眶内及颅内病变的诊断。在发现病变、确定病变性质、位置及其与周围组织的关系方面，磁共振成像的灵敏度优于 CT。

临床应用：因其可消除骨质的干扰与伪影，故特别适宜于各段视神经以及与眼相关的颅神经病变的检测。但禁忌探测磁性异物及心脏起搏器。

（五）眼科计算机图像分析

1. 角膜地形图（computer - assisted corneal topography）　将 Placido 盘在角膜前表面的像用数字记录，将 7000 个数据点采入分析系统计算角膜前表面曲率，折算成屈光度，以彩色编码地形图（color-coded map）形式，用十余种不同色级表明不同屈光度的分布了解角膜不同区域的曲率分布。

临床应用：①更充分、准确地评价角膜曲率；②监测各种类型的眼部手术后角膜发生的变化；③指导角膜屈光手术的有效开展；④评估角膜接触镜的配戴效果；⑤定量分析角膜散光、圆锥角膜等。

2. 光学相干断层扫描仪（optical coherence tomograpby，OCT） 是一种高分辨率、非接触性的生物组织成像技术。根据光学原理以光扫描形式获得的信息，经计算机处理，再以图形或数字形式显示，提供量化诊断指标。它是现有眼科标准影像技术（如荧光眼底血管造影）的补充。该法以伪彩色清楚表示组织截面，可用于解释眼部组织解剖上的病理改变；而且可以精确地测量眼部组织的厚度，可以对某些疾病进行准确的诊断，可以对患者进行反复的无创性的追踪观察，还可以对手术的效果进行客观的评价。分为视网膜 OCT 和眼前段 OCT（图 6－10、6－11）。

临床应用：视网膜 OCT①最常用于黄斑疾病（如玻璃体视网膜界面疾病、黄斑水肿、老年黄斑变性、中心性浆液性脉络膜视网膜病变等）的诊断和追踪观察；②青光眼视网膜神经纤维层厚度测量和视乳头立体结构的分析；③鉴别视网膜脱离和视网膜劈裂症等。

近年发展的眼前段 OCT 可清晰地显示眼前段组织的病理改变。

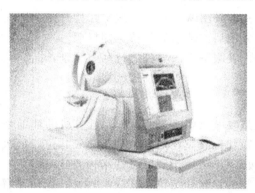

图 6－10　光学相干断层扫描仪

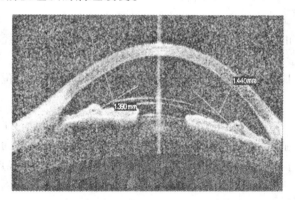

图 6－11　OCT 检查图

3. 扫描激光地形图（scanning laser topography，SLT） 该法利用共焦激光对视盘 32 个层面进行扫描，以三维描绘视盘表面地形，自动检测视盘、视杯、盘沿有关参数。

临床应用：主要用于青光眼早期诊断及视神经疾病的随诊监测。

4. 共焦激光眼底断层扫描仪（Heidelberg Retinal Tomograph，HRT） HRT 可以对视盘及视神经纤维层各项参数如视盘面积、视杯面积、盘沿面积、杯盘面积比、沿盘面积比、视网膜神经纤维层的平均厚度等进行快速、自动、客观的定量检测，为早期发现视网膜神经纤维层（retinal nerve fibre layer，RNFL）及视盘、视杯的改变提供帮助。该法的准确性及可重复性较好。利用它可以获取视盘的三维地形图，通过对图像的分析处理，得到视盘和视网膜神经纤维层厚度的定量描述，并且可用于地形图变化的定量分析。

临床应用：青光眼早期诊断和视神经损害进展的监测。

四、暗适应

当从明亮处进入暗处时，人眼开始一无所见，随后逐渐能看清暗处的物体，这种对光的敏感度逐渐增加并达到最佳状态的过程称为暗适应（dark adaptation）。

临床应用：对各种可以引起夜盲的疾病有一定的诊断价值。

暗适应的检查方法有以下两种：

（一）对比检查法

检查者和被检查者同时从同一明亮处进入暗室，两人距视力表同等距离，分别记录两人看清弱光下的远视力表第一行所需的时间，以粗略地判断被检查者的暗适应是否正常。此检查要求检查者的暗适应必须正常。

（二）暗适应计检查法

目前常用的是 Goldman Weeker 半球形暗适应计，可以测定暗适应曲线及其阈值。

五、对比敏感度（Contrast Sensitivity Function，CSF）

是光学理论中的调制传递函数拓展在眼科中的应用，用其评价视形觉功能有普通视力表无法替代的作用。临床上视觉对比敏感度测定方式分三类：①Arden 光栅图表：方法简便，适用于普查，但测定的最高 CSF 约 6c/d；②电视/示波器：显示正弦条纹，对比度连续可调，空间频率范围广，适于精确地测定全视觉系统 CSF；③氦－氖激光视网膜对比度干涉视标：不受眼屈光状态及间质混浊影响，直接测定视网膜－脑系统的视功能。

临床应用：①系统的形觉功能检查，用于多发性硬化、视神经损伤、视神经炎、青光眼、黄斑部病变、弱视以及眼外伤等的视觉评价；②了解先天性白内障及白内障术后无晶体眼的视功能，预测术后视功能的恢复情况；③可更加科学地评测角膜屈光手术的疗效。

第七章

眼科治疗概要

《审视瑶函·点服之药各有不同问答论》中记载："病有内外，治各不同，内疾已成，外症若无，不必点之，点之无益，惟以服药内服治为主，若外有红丝赤脉，如系初发，不过微邪，邪退之后，又为余邪，点固可消，服药夹攻犹愈，倘内病始发，而不服药内治，只泥外点者，不惟徒点无益，恐反激发其邪，……若内病既成，外症又见，必须内外并治，故宜点服俱行。"眼病的治疗方法是多种多样的，应根据病症情况选择不同的治疗方法。一般分内治、外治两大类。此外，还常应用针灸、推拿及按摩等法。

第一节　眼科常用内治法

内治法广泛用于内外障眼病，尤其对某些内眼的疾病更具独到之处。眼病十分复杂，常由脏之不平所致，而且亢则乘，胜则侮，每每并病合病。脏腑间有生克制化及传变特点。不论外感眼病或内伤眼病，皆应根据眼部表现，结合全身症状进行辨证，分清标本缓急，通过内治法来调整脏腑功能或攻逐病邪，以达到治疗效果。现将常用的内治法介绍如下：

一、祛风清热法

本法以祛风清热为主要作用，是外障眼病最常用的治疗方法之一，用以治疗风热为患的眼病。

适用于外感风热眼病，如病起突然，胞睑红肿、痒痛畏光，眵泪交加，白睛红赤，黑睛浅层生翳，瞳神缩小，目珠偏斜，眉骨疼痛。全身见恶风发热，头痛流涕，苔薄黄，脉浮数等风热表证。

常用方剂有银翘散[115]、驱风散热饮子[65]、羌活胜风汤[64]、新制柴连汤[127]、防风通圣散[53]等。

临床应用时，要仔细区分是风邪偏胜还是热邪偏胜。一般风重于热者，多选用羌活胜风汤[64]等；若热重于风，多选用驱风散热饮子[65]等方；若风热并重者，多选用防风通圣散[53]等方。祛风药多性燥，常可伤津液，不宜久用，阴虚者更要慎用。

二、泻火解毒法

本法是以清除火热毒邪为主要作用，用以治疗火热所致的眼病的方法。

适用于实热毒邪所致眼病，如头目痛剧，畏光怕热，泪热眵稠，猝然失明，胞睑红肿，生疮溃烂，白睛混赤，黑睛溃陷，黄液上冲，瞳神缩小，瞳神散大，眼内出血、渗出，目珠高突，转动受限等。全身见口干欲饮，便结溲黄，舌红苔黄，脉数等实热之象者。

常用方剂有龙胆泻肝汤[29]、内疏黄连汤[12]、导赤散[48]、泻肺饮[77]、清胃汤[113]、竹叶泻经汤[57]、黄连解毒汤[108]等。

火热之证有肝火、胃火、肺火、心火、火毒等之分，选方用药时都应有所区别。肝火者用清肝泻火法，常选用龙胆泻肝汤[29]、泻青丸[81]等方；胃火者用清胃降火法，常选用清胃汤[113]等方；肺火者用清肺泻火法，常选用泻肺饮[77]等方；心火者用清心降火法，常选用竹叶泻经汤[57]、导赤散[48]等方；火毒炽盛者，用清热泻火解毒法，常选用黄连解毒汤[108]等方。运用本法时，勿使用寒凉方剂过早、过多，中病即止，以免损脾碍胃伤正。

三、利水祛湿法

本法是以祛除湿邪为主要作用，用以治疗湿浊上泛的眼病的方法。

适用于湿邪外侵或内生所引起的一切眼病，如胞睑浮肿，痒痛湿烂，眵泪胶黏，白睛污黄，黑睛雾状混浊、色灰白，翳如虫蚀，神水混浊，瞳神缩小或边缘如锯齿，视物模糊，视物变形，眼前黑影，眼底可见渗出、水肿等。全身见体倦身重，胸胁痞满，纳呆便溏，苔滑或厚腻等湿邪表现。

常用方剂有除湿汤[87]、猪苓散[117]、三仁汤[9]、五苓散[16]、抑阳酒连散[67]等。

应用本法时，还应根据湿邪所在部位不同、合邪不同及湿邪所产生病理产物不同等，选用不同的方剂。如肝胆湿热者，宜选用龙胆泻肝汤[29]等方；脾胃湿热者，常选用除湿汤[87]等方；风湿夹热者，常选用抑阳酒连散[67]等方；痰湿互结者，常选用涤痰汤[98]等方。

利水祛湿药有耗液伤阴之弊，养阴药亦易留湿，治疗用药时应当酌情处理好养阴与祛湿的关系。

四、理血法

本法是以活血化瘀或止血为主要作用，用于治疗血瘀于目和出血性眼病的治疗方法。包括止血法及活血化瘀法。

在处理眼内出血时，需结合眼部出血的特点：眼内出血无窍道直接排出，吸收消散难而易留瘀，瘀留则变症丛生；眼部组织脆弱而脉络丰富，因而易于再出血。在组方遣药时，应注意止血与化瘀的关系，避免因止血而留瘀，因化瘀而致再出血。

（一）止血法

本法是用具有止血作用的方药以终止眼部出血的治疗方法。

适用于一切出血性眼病的早期，如白睛溢血、血灌瞳神、视衣出血等。

常用方剂有宁血汤[30]、生蒲黄汤[33]、十灰散[6]等。

导致出血的原因不同，止血的方法也有所差异。如血热妄行而出血者，宜清热凉血止血，常选用十灰散[6]等方；虚火伤络而出血者，宜滋阴凉血止血，常选用宁血汤[30]等方；气不摄血而出血者，宜益气摄血，常选用归脾汤[23]等方；眼外伤者，宜止血祛瘀，常选用生蒲黄汤[33]等方。

止血法仅用于眼病的出血阶段，若出血已止而无再出血的趋势，当逐渐转向活血化瘀治法，以促进瘀血的吸收。单纯固涩止血易致留瘀，故常于止血方中配伍活血化瘀之品，或可选用兼有活血作用的止血药物。

（二）活血化瘀法

本法是以消散瘀滞、改善血行为主要作用，治疗眼部蓄血及瘀血证的方法。

适用于眼部蓄血及瘀血证，如眼部胀痛刺痛，红肿青紫，肿块结节，组织增生，眼内渗出、水肿、出血、缺血、血管痉挛或扩张或阻塞，眼底组织机化、萎缩、变性，眼外肌麻痹、外伤、手术后、眼部固定性疼痛及舌有瘀斑等。

常用方剂有桃红四物汤[101]、血府逐瘀汤[56]、补阳还五汤[59]、失笑散[34]、归芍红花散[24]、祛瘀汤[91]、大黄当归散[8]等。

应用本法时，还应根据病因病机不同，选用不同的方剂。若为瘀血阻塞血络而致的眼部出血，常用桃红四物汤[101]、失笑散[34]、血府逐瘀汤[56]等方；血瘀热壅者，常用归芍红花散[24]等方；气虚血瘀者，常用补阳还五汤[59]等方；撞击伤目、血灌瞳神者，常用祛瘀汤[91]等方；血分郁热、血灌瞳神者，常选用大黄当归散[8]等方。

本法不宜久用，久用易伤正气。尤其是破血药，祛瘀力量峻猛，气血虚弱者及孕妇忌用。

五、疏肝理气法

本法是以改善或消除肝郁气滞为主要作用，用以治疗因肝气郁结而致气机不调的一切内外障眼病的方法。

适用于因肝气郁结而致气机不调的一切内外障眼病，如目系、视衣及其血管疾病、瞳神干缺、绿风内障、青风内障、视力疲劳等，尤其是眼底病恢复期及久病不愈者；还可用于眼目胀痛，视物昏朦，或突然失明，视物变形，视物变色。全身见精神抑郁，或情绪紧张，或情志急躁，或忧愁善虑，或胸胁胀闷，乳房胀痛，不思饮食，月经不调等。

常用方剂有柴胡疏肝散[97]、逍遥散[104]、舒肝解郁益阴汤[122]、丹栀逍遥散[11]等。

因久病多兼瘀，久病多虚，故解郁常配伍补益和活血祛瘀药。若肝郁血虚者，常选用逍遥散[104]等方；气郁化火者，常用丹栀逍遥散[11]等方。

六、补益法

本法是以补养人体气、血、阴、阳为主要作用，用于治疗各种虚证眼病的治法。

（一）补益气血法

目得血而能视，气脱者目不明，神光赖其真气真血真精的滋养，方能明视万物，气血对于眼目至关重要，补益气血是中医眼科的重要治法。

适用于气血亏虚的眼病，如肝劳、上睑下垂、圆翳内障、青盲、视衣脱离、视瞻昏渺、视瞻有色、青风内障、高风内障等。全身可有神倦乏力，少气懒言，动则汗出，面色少华，心慌心悸，爪甲淡白，舌淡脉虚等气血亏虚症状。

常用方剂有芎归补血汤[55]、益气聪明汤[105]、参苓白术散[73]、八珍汤[1]等。

（二）补益肝肾法

本法是以具有补养肝肾作用的方药治疗肝肾亏虚眼病的方法。因肝血为养目之源，肾精为司明之本，故肝肾不足引起的眼病较为多见，此法在眼科应用较为广泛。

适用于肝肾不足导致的眼病，如肝劳、圆翳内障、青盲、视衣脱离、视瞻昏渺、视瞻有色、青风内障、高风内障等，还可用于目乏神光、视物昏花、眼前黑影、神光自现、冷泪常流、黑睛翳障修复期、眼内干涩、瞳色淡白、瞳神散大或干缺等。全身多伴头昏耳鸣，腰膝酸软，梦遗滑精，失眠健忘，舌淡少苔等。

常用方剂有杞菊地黄丸[63]、三仁五子丸[10]、驻景丸加减方[84]、加减驻景丸[26]、左归丸[43]、左归饮[44]、右归丸[41]、右归饮[42]、二至丸[4]、金匮肾气丸[70]等。

七、退翳明目法

本法是用具有消障退翳作用的方药，用于黑睛生翳，以促进翳障的消散，减少瘢痕形成的治疗方法。

常用方有拨云退翳丸[68]、石决明散[35]、菊花决明散[109]、滋阴退翳汤[125]、消翳汤[102]等。

退翳之法须有次第，如黑睛病初起，星翳点点，红赤流泪，风热正盛，当以疏风清热为主，配伍少量退翳药；若风热渐减，则应逐渐过渡到退翳明目为主。病至后期，邪气已退，遗留翳障而正气已虚者，则须兼顾扶正，结合全身症状，酌加益气养血或补养肝肾之品。

黑睛属肝，故凡清肝、平肝、疏肝药物，多有退翳作用，可配伍应用。

第二节　眼科常用外治法

外治法是运用具有祛风、清热、除湿、活血通络、祛瘀散结及退翳明目等各种不同作用的药物和手段，对眼病从外部进行治疗的方法。临床应用甚为广泛，常与内治法密切配合，尤其是外障眼病，更是如此。

眼科传统外治法种类很多，除用药物点滴、熏洗、敷、熨外，也重视钩、割、劆洗、烙、针等治疗方法。现代中医眼科不仅继承了传统的外治法，而且积极改进，有所发展。

现将常用的外治法介绍如下：

一、传统外治法

（一）劆洗法

本法是以锋针或表面粗糙之器物轻刺或轻刮患眼病灶处的手术方法。因劆后常应洗去邪毒瘀血，故称劆洗法。本法具有直接对病灶施术而祛瘀泄毒的作用，还可以在劆洗后形成新鲜创面，使局部用药更易吸收而发挥作用等优点。本法适用于胞睑内面有瘀滞或粗糙颗粒的眼病，如椒疮、粟疮等。

方法是用 0.5% 地卡因表面麻醉后，翻转胞睑，通常用消毒的针头或海螵蛸棒轻刺或轻刮睑内粗大颗粒或瘀积处，以出血为度，刷毕用氯化钠注射液或抗生素眼药水点眼，冲出瘀血。

（二）钩割法

本法是以钩针挽起病变组织，用刀或铍针割除的治法。亦可用镊子夹起或穿线牵起，然后用剪刀剪除之。主要用于切除胬肉、息肉及其他眼部赘生物。

（三）熨烙法

本法是以药物熨敷及火针熨烙治疗眼病的方法。

熨，即用药物加热，或掌心擦热，或用汤器放置患部熨目，或在患处来回移动以治疗眼病的方法。具有热敷及药物治疗的作用。熨时温度不宜过高，注意保护健康组织及眼珠，尤应防止灼伤黑睛。

烙，即用一种特制的烙器或火针对患部进行熨烙，以达到止血之目的的治疗方法。常于钩割后继用火烙以止血，同时预防病变复发，如胬肉攀睛手术时多用此法。

（四）角巩膜割烙术

本法由古代割、烙法改进而成，主要用于治疗蚕蚀性角膜溃疡等，尤其是用其他疗法不能奏效者。

手术方法：置开睑器，距角膜缘后 2mm 处剪开溃疡方位的球结膜，剪开范围要超过病变范围两端 3~4mm。去除巩膜上充血增厚组织及角膜表面病变组织，清除必须彻底，尤应注意剔除溃疡边缘及两端部分。分离结膜与球筋膜，用血管钳夹持分离后的球筋膜约 5~6mm 剪除之。残端用烙器灼烙，暴露巩膜区的出血点及血管，加以灼烙。灼烙不宜太过，以免导致巩膜组织坏死。最后将结膜创缘后退并固定缝合于巩膜上，暴露巩膜区约 6~8mm。手术毕，结膜囊涂抗生素眼膏，轻压包扎。

（五）针法

1. 三棱针法

本法是用三棱针刺破皮肤使其出血的治疗方法。又可分为开导法与挑刺法两种。

（1）开导法：是用三棱针刺穴位部位皮肤，放出少量血液的方法，故又可称放血法。此法有通经活络、泄热消肿的作用。适用于实证、热证，如治疗眼部红肿热痛或黑睛新翳者，常在耳尖、指尖等部位放血。

（2）挑刺法：是用三棱针将一定部位反应点、皮肤红点或穴位部位的皮肤挑破，挤出黏液或血水即可。如治疗针眼，有找出背脊部皮肤的红点而挑破之的挑刺疗法。

2. 铍针法

铍针尖如剑锋，两面有刃，既可刺又可切割。适用于切除胬肉及眼部其他赘生物，可以用于穿刺或切开痰核与眼部疮疡，还能拨除嵌在白睛或黑睛上的异物。

3. 金针拨内障法

是中医眼科治疗圆翳内障的传统手术方法。又名针内障眼法、开内障眼、开金针法、金针开内障等，早在《外台秘要》即有金篦决治脑流青盲眼的记载，《目经大成》将其操作方法归纳为八点：谓"一曰审机、二曰点睛、三曰射覆、四曰探骊、五曰扰海、六曰卷帘、七曰圆镜、八曰完璧"。现代医家在其基础上，吸收西医手术的优点，曾创造了中西医结合的"白内障针拨套出术"。

二、临床常用外治法

（一）点眼药法

本法是将药物直接点入眼部，以达消红肿、去眵泪、止痛痒、除翳障、散大或缩小瞳孔的目的。适用于胞睑、白睛、两眦、黑睛部位的外障眼病，亦用于瞳神紧小、圆翳内障、绿风内障等内障眼病。点眼药时，必须严格掌握药物的适应证、用法、用量。常用剂型有眼药水、眼药粉与眼药膏三种。

1. 滴眼药水

是将药物直接滴入眼之白睛的一种方法，也是外治法中最常用的给药途径。多由清热解毒、祛风活血、明目退翳的复方药物或单味药制成。适用于外障眼病、瞳神紧小、绿风内障、圆翳内障、眼外伤等。

方法：滴药时病人取卧位或坐位，头略后仰，眼向上看，操作者用手指或用棉签牵拉病人下睑，将其滴入结膜囊内，并将上睑稍提起使药水充盈于整个结膜囊内。嘱病人轻闭眼2～3分钟（见图7－1）。

注意勿将眼药直接滴在角膜上，因角膜感觉敏锐易引起反射性闭眼，将眼药挤出；滴某些特殊性眼药水，如阿托品眼液时，务必用棉球压迫泪囊区3～5分钟，以免药物经泪道流入泪囊和鼻腔被吸收而引起中毒反应。同时用2种以上眼药水者，滴药后须间隔15分钟左右再滴另一种眼药。滴药时其滴管勿接触病人眼部及睫毛等，同时药物要定期更换、消毒，以免眼药水污染。

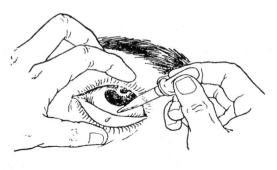

图7－1 滴眼药水方法示意图

2. 点眼药粉

是将眼药粉直接点于眼部或病灶处的方法。是古代眼科外治法的常用剂型和给药方法。多由祛风解毒、收湿敛疮、活血化瘀、退翳明目等药物组方制成。适用于胞睑红肿、胬肉攀睛、火疳、黑睛翳障、瞳神紧小、圆翳内障等。

方法：以消毒眼用玻璃棒头部沾湿氯化钠注射液，挑蘸适量药粉约半粒到一粒芝麻大小，医生用手指轻轻撑开上、下眼睑，将药物置于大眦处，嘱患者闭目片刻。若用于胬肉翳膜者，亦可将药物置于病变处。

注意一次用药不可太多，否则易引起刺激而带来不适，甚至发生红肿、刺痛、流泪等反应。同时注意玻璃棒头部要光滑，点时不能触及黑睛，尤其是黑睛有新翳者更要慎重。

3. 涂眼药膏

本法是将眼药膏直接涂于眼的下穹窿结膜或眼睑局部的方法。膏剂具有保存及作用时间长，性能较稳定，便于携带、保管等优点，还有润滑和保护眼球的作用。宜于夜晚睡前使用，常与眼药水相互配合使用，互为补充，各有所长。其药物组成、适应证与眼药水基本相同。

方法：用玻璃小棒挑适量眼膏涂于眼内下穹窿结膜或眼睑患处，若是管装眼药膏，可直接将眼膏涂于眼部，轻提上睑然后闭合，使眼药膏在结膜囊内分布均匀。（见图 7 - 2）。

（二）熏洗法

熏法是将中药煎制后乘热气蒸腾上熏眼部以治疗眼病的方法。洗法是将中药煎液滤渣，取清液冲洗患眼的一种比较常用的治疗方法。洗液亦可用氯化钠注射液等。一般多是先熏后洗，故称熏洗法。这种方法具有物理湿热敷及药物治疗的双重作用，能发散外邪，畅行气血，尚可通过不同的药物直接作用于眼部，达到疏通经络、退红消肿、收泪止痒等效果。适用于胞睑红肿、羞明涩痛、眵泪较多的外障眼病。

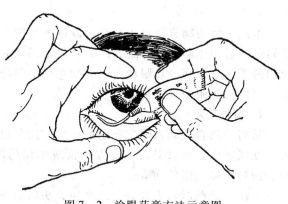

图 7 - 2　涂眼药膏方法示意图

临床上根据不同病情选择适当的药物煎成药液，也可将内服药渣再次煎水作熏洗剂。要注意温度的高低，温度过低则不起作用，应重新加温。

洗眼时可用消毒棉签清洗或用洗眼壶盛药液进行冲洗。常用于眵多脓稠，胞睑粘连难开，化学物质残留眼表以及内外眼手术前皮肤及结膜囊清洁等。

注意洗液必须过滤，以免药渣进入眼部，引起不适，甚至刺伤。眼部有新鲜出血或患有恶疮者忌用本法。

（三）敷法

敷法是用药物敷、冷敷、热敷治疗眼病的方法。具有消肿止痛、活血散结、清凉止血等效用。临床上根据病情需要，分别采用不同的敷法。

1. 药物敷

是用药物捣烂或中成药外敷患眼以治疗眼病的一种方法。如用鲜地黄、白萝卜、芙蓉花或叶或根皮捣烂外敷，具有止血止痛、消肿散瘀的作用，常用于眼部挫伤的青紫肿胀疼痛者。也可用清热解毒、消痈散结、活血止痛等药物，研细末后加入赋形剂等调成糊状，先涂眼药膏于眼内，然后将外敷药置于消毒纱布上敷眼。多用于外眼炎症，尤其是化脓性炎症。

如用干药粉调成糊状敷眼时，注意保持局部湿润为度。药物必须做到清洁无变质，无刺激性，无毒性。同时注意其药物切勿进入眼内，以免损伤眼珠。

2. 热敷

热敷分湿热敷和干热敷两种方法。

湿热敷是用药液或热水浸湿纱布趁热敷眼以治疗眼病的一种方法。亦可用湿毛巾包热水袋外敷。热敷时注意温度适宜。用于眼睑疖肿、黑睛生翳、火疳、瞳神紧小、眼外伤48小时后的胞睑及白睛瘀血等。

干热敷与熨法类似，以毛巾裹热水袋外敷熨亦可；亦可用生盐、葱白、生姜、艾叶、吴茱萸等温寒散邪之药炒热，布包趁热敷熨患眼或太阳穴、百会穴、涌泉穴等，能散寒湿通气血，用于阴寒内盛的头眼疼痛，外伤瘀滞不散等。

3. 冷敷法

是将冰块等冷物置于患眼局部以治疗眼病的一种方法。亦可以冷水浸湿纱布或毛巾外敷。具有清热凉血、止血止痛之功效。一般用于挫伤性眼部出血之早期止血（24 小时以内）、天行赤眼、局部灼热涩痛者。因有凝滞气血之弊，只可暂用，不宜久施。

（四）海螵蛸棒摩擦法

适应证：椒疮睑内面颗粒累累者。

手术方法：将海螵蛸磨制成 1.5cm×3.5cm 左右的棒状，棒端呈鸭嘴形。浸泡于消毒液中，取出待干备用。对术眼表面麻醉，并清洁结膜囊后，以左手翻开上睑，充分暴露穹窿部，右手持海螵蛸棒，以轻快手法左右来回多次摩擦睑内面颗粒密集处，以擦破颗粒为度。摩擦后即用氯化钠注射液冲洗，并涂眼膏。根据病情，可多次重复进行。

（五）滤泡压榨术

适应证：粟疮、椒疮颗粒多者。

手术方法：患眼点 0.5% 地卡因液作表面麻醉，分别翻转上下眼睑，于上下结膜穹窿部各注入 2% 盐酸利多卡因约 1ml，用针头将较大的滤泡挑破，再用滤泡压榨器夹住有滤泡的结膜，挤出内容物，直到滤泡压平为止。术毕冲洗结膜囊，压迫止血，涂抗生素眼膏。

（六）冲洗法

1. 结膜囊冲洗法

本法是将 0.9% 氯化钠注射液或药液直接冲洗结膜囊。适用于眵泪较多的胞睑、白睛疾患，结膜囊异物，手术前准备，及作为眼化学伤的急救措施。

方法：一般是利用盛以 0.9% 氯化钠注射液或药液的洗眼壶等冲洗。冲洗时，如患者取坐位，则令头稍后仰，将受水器紧贴颊部；如患者取卧位，则令头稍偏向患眼侧，将受水器紧贴耳前皮肤，然后轻轻拉开眼睑，进行冲洗，并令患者睁眼及转动眼珠，以扩大冲洗范围。眼分泌物较多或结膜囊异物多者，应翻转上下眼睑，暴露睑内面及穹窿部结膜，彻底冲洗。冲洗毕，用消毒纱布擦干眼外部，然后除去受水器。

注意如为卧位冲洗时，受水器一定要贴紧耳前皮肤，以免水液流入耳内，或预先于耳内塞一个小棉球亦可。如一眼为传染性眼病，冲洗患眼时，注意防止污染和冲洗液溅入健眼。

2. 泪道冲洗法

本法是用具有治疗或清洗泪道作用的药液冲洗泪道，以达到治疗某些眼病及清洗泪道的目的。冲洗液常用黄连水、0.9% 氯化钠注射液或抗生素眼药水。泪道冲洗多用来探测泪道是否通畅、清除泪囊中积存的分泌物及作为内眼手术前的常规准备。如流泪症及漏睛患者多用此法。

冲洗泪道时，病人取仰卧位或坐位，用消毒小棉签蘸 0.5% 地卡因溶液，放在上、下泪点之间，令患者闭眼 3 ~ 5 分钟，作泪道黏膜麻醉。患者自持受水器，紧贴洗侧的颊部，操作者右手持吸有冲洗液的注射器，左手拉开下睑，把针头垂直插入下泪点，深约 1.5 ~ 2mm，然后向内转 90°成水平位，沿泪小管缓慢向鼻侧推进，待进针 3 ~ 5mm 时缓慢注入冲洗液。

如泪道通畅者，冲洗液可从泪道流入鼻内；如鼻泪管狭窄，大部分冲洗液从上、下泪点返流，仅少量洗液通过；如鼻泪管阻塞，冲洗液全部从上、下泪点返流；若从泪点返流出黏液脓性分泌物，则为漏睛症；如冲洗液自原泪点溢出或针头缓进时觉有坚韧的抵抗感，则可能为下泪小管阻塞（见图 7 - 3）。

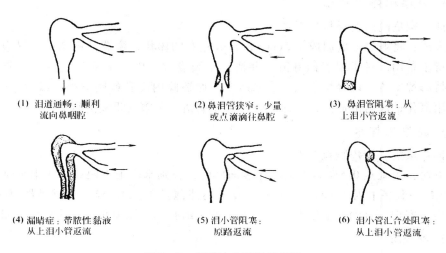

(1) 泪道通畅：顺利
流向鼻咽腔

(2) 鼻泪管狭窄：少量
或点滴往鼻腔

(3) 鼻泪管阻塞：从
上泪小管返流

(4) 漏睛症：带脓性黏液
从上泪小管返流

(5) 泪小管阻塞：
原路返流

(6) 泪小管汇合处阻塞：
从上泪小管返流

图 7 - 3　泪道冲洗结果示意图

（七）眼部注射法

本法是将药物注射剂注射于眼局部的一种常用方法。既可用于治疗眼部红肿、退变及出血性眼病，亦用于眼科手术的麻醉。在治疗眼病时较滴眼药水有吸收充分而浓度较高、药物作用时间较长且给药次数较少等优点。临床中，眼球前段病变则采用球结膜下注射法；眼球后节及视神经病变采用球后、球旁注射的方法。

1. 球结膜下注射

本法是将药物注入结膜下的方法。适用于白睛、黑睛病变和眼内病变及手术局部麻醉。

方法：注射前冲洗结膜囊，用 0.5% 地卡因溶液作表面麻醉。注射时，患者的头部固定不动，注射者用一手的拇指或食指牵开下睑，另一手持盛有药液的注射器，嘱患者向上注视，暴露下方球结膜，以注射器带 4

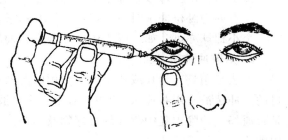

图 7 - 4　球结膜下注射示意图

号针头，将药液 0.5~1ml 左右注射于靠近下穹隆部的结膜下。进针方向应与角膜缘平行，避开血管，针尖斜面朝上，呈 45°角刺入球结膜下（见图 7-4）。注意勿刺伤角膜及巩膜。注射后闭目 2~3 分钟，再涂入消炎眼膏，加眼垫包眼。

球结膜下注射可反复进行，但注射部位要经常更换，以免造成粘连。若患者眼分泌物较多，不可用此法。

2. 球后注射

本法是将药液注入眼球后部的方法。多用来治疗眼底病变，或用于内眼手术的麻醉。

方法：病人仰卧位，常规消毒患眼下睑及近下睑的眶缘皮肤，嘱病人向鼻上方注视，在眶下缘外 1/3 与内 2/3 交界处将装有药液的注射器用球后注射针头垂直刺入皮肤约 1~2cm深，随后沿眶壁走行向内上方倾斜 30°，再进针到 3~3.5cm，回抽针管如无回血可缓缓注入药液；注射完毕轻轻拔出针头，嘱病人闭眼，压迫针孔（见图 7-5），同时轻轻按摩眼球使注入药液迅速扩散。亦可不从皮肤面而从外下方穹隆部进针，注射方法同上。

注射后如出现眼球运动受限，眼球突出，为球后出血现象，应加压包扎止血。

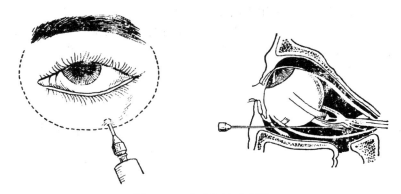

图 7-5　球后注射示意图

第三节　眼科常用方药

一、眼科常用中药

（一）祛风药

祛风药有祛风解表、消肿止痛、止痒收泪及退翳等作用。适用于内外障眼病，尤其是外障眼病初期。常用祛风药有祛风散寒、祛风清热药两类。

1. 祛风散寒药　本类药性味辛温、能发散风寒。常用的药物有荆芥、防风、羌活、白芷等。

（1）荆芥

功效与应用：①祛风止痛：可用于治疗风寒眼病伴有目痛者，常与羌活、防风、柴胡、川芎配伍，亦可与清热药配伍用于治疗风热眼病；②祛风止痒：可用于目赤不显之目痒，常与川乌、川芎、羌活等配伍；③祛风退翳：荆芥发散力强，对黑睛生翳早期具有促进星翳消退的作用，常配羌活、防风、乌贼骨等同用；④理血散瘀：荆芥入血分，并能通血中滞气，常与四物汤[40]同用，可治眼外伤引起的眼痛或瘀滞证，亦可与清热药同用，用以治疗眼睑疮疖。

现代药理研究：荆芥有抗菌、解热、镇痛、抗炎作用，炒炭后有止血作用。

（2）防风

功效与应用：①祛风止痛：可广泛用于治疗风寒、风热眼痛，眉棱骨痛，偏头痛；②祛风通络：可治疗风邪入络所致上胞下垂、目偏视等，常与炙全蝎、天麻等配伍；③祛风退翳：可治疗风寒或风热所致黑睛生翳，常与蝉衣、木贼草同用；④散结祛瘀：可治疗眼部硬结肿胀，多与祛痰软坚药同用；治疗眼部瘀滞证，多与活血化瘀药同用。

现代药理研究：防风具有解热、镇痛、抗炎、抗菌、增强免疫功能等作用。

（3）羌活

功效与应用：①祛风退翳：可用于治疗风寒所致的黑睛生翳，常与防风、荆芥、蝉衣等配伍；②祛风止痛：羌活祛风止痛作用强，用于治疗风寒或风湿眼痛、头痛，尤宜于太阳经头痛；③祛风止泪：可用于治疗风寒阻络所致的流泪，多与白芷配伍。

现代药理研究：羌活挥发油具有显著的解热、镇痛作用，以及一定的抗炎、抗过敏、抗菌作用。

（4）白芷

功效与应用：①祛风止痛：对眼病兼有前额痛、眉棱骨痛、眼眶痛者，常与川芎、防风、蔓荆子等同用；②消肿排脓：眼睑疮疖，早期用之能消散，溃后用之能排脓，常与蒲公英、紫花地丁等同用；③通窍止泪：用于治疗风寒流泪、肝虚冷泪，亦可配伍补肝药用之。

现代药理研究：白芷具有抗菌、镇痛、抗炎、解热作用。

2. 祛风清热药　本类药性味以辛凉为主，能发散风热。常用的药物有菊花、薄荷、柴胡等。

（1）菊花

功效与应用：①疏散风热：用于风热眼病。由于菊花疏风力弱，清热力强，故常与桑叶、薄荷等祛风药同用；②清肝明目：对肝火上炎所致的目赤肿痛、黑睛生翳等，常与青葙子、决明子等配伍同用；对肝阳上亢所致的头晕、目眩、眼胀，常配珍珠母、钩藤等；对肝肾不足所致的冷泪长流、眼目昏暗，常配枸杞子、熟地黄等；③清热解毒：用于一切疮疖及目赤肿痛，与银花、蒲公英等配伍，尤以野菊花为佳。

现代药理研究：菊花有抗菌、抗病毒作用，同时能抑制毛细血管通透性而有抗炎作用。

（2）薄荷

功效与应用：①疏散风热：用于风热所致目赤肿痛等外障眼病，常与荆芥、防风、银花等同用；②祛风退翳：用于风热所致的黑睛生翳，尤宜于病毒所致者，常与柴胡、大青叶等同用；③疏肝解郁：用于肝气郁滞所致眼胀目痛、视物昏朦等症，常与柴胡、白芍等配伍。

现代药理研究：薄荷煎剂对单纯疱疹病毒等多种病毒及金黄色葡萄球菌、绿脓杆菌等均有抑制作用。

（3）柴胡

功效与应用：①疏风解热：常与黄芩配伍，用于风热或郁热所致的眼病，伴有少阳头痛者用之更佳；②退翳明目：用于黑睛生翳，早期常配其他祛风清热药物，后期常配其他退翳药，以促进翳障的消退；③疏肝解郁：与白芍、薄荷等配伍，用于肝气郁滞引起的眼病；④升提阳气：治中气不足所致的上胞下垂、视疲劳、圆翳内障等眼病，多与升麻、黄芪等同用。

现代药理研究：柴胡有解热、镇痛、抗炎、增强机体免疫功能、抗菌、抗病毒等作用。

（二）清热药

清热药性寒凉，具有清热解毒、退红消肿作用。适用于热毒火邪引起的各种热证眼病。清热药分清热泻火、清热解毒、清热凉血药等类。

1. 清热泻火药　本类药多性寒味苦。寒能清热，用于火热攻目的眼病。常用药有石膏、知母、大黄、栀子、夏枯草、黄连、黄芩、黄柏、龙胆草等。

（1）石膏

功效与应用：①清阳明热邪：用于治疗胞睑疮疖、白睛红赤、黑睛下部生翳、瞳神紧小、黄液上冲，伴有口渴欲饮、舌苔黄燥等实热证候，常与知母、炒山栀等配伍；②清泻肺热：用于治疗白睛深层红赤紫胀，结节隆起或白睛有小泡样隆起等症时，常与桑白皮、黄芩配伍。

现代药理研究：石膏具有解热、扩张血管、缩短凝血时间、降低血管通透性等作用。

（2）知母

功效与应用：①清阳明热邪：用于治疗肺胃热盛所致的火疳、瞳神紧小症及小儿热病后暴盲等眼病时，常与石膏、黄芩配伍；②滋阴降火：用于治疗阴虚火旺所致的内外障眼病时，常与黄柏、生地配伍。

现代药理研究：知母对葡萄球菌、肺炎双球菌等均有不同程度的抑制作用。对常见的多种致病性皮肤癣菌亦有抑制作用。

（3）大黄

功效与应用：①泻热通腑：用于治疗眼部红肿热痛而伴有大便燥结的火毒炽盛证候时，常与芒硝配伍；②凉血祛瘀：大黄既可泻血分实热，又能祛瘀，促进眼内瘀血的吸收，用于治疗热入血分引起的眼内出血；③清肝化湿：用于治疗肝经湿热所致的黑睛深层混浊、神水混浊，伴大便干结等。

现代药理研究：大黄具有泻下、抗菌、止血、活血、降血脂、解热、抗炎等作用。大黄蒽醌衍生物对机体免疫功能呈现明显抑制作用。

（4）栀子

功效与应用：①清热泻火：栀子清三焦火邪，可治疗一切热毒、实火所致的目赤肿痛，常与黄连、蒲公英等同用，以增强功效；②清热利湿：可治疗湿热眼病，症见目赤痒、眵黏结、黑睛生翳、神水混浊或视网膜水肿渗出，常与黄连、黄芩、黄柏同用；③凉血止血：用于治疗血热妄行所致的眼部出血，常与生地、丹皮、赤芍配伍。

现代药理研究：栀子具有抗菌、抗炎、降血压、防治动脉粥样硬化等作用。

（5）黄连

功效与应用：①泻心火：常与连翘、淡竹叶、山栀、木通同用，可治疗两眦红赤肿痛或两眦赤脉；若配伍黄芩、黄柏、连翘等泻火解毒药，可用于治疗一切热毒上炎所致的内外障眼病。②清热解毒燥湿：应用于治疗火毒及湿热引起的各种眼病，常与黄芩、山栀配伍。

现代药理研究：黄连具有明显抗菌作用，且抗菌范围广。并具有抗病毒、抗炎、增强免疫机能、降血压、降血糖、抑制血小板聚集等作用。

（6）黄芩

功效与应用：①清热燥湿：常用于治疗湿热所致的睑缘赤烂、黑睛生翳、神水混浊等，常与龙胆草、炒山栀等配伍；②清热解毒：用于治疗热毒所致的胞睑红肿生疮、眦部流脓等时，常与银花、连翘等配伍；③清肺火：治疗肺热亢盛所致白睛红赤的急、慢性白睛疾病时，常与桑白皮、知母等配伍。可单用本品制成眼液点眼；④泻火止血：黄芩炒炭止血。用于治疗热毒炽盛、迫血妄行所致的眼部出血，常与生地、丹皮等配伍。

现代药理研究：黄芩抗菌谱较广，对多种革兰阳性、阴性菌均具有抑制作用，其中以对金黄色葡萄球菌、绿脓杆菌抑制作用最强；对多种致病性真菌亦有一定的抑制作用；对体外甲型流感病毒具有抑制作用。此外，还有抗炎、抗过敏、解热、解痉、抗血栓形成、镇静、降压、降脂等作用。

（7）黄柏

功效与应用：①清热解毒燥湿：多用于治疗一切因湿热或实火所致的内外障眼病，常与栀子、黄芩等配伍；②清虚热、泻肾火：用于治疗肾阴不足、虚火上炎所致的眼病，常与知母、地黄等配伍。

现代药理研究：黄柏有抗菌、降压、祛痰等作用。

（8）龙胆草

功效与应用：①泻肝火：用于治疗肝胆火盛所致的黑睛生翳、瞳神紧小、眼珠胀硬等，常与栀子、黄芩、木通等配伍；②清湿热：治疗湿热所致的目赤肿烂、白睛黄浊等眼病，常与黄连、茵陈等同用。

现代药理研究：龙胆草有抗炎等作用。

2. 清热解毒药 本类药适用于热毒炽盛的眼病。常用药有金银花、连翘、大青叶、蒲公英等。

（1）金银花

功效与应用：①清热解毒：用于治疗热毒壅盛所致的眼部红肿热痛、生疮溃脓等眼病，常与蒲公英、紫花地丁等配伍；②疏风清热：用于治疗风热所致的外障眼病，常配桑叶、菊花等。

现代药理研究：金银花的抗菌范围较广，对各种致病菌均有抑制作用；对流感病毒、疱疹病毒等亦有抑制作用；与青霉素合用能加强青霉素对耐药金黄色葡萄球菌的抗菌作用。此外，银花有增强免疫功能、抗炎、解热等作用。

（2）连翘

功效与应用：清热解毒、散结消肿。用于治疗热毒所致的胞睑疮肿，对位于眦部者尤宜。亦可与丹皮、赤芍等配伍，用于治疗热伤血络而致视网膜出血、眼底陈旧性病变。

现代药理研究：连翘抗菌谱广，对多种致病性细菌、病毒、真菌等均有抑制作用，还具有抗炎、解热、扩张血管、改善微循环等作用。

（3）大青叶

功效与应用：①清热解毒：用于治疗热毒所致的目赤肿痛、黑睛生翳等眼病时，与银花、蒲公英等配伍；②凉血止血：常用于热入血分所致的胞睑丹毒、疔痈，及热伤血络所致的眼部出血等，多与生地、丹皮等配伍。

现代药理研究：大青叶对多种革兰阳性菌、革兰阴性菌及病毒均有抑制作用。并有解热、抗炎、增强免疫功能等作用。

（4）蒲公英

功效与应用：清热解毒、消痈散结。用于治疗热毒上攻所致的目赤肿痛等眼病。由于蒲公英入胃经，故对胞睑痈肿者用之更佳，若配鱼腥草、天花粉则可增其消痈排脓作用。

现代药理研究：蒲公英对金黄色葡萄球菌耐药菌株、溶血性链球菌有较强的杀菌作用；对绿脓杆菌等亦有一定的杀菌作用；对某些真菌亦有抑制作用。

3. 清热凉血药 本类药用于热入血分所致的胞肿如桃、白睛红赤、白睛溢血、瞳神紧小、血灌瞳神及某些眼底病。常用的药物有生地、丹皮、赤芍、紫草等。

（1）生地

功效与应用：①清热凉血：用于治疗血热妄行所致的各种出血眼证的早期，多与丹皮、赤芍等配伍；②养阴生津：与麦冬、玄参等同用，可治阴虚有热之眼病。

现代药理研究：生地有止血、抗炎、镇静、利尿等作用。

（2）丹皮

功效与应用：①清热凉血：与生地、玄参等相配，用于治疗血热妄行或阴虚血热所致的眼部出血；配伍板蓝根、紫草等，可用于治疗眼部热毒痈疮；配伍青蒿、地骨皮等，可治阴虚眼病兼有骨蒸无汗者；②活血行瘀：常配伍当归、赤芍，治疗血热致瘀的眼病，症见胞睑红肿、硬结暗紫、白睛红赤、血管粗大等；亦可用于外伤眼内瘀血停留者。

现代药理研究：丹皮有抗菌、抗炎、抗变态反应、解热、镇痛、抗血小板聚集、降压等作用。

（3）赤芍

功效与应用：①清热凉血：用于治疗血热所致的眼病，多与炒山栀、生地等配伍。②活血止痛：常用于治疗热结瘀滞所致的胞睑痈疮或眼内瘀血停留者，多与桃仁、红花配伍。

现代药理研究：赤芍有抗凝、抗炎、增强免疫功能、解热、解痉、镇痛、镇静、抗菌、抗病毒等作用。

（4）紫草

功效与应用：①凉血活血：用于治疗血热所致眼部出血、瞳神紧小等，常配生地、丹皮等；②清热解毒：用于治疗热毒所致胞睑痈疮、白睛红赤、黑睛生翳等眼病，与蒲公英、银花等配伍。

现代药理研究：紫草有抗菌、抗病毒、抗炎、解热、拮抗凝血因子、降血糖等作用。

4. 清热明目药　本类药多以清肝明目为主，多用于肝热所致的眼病，如黑睛生翳、绿风内障等。常用药物有夏枯草、决明子、桑叶等。

（1）夏枯草

功效与应用：①清肝火：用于治疗肝火所致的目赤肿痛、黑睛生翳、眼底出血等，伴头痛目眩者尤宜，常与石决明、菊花等配伍；②散痰结：用于眼底硬性渗出与机化物等，常与昆布、半夏、陈皮等配伍。治目珠夜痛，与香附配伍，以解肝经郁热；治肝虚流泪，常与枸杞子、菊花、白芷配伍。

现代药理研究：夏枯草有降压作用。对绿脓杆菌、葡萄球菌等有抑制作用。

（2）决明子、青葙子

功效与应用：均有泻肝明目、祛风热与退翳作用。故常配伍应用于治疗肝火上炎或肝经风热引起的有目赤肿痛、羞明多泪、黑睛生翳、视物昏花等症之内外障眼病。两药还有降血压作用，故肝阳上亢引起的眼疾兼有高血压病者用之更为适宜。决明子有轻度泻下作用，眼病兼大便干结者用之好。青葙子有轻度散瞳作用，因此，绿风内障、青风内障患者忌用。

现代药理研究：决明子可明显降低血压，能抑制金黄色葡萄球菌、白色葡萄球菌等，还有增强吞噬细胞功能、促进胃液分泌、泻下等作用。青葙子具有降压及散瞳作用。

（3）桑叶

功效与应用：清肝明目。用于肝经实热所致的目赤涩痛及热泪。常配伍菊花、决明子、车前子等。

现代药理研究：桑叶对金黄色葡萄球菌、乙型溶血性链球菌等多种致病菌有抑制作用。

（4）夜明砂

功效与应用：①清热明目：用于治疗肝虚雀目时，常与苍术、猪肝配伍；②散血消疳：可治疗疳积腹胀下虫等，常与胡黄连、使君子、苦楝根皮、槟榔、木香、陈皮等配伍。

（三）祛湿药

适用于湿邪所致的一切眼病。利水祛湿药分芳香化湿、利水渗湿药两类。

1. 芳香化湿药　芳香化湿药多属辛温香燥之品，有化湿醒脾、行气和胃作用。常用的药物有苍术、石菖蒲等。

（1）苍术

功效与应用：健脾燥湿。用于湿困脾胃所致的眼病，因苍术温燥而辛烈，主要用于寒湿较重的眼病，舌苔白腻厚浊者。对湿热眼病，亦可配石膏、知母、黄柏用之。用于夜盲、眼目昏涩之症，常配羊肝、石决明等同用。

现代药理研究：苍术有降血糖、利尿、抗菌等作用。

（2）石菖蒲

功效与应用：①化湿避秽、豁痰开窍：用于湿浊上泛，蒙蔽清窍，目窍闭塞，视物昏矇的各种内障眼病，常与远志、半夏配伍；②宁神益智：治疗有心神不安、健忘症状的视近怯远症，常与人参配伍。

现代药理研究：石菖蒲具有镇静和抑制皮肤真菌的作用。

2. 利水渗湿药　具有淡渗利湿作用。常用的药物有茯苓、猪苓、车前子、泽泻、地肤子等。

（1）茯苓

功效与应用：①利水渗湿：用于治疗水湿停滞或湿热引起组织水肿的各种眼病，常配车前子、猪苓、木通等；②健脾补中：常配补脾气药，治脾虚有湿之眼病。③养心安神：用于眼病兼有失眠、心悸者，常与朱砂、远志等配伍。

现代药理研究：茯苓有利尿、增强免疫功能、镇静、抗菌等作用。

（2）猪苓

功效与应用：淡渗利湿。用于治疗水湿停滞所致的目疾，多与车前子、泽泻等配伍。因本药无补脾作用，若见脾虚水肿，配白术、茯苓同用。

现代药理研究：猪苓有利尿、抗肿瘤、抗菌、增强网状内皮系统吞噬功能等作用。

（3）车前子

功效与应用：①利水渗湿：用于水湿、痰湿滞目所致的黑睛混浊，胞睑水肿，眼珠胀硬，云雾移睛，眼底水肿、渗出等眼病。不论虚实所致，皆可配伍应用；②清肝明目：与决明子、青葙子等同用，可治肝热所致的赤痛翳膜。

现代药理研究：车前子有利尿、降压、抗炎、降血脂等作用。

（4）泽泻

功效与应用：①利水渗湿：用于治疗水湿滞留或湿热所致的眼病；②清泻肾火：用于治疗肾阴不足、虚火亢盛之眼病，常与熟地、丹皮等配伍。

现代药理研究：泽泻有利尿、降血脂、降血糖、轻度降血压、降低细胞免疫功能、抗炎等作用。

（5）地肤子

功效与应用：清热利湿；用于治疗湿热眼病，尤宜于眼部有痒感的外眼病，常与木通、滑石等配伍。内眼病兼有水肿、尿赤痛者，亦可用之。

现代药理研究：地肤子对多种皮肤真菌有抑制作用。

（四）化痰药

化痰药具有祛痰、消痰、软坚散结、止咳平喘作用。化痰药根据性能不同，分温化寒痰、清化热痰药。

1. 温化寒痰药　本类药多为温性。常用的药物有半夏、胆南星等。

（1）半夏

功效与应用：①化痰散结：用于治疗寒湿、痰湿所致的胞生肿核、黑睛生翳反复不愈、瞳神紧小等眼病，常与陈皮、茯苓相配。对眼底渗出、机化物等，常配海藻、昆布等同用；②和胃降逆：常用于眼病有泛恶症状者，对绿风内障有恶心呕吐者尤宜。

现代药理研究：动物实验证实半夏可使家兔眼压有轻度下降，在服药后 30～60 分钟间眼内压降低 5～6mmHg。半夏还有镇咳、催吐、镇吐、调节胃功能等作用。

半夏味辛、性温、有毒。一般经炮制后使用，用量为 3～9g；入煎剂，不宜与川乌类药同用。

（2）胆南星

功效与应用：①燥湿化痰、熄风解痉：用于治疗风痰阻络所致的目偏视，上胞下垂，及视网膜血管痉挛、动脉硬化等眼病，多与地龙、僵蚕等配伍；②消肿散结：配少许冰片外涂，以消除较小的胞睑肿核；③天南星味苦辛，性温，有毒。一般经炮制后使用，用量为3～9g；入煎剂。外用生品适量，研末以醋或酒调敷患处。

现代药理研究：胆南星有镇静、镇痛、祛痰等作用。

2. 清化热痰药　本类药多属寒性。其中有的药物不仅可化痰，还有软坚散结之功。常用的药物有贝母、瓜蒌、昆布等。

（1）浙贝母

功效与应用：①清热化痰：浙贝母苦寒较重，清火散结作用较强，用于治疗痰热所致的白睛紫红结节，黄液上冲，眼底渗出及机化物等；②解毒散结：可治热毒聚集所致的眼部疮疖，常与蒲公英、天花粉等配伍。

现代药理研究：浙贝母有止咳平喘、扩瞳等作用。

（2）瓜蒌

功效与应用：①清热化痰，润肠通便：用于治疗痰热所致的目疾而兼有大便干结者。其中瓜蒌皮专主清肺化痰，宽中理气；瓜蒌仁偏主润燥滑肠；全瓜蒌两者兼有，选择用之。②理气宽胸，散结消肿：用于眼部疮肿初起，白睛隆起结节等眼病。

现代药理研究：瓜蒌有抗菌、祛痰、泻下等作用。

（3）昆布

功效与应用：清热化痰、软坚散结。用于治疗眼部肿块、结节，神膏混浊，眼底渗出、机化等，多与海藻、牡蛎等配伍。

现代药理研究：昆布含碘，碘化物进入组织及血后，尚能促进病理产物如炎性渗出物的吸收，并能使病态的组织崩溃和溶解。此外，还有降压、清除血脂作用，可用于动脉粥样硬化病人。

（五）平肝药

适用于肝阳上亢、肝风内动所致的眼病。平肝药分平肝熄风、平肝潜阳药等。

1. 平肝熄风药　本类药熄风力强。常用的药物有钩藤、全蝎、地龙、僵蚕等。

（1）钩藤

功效与应用：熄风镇惊、清热平肝；用于肝热上扰或肝阳上亢之眼病并有头晕目眩者，多与天麻、白蒺藜等配伍。对阴虚生风者，常配首乌、生地、熟地同用。兼有高血压者用之更佳。

现代药理研究：钩藤有降压、镇静、解痉作用。

（2）全蝎

功效与应用：①祛风止痉：全蝎祛风力强，具有较强的解痉作用，适用于风阻经络之眼病；对肝风内扰所致的视网膜血管痉挛、阻塞，常与地龙、荆芥等同用。血虚生风者忌用；②通络止痛：用于风湿所致的目痛。对痰火动风上攻于目而致的目胀痛，可在辨证基础上加本药；③解毒散结：可治胞睑生痰核等眼病，常配清热解毒药同用。

现代药理研究：全蝎有镇痛、降压、延长凝血时间等作用。

（3）地龙

功效与应用：①祛风通络：用于治疗风邪阻络之眼病及经络不舒所致的视网膜血管痉挛、硬化等；②清热平肝：用于治疗肝热之眼病兼有瘀肿者，多与石决明等配伍。

现代药理研究：地龙有解热、镇静、抗血栓形成、降压等作用。

（4）僵蚕

功效与应用：①祛风散热：用于风热所致的目赤、目痒等眼病时，多配伍荆芥、桑叶等；②祛风化痰：治风痰阻络之眼病，如口眼歪斜等，常与全蝎、白附子等同用；③化痰散结：用于治疗胞生痰核初起者，常与天南星、半夏配伍。

2. 平肝潜阳药　常用的药物有石决明、白蒺藜、牡蛎等。

（1）石决明

功效与应用：①平肝潜阳、清热明目：用于治疗肝阳上亢、肝肾阴虚所致的眼病；②退翳明目：用于治疗黑睛生翳、血翳包睛、圆翳内障等眼病，常与青葙子、白蒺藜等配伍。

（2）白蒺藜

功效与应用：①平肝疏肝：用于治疗肝阳上亢、肝郁气滞所致的头目胀痛，视物模糊等眼病。若配熟地、白芍等，可用于肝肾阴虚之眼病；②平肝退翳：可治黑睛生翳，常配青葙子、密蒙花等；③祛风明目：治疗风热所致的目赤多泪时，常与菊花、蔓荆子等同用。

现代药理研究：白蒺藜有降血压、利尿、抗菌等作用。

（3）牡蛎

功效与应用：①益阴潜阳：用于治疗肝阳上亢之眼病，伴有头痛、眼胀、盗汗、失眠、口渴者；②化痰软坚：用于眼底陈旧性渗出、机化物等眼病，多与夏枯草、昆布等配伍。

（六）理血药

理血药分止血药和活血化瘀药两类。

1. 止血药　本类药适用于出血性眼病。眼科常用的止血药按其作用分凉血止血、收敛止血、化瘀止血药等。凉血止血药用于血热妄行的出血证，常用的药物有白茅根、侧柏叶、大蓟等。收敛止血药用于各种出血初期，常用的药物有仙鹤草、白及等。化瘀止血药适用于瘀血阻滞所致的眼部出血，常用的药物有蒲黄、茜草、三七等。

（1）白茅根

功效与应用：①凉血止血：可治疗各种血热妄行之眼部出血，常与大、小蓟及山栀炭等同用；②清热生津：白茅根能清肺胃伏热，又能生津，可治肺胃之火攻目所致的眼病兼口渴、咽痛者；③利尿消肿：可治疗因热而致的目肿，常配车前子、木通等。

现代药理研究：白茅根有利尿、抑菌作用。

（2）侧柏叶

功效与应用：凉血止血。用于治疗血热妄行所致的眼部出血。本品还具有祛风行气散瘀作用，故止血不易留瘀。

现代药理研究：侧柏叶有扩张血管、降低血压、抗菌、抗病毒等作用。

（3）大蓟

功效与应用：凉血止血。可治血热妄行所致的眼部出血，常与小蓟同用。

现代药理研究：大蓟有降血压作用。

（4）小蓟

其临床应用同大蓟。

（5）仙鹤草

功效与应用：收敛止血。用于各种眼部出血。对虚证出血用之更佳。用于血热妄行之出血眼病时须配凉血止血药同用。

现代药理研究：仙鹤草有止血、抗炎、镇痛、抗菌、抗病毒等作用。

（6）白及

功效与应用：①收敛止血：用于治疗阴虚有热或气不摄血之眼部出血，尤宜于眼病后期反复出血者，常与旱莲草、仙鹤草等配伍；②消肿生肌：用于眼部疮疖或溃口不收者，多与芙蓉叶、黄柏等配伍。

现代药理研究：白及有促凝血、抗纤溶等作用。

（7）蒲黄

功效与应用：凉血止血，活血消瘀。用于眼内、外出血，止血不留瘀。若出血严重者，须用炒蒲黄配三七及大、小蓟等。用于瘀滞证，常与桃仁、红花配伍。

现代药理研究：蒲黄有止血、抗血小板聚集、降低血清胆固醇、扩张血管、降低血压、抗炎、镇痛等作用。

（8）茜草

功效与应用：凉血止血，行血祛瘀。用于血热妄行之眼部出血，须止血而不留瘀时，常与大、小蓟及侧柏叶等同用。治眼部瘀滞之证常与桃仁、红花、当归等同用。

现代药理研究：茜草有轻度止血作用。

（9）三七

功效与应用：①止血散瘀、消肿止痛：用于眼部各种出血。对外伤所致眼部瘀肿、胀痛尤宜，常配蒲黄、茜草等，亦可单独应用；②退红消翳：用于眼赤呈紫暗色，黑睛严重混浊水肿者。

现代药理研究：三七能促进凝血过程，使止血时间明显缩短，有较强的止血作用。还能抑制血小板聚集，使血液黏度降低，有活血功效。此外，有扩血管、降压、抗炎、镇痛等作用。

2. 活血化瘀药　活血化瘀药具有行血、祛瘀、消肿、定痛等作用。适用于血滞或血瘀所致的眼部出血久不吸收，胞睑肿块、结节，眼底渗出、变性，眼部固定性疼痛等。常用的药物有川芎、丹参、红花、桃仁、泽兰、牛膝、茺蔚子、郁金等。

（1）川芎

功效与应用：①活血行气：川芎为血中之气药，用于治疗眼内各种血证。若血虚者，配熟地、当归、白芍等；血瘀者，配桃仁、红花等；出血者，配茜草、蒲黄等；②祛风止痛：用于治疗一切因风、因气、因血瘀、因血虚所致的头痛目痛。气痛配香附；风痛配防风；血虚配当归、鸡血藤；血瘀或外伤配桃仁、红花。川芎亦治目痒，常配川乌、荆芥等同用。

现代药理研究：川芎有抗血栓形成、镇静、抗菌、抗病毒等作用。

（2）丹参

功效与应用：①活血祛瘀：用于治疗气血瘀滞之眼病，尤其是眼内瘀血、陈旧性渗出等，用之更佳。对眼底脉络阻塞，可用丹参注射液静滴或穴位注射；②养血安神：用于血热郁滞之眼病兼心神不宁者；③凉血消痈：用于眼睑痈疮，常与蒲公英、连翘等配伍。

现代药理研究：丹参有改善微循环、改善血液流变性、抑制血小板聚集、抗血栓、抗炎、镇静、提高耐缺氧能力、促进组织的修复与再生、抗动脉粥样硬化、促进免疫功能、抑菌等作用。

（3）桃仁

功效与应用：①活血化瘀：用于治疗眼外伤等瘀滞眼病，常与红花、当归、川芎等配伍；②润燥滑肠：用于瘀滞之眼病，兼有肠燥便秘者尤宜。

现代药理研究：桃仁有抗凝及抑制血栓形成、润肠缓泻、抗炎、抗过敏、镇痛等作用。对体外纤维母细胞增生亦有抑制作用，可用于青光眼术后减少瘢痕形成。

（4）红花

功效与应用：活血祛瘀。红花少用养血，多用破血通经，常与桃仁配伍，用于治疗眼部一切瘀滞证。

现代药理研究：红花有抗血栓形成、降血脂等作用。

（5）泽兰

功效与应用：①活血祛瘀：用于治疗眼部血瘀证，常与丹参、川芎配伍；②行水消肿：可治眼部肿块、水肿等，常与泽泻、马鞭草同用。

（6）牛膝

功效与应用：①活血祛瘀：用于治疗眼部各种瘀血证，因性善下行，对气火上逆所致的出血尤宜；②补益肝肾：可用于肝肾亏虚之眼病，常与熟地、枸杞子等配伍。眼病有各种瘀滞而兼有腰膝酸软者用之更佳。

现代药理研究：牛膝有抗炎、镇痛、轻度利尿作用。怀牛膝具有降低大鼠全血黏度、红细胞压积、红细胞聚集指数的作用，并能延长大鼠凝血酶原时间和血浆复钙时间。

（7）茺蔚子

功效与应用：①活血祛瘀：可用于治疗瘀血内阻所致的眼病，兼有水肿者用之更佳，常与泽兰、马鞭草等配伍；②凉肝明目：治疗肝经热盛所致的目赤肿痛、黑睛生翳等眼病，常与青葙子、石决明等同用。

现代药理研究：茺蔚子有抗血栓形成、改善微循环、利尿等作用。

（8）郁金

功效与应用：①凉血祛瘀：用于治疗血热瘀滞之眼病，常与丹皮、丹参配伍；②行气止痛：用于肝气郁滞、肝气上逆所致的眼病，兼有头痛、胸胁满痛、食少嗳气者用之更佳。

现代药理研究：郁金有扩张血管、降血脂等作用。

（七）补益药

补益药有补气、补血、补阴、补阳作用。适用于气、血、阴、阳不足之眼病。

1. 补气药　本类药用于气虚之眼病。常用的药物有党参、黄芪、白术等。

（1）党参

功效与应用：补中益气。用于治疗中气不足之眼病，常与茯苓、白术等配伍；用于治疗气血不足之眼病时，常与熟地、当归配伍。

现代药理研究：党参有增强免疫功能、提高机体应激能力等作用。对预防血栓形成可因剂量不同而呈双向调节作用。

（2）黄芪

功效与应用：①益气升阳：用于治疗气虚之上胞下垂、胞举乏力，视力疲劳，黑睛翳陷、久不收敛等眼病，常与党参、升麻配伍；②益气摄血：用于治疗气不摄血之眼部反复出血，多与党参、旱莲草等同用；③健脾利水：用于治疗脾虚气弱所致的胞睑浮肿、黄斑水肿等，多与茯苓、泽泻配伍应用；④托毒排脓：用于眼部痈疮溃口难收，或脓成久不溃破者，常配人参、川芎、皂角刺等。

现代药理研究：黄芪有增强非特异性、特异性免疫功能，抗血小板聚集和对血小板聚集具有明显解聚作用。并可促进血细胞的生成、发育和成熟过程。对人与动物均有明显利尿作用。此外，还有抗病毒、抗菌、抗炎、降压等作用。

（3）白术

功效与应用：①补脾益气：可用于治疗脾虚气弱之眼病，常与党参、茯苓等配伍；②燥湿利水：用于治疗脾虚气弱、水湿停留所致的眼部水肿时，可与茯苓、猪苓配伍。

现代药理研究：白术有利尿、降压、降血糖、抗凝血、增强免疫功能、抗菌等作用。

2. 补血药　本类药用于治疗血虚之眼病。常用的药物有熟地黄、当归、何首乌、白芍等。

（1）熟地黄

功效与应用：①补血活血：用于治疗血虚或血滞之眼病，常与当归、川芎等同用；②滋阴明目：用于治疗肝肾不足之眼病，常与枸杞子、女贞子等配伍；用于治疗阴虚火旺之眼病，多与知母、黄柏等配伍。亦可作为热性眼病恢复期的主要调理药。

现代药理研究：熟地黄有降血糖、利尿、抗真菌等作用。

（2）当归

功效与应用：①补血和血：用于治疗血虚之眼病，常与熟地、白芍等配伍。用于治疗血滞之眼病时，常与赤芍、川芎等配伍；②润燥通便：用于治疗血虚眼病兼有便秘者。大便溏泻者慎服。

现代药理研究：当归有抗血小板聚集，抗血栓形成，促进血红蛋白及红细胞的生成，扩张血管，降低血脂，增强非特异性和特异性免疫功能，镇痛，镇静，抗炎，抗缺氧，体外抗菌等作用。

（3）何首乌

功效与应用：①补肝益肾：可用于治疗肝肾亏虚、精血不足之眼病，兼有腰膝酸软、须发早白者，常与熟地、枸杞子等配伍；②养血祛风：用于治疗血虚生风或肝风上扰之眼病，配天麻、钩藤等。

现代药理研究：首乌有增强免疫功能、降血脂、抗动脉粥样硬化、抗菌等作用。

（4）白芍

功效与应用：①养血敛阴：用于治疗阴血不足之眼病，常与熟地、当归等配伍；②柔肝止痛：用于治疗血虚肝旺、肝气不和所致的胞轮振跳、频频眨目、眼珠胀痛、眉棱骨痛等眼病，多配当归、柴胡等。

现代药理研究：白芍有镇静、镇痛、解热、抗炎、增强免疫功能、抗菌、抗病毒等作用。

3. 补阴药　本类药用于阴分不足之眼病。常见肺阴虚、肺胃阴虚、肝肾阴虚、肾阴虚之证。常用的药物有麦冬、石斛、枸杞子、女贞子、楮实子等。

（1）麦门冬

功效与应用：①养阴润肺：可用于治疗阴虚肺燥所致的白睛溢血、眵干而硬等，常与沙参、天花粉同用，亦治肺肾阴虚所致的眼部反复少量出血；②益胃生津、清心除烦：可用于治疗阴虚眼病兼有心烦不眠、口渴欲饮者。

现代药理研究：麦冬有升高外周白细胞、增加网状内皮系统吞噬功能、抗炎等作用。

（2）石斛

功效与应用：养胃阴、生津、清热明目。用于治疗热病伤阴、久病阴虚内热所致的眼病，常与生地、麦冬等配伍。

现代药理研究：石斛有一定的止痛退热作用。

（3）枸杞子

功效与应用：补益肝肾、明目止泪。用于治疗肝肾不足所致的内、外障眼病，常与菊花、熟地黄等配伍。枸杞子平补阴阳，亦能补血。

现代药理研究：枸杞子有增强免疫功能、促进造血功能、降血糖、降血压等作用。

（4）女贞子

功效与应用：补肾滋阴。可用于治疗肝肾不足之眼病，多与枸杞子、楮实子等同用。本品善治阴虚内热证，常配旱莲草，用于治疗阴虚内热所致的眼内出血、视物不清等眼病。

现代药理研究：女贞子有增强免疫功能、降血脂、利尿、抗菌等作用。

（5）楮实子

功效与应用：滋补肝肾。用于治疗肝肾不足之眼病，常与菟丝子、茺蔚子等配伍。

4. 补阳药　本类药适用于阳气不足之眼病。常见肾阳不足、脾肾阳虚之证。常用的药物有补骨脂、菟丝子、潼蒺藜等。

（1）补骨脂

功效与应用：温肾助阳。可治肾阳不足之眼病，多与菟丝子、覆盆子等同用。

现代药理研究：补骨脂有抗菌、升高白细胞、抗衰老、止血等作用。

（2）菟丝子

功效与应用：补肾益精、养肝明目。用于治疗肝肾不足所致的慢性眼病，常与楮实子、覆盆子等配伍。

现代药理研究：菟丝子有增强免疫功能、降压等作用。

（3）潼蒺藜

功效与应用：补益肝肾、益精明目。可用于治疗肝肾不足之眼病，常与菟丝子、枸杞子等配伍。

（八）退翳明目药

退翳明目药具有祛风退翳、清肝明目退翳等作用。常用的药物有蝉蜕、木贼、谷精草、秦皮、白蒺藜等。

1. 祛风退翳

（1）蝉蜕

功效与应用：①疏风散热：用于外感风热，目赤肿痛，畏光流泪等眼病，常与菊花、黄芩等配伍；②祛风退翳：用于新老翳障、黑睛翳膜，常与蒺藜、菊花等配伍；③祛风止痒：用于治疗眼部过敏，痒极难忍，或痒如虫行等眼病，多与荆芥、防风、菊花等配伍；④祛风止痉：可用于治疗风热所致小儿频频眨目、胞轮振跳、目偏视等眼病，或胞睑肌肉抽搐跳动，多与防风、僵蚕等同用。

现代药理研究：蝉衣有镇静作用，能降低横纹肌紧张度，又能降低放射反应，并具有神经节阻断作用。

（2）木贼

功效与应用：①祛风退翳：用于治疗肝经风热所致目赤翳膜、羞明流泪等眼病，常与蝉衣、黄芩等配伍；②祛风止泪：可用于治疗迎风流泪等眼病，常与防风、蒺藜等配伍。

现代药理研究：木贼有降压、预防实验性家兔动脉粥样硬化斑块形成的作用。

（3）谷精草

功效与应用：①散风热、退翳膜：用于风热所致目生翳膜、目赤肿痛等，常与木贼草、蝉衣等配伍；②养肝明目：在用于治疗肝虚小儿夜盲症时，常与动物肝脏同食，或与夜明砂、蛤粉等药配伍。

现代药理研究：谷精草煎剂对绿脓杆菌有抑制作用，对金黄色葡萄球菌、大肠杆菌等亦有抑制作用。

2. 清肝明目退翳

（1）秦皮

功效与应用：①清肝明目：用于治疗肝热或风热所致的目赤肿痛、黑睛生翳、迎风流泪等眼病，可与青葙子、密蒙花等配伍。亦可单用秦皮煎汁洗眼、熏眼；②清热燥湿：可用于治疗湿热之眼病，多配伍黄芩、黄连等。

现代药理研究：秦皮有抗菌、抗炎、抑制血小板聚集等作用。

（2）白蒺藜

功效与应用：平肝退翳。用于治疗黑睛翳膜，翳在黑睛中央部，常与其他退翳药同用。

现代药理研究：白蒺藜有降压及降低血清胆固醇、甘油三酯及增加脑血流量的作用。

（3）密蒙花

功效与应用：清热润肝、退翳明目。用于治疗肝热所致的黑睛生翳、晶珠混浊、目赤肿痛等，多与石决明、青葙子同用。治肝虚所致的视物昏花、目暗不明等，常与枸杞子、菟丝子等相配。

现代药理研究：密蒙花能降低毛细血管的通透性与脆性，并有抗炎作用。

二、眼科常用方剂

中医眼科方剂数量极多，为了避免与其他科的重复，这里只重点介绍中医眼科常用的和有代表性的方剂。

（一）正容汤[46]

【组成】羌活、白附子、防风、秦艽、胆南星、白僵蚕、法半夏、木瓜、甘草、黄松节、生姜。

【用法】水煎服。

【功效】祛风通络，化痰解痉。

【应用】可用于治疗风邪痰湿阻滞经络引起的眼睑麻木，上胞下垂，风牵偏视，口眼歪斜，视正反斜，视定为动，瞳神散大，小儿通睛，坠睛等眼病。若病程较长，痰阻血瘀，可选加活血行气之品，如郁金、川芎、赤芍、丹参之类；若夹肝风，可选加平肝熄风药，如天麻、钩藤、石决明之属。

（二）宁血汤[30]

【组成】仙鹤草、旱莲草、生地黄、栀子炭、白芍、白蔹、侧柏叶、阿胶、白茅根、白及。

【用法】水煎服。

【功效】滋阴清热，凉血止血。

【应用】适用于治疗阴虚火旺或血热妄行所致的眼底出血早期及血灌瞳神等眼病。为避免寒凉太过、止血留瘀，可在方中加生蒲黄、三七等化瘀止血之品。

（三）生蒲黄汤[33]

【组成】生蒲黄、旱莲草、丹参、荆芥炭、郁金、生地、川芎、丹皮。

【用法】水煎服。

【功效】凉血止血，活血化瘀。

【应用】多用于治疗眼底出血，血灌瞳神，白睛溢血，外伤出血等眼病。若心脾两虚，气不摄血所致出血者，可加人参、黄芪、白术、山药之类以补脾益气；阴虚火旺，目络受损，可加知母、黄柏、阿胶、白芍等以滋阴降火。肝阳上亢，血瘀络破者，宜加石决明、龙骨、钩藤等以平肝潜阳。血热旺盛，迫血妄行者，可加白茅根、仙鹤草、茜草等以凉血止血。

（四）石决明散[35]

【组成】石决明、草决明、赤芍、青葙子、麦冬、羌活、山栀子、木贼草、大黄、荆芥。

【用法】水煎服。或研为末，每次6g，日3次。

【功效】清热平肝，退翳明目，祛风散邪。

【应用】

1. 用于黑睛新翳 翳膜初起，翳薄白轻浅，全身兼有头痛恶风，发热鼻塞咽痛，苔白脉浮等风热证候者，可去大黄，选加银花、连翘、牛蒡子、白蒺藜以助疏风清热；黑睛生翳，抱轮红赤甚者，可去羌活，选加龙胆草、黄芩、黄连之类以助清肝泻火；黑睛新翳形若树枝、地图等形状者，宜去羌活，加柴胡、板蓝根、黄芩之类以清肝解毒；加贯众、芦荟、芜荑、鹤虱之属以清肝杀虫；黑睛溃陷，污秽湿烂，或混睛障，可加土茯苓、蒲公英等以除湿清热解毒。

2. 撞刺生翳 用于黑睛宿翳，去大黄，选加乌贼骨、谷精草、密蒙花等以明目退翳；用于血灌瞳神前部，可去羌活，宜加丹皮、赤芍、丹参之类以凉血化瘀；用于圆翳内障，去羌活、大黄，可加生地、玄参、葳蕤等养阴清热之品；用于惊震内障，可加三七、桃仁、红花等以活血散瘀。

（五）四顺清凉饮子[38]

【组成】龙胆草、黄芩、黄连、桑白皮、熟大黄、枳壳、车前子、生地黄、赤芍、当归、川芎、羌活、防风、木贼、柴胡、甘草。

【用法】水煎服。

【功效】清肝泻火，凉血散瘀。

【应用】可用于里热炽盛之凝脂翳。若大便秘结不通，酌加大黄、芒硝；赤热肿痛严重者，宜加丹皮、乳香、没药等凉血化瘀之品；眵多黄绿，邪毒炽盛者，加蒲公英、银花、紫花地丁等清热解毒之类药物。亦可用于治疗热毒炽盛之黄液上冲证。

（六）竹叶泻经汤[57]

【组成】柴胡、栀子、羌活、升麻、炙甘草、黄连、大黄、赤芍药、草决明、茯苓、泽泻、车前子、黄芩、苦竹叶。

【用法】水煎，宜稍热服之。

【功效】清心利湿。

【应用】可用于治疗心脾湿热所致之漏睛症。如脓多稠黏，则可去羌活，酌加天花粉、白芷、漏芦、没药等清热排脓、祛瘀消滞之类药物。

（七）防风通圣散[53]

【组成】防风、麻黄、荆芥、薄荷、大黄、芒硝、滑石、黑山栀、石膏、桔梗、连翘、黄芩、川芎、当归、赤芍、白术、甘草。

【用法】水煎服。

【功效】疏风清热，解表攻里。

【应用】 可用于治疗风热壅盛，表里俱实所引起的睑弦赤烂，胞睑红赤，目赤肿胀，眵泪如脓，黑睛生翳，畏光羞明，小便赤涩，大便秘结等病症。

(八) 还阴救苦汤[62]

【组成】 黄芩、黄连、黄柏、龙胆草、连翘、羌活、防风、细辛、藁本、柴胡、桔梗、知母、生地黄、川芎、当归、红花、升麻、苍术、甘草梢。

【用法】 水煎服。

【功效】 清热祛风，活血散结。

【应用】 宜用于治疗风热火毒瘀结引起的火疳，瞳神紧小，抱轮红赤，畏光羞明，头目疼痛等眼病。

(九) 泻肺饮[77]

【组成】 石膏、赤芍、黄芩、桑白皮、枳壳、木通、连翘、荆芥、防风、栀子、白芷、羌活、甘草。

【用法】 水煎服。

【功效】 清肺泻热，祛风散邪。

【应用】 可用于治疗风热所致的暴风客热、天行赤眼及天行赤眼暴翳热重于风者。

(十) 泻肺汤[76]

【组成】 桑白皮、黄芩、地骨皮、知母、麦门冬、桔梗。

【用法】 水煎，食后服。

【功效】 清肺泻热

【应用】 宜用于治疗肺经燥热所致的金疳等眼病。可于方中加连翘、夏枯草、浙贝母等清热散结之品。

(十一) 抑阳酒连散[67]

【组成】 蔓荆子、前胡、羌活、白芷、甘草、黄芩、山栀、寒水石、黄连、防己、生地、独活、黄柏、防风、知母。

【用法】 水煎服。

【功效】 祛风除湿清热。

【应用】 宜用于治疗风湿相搏所致的瞳神紧小或瞳神干缺，神水混浊，黄仁纹理不清，肢节酸痛，舌苔黄腻等。若热偏重，赤痛较甚者，可去方中独活、羌活、白芷等辛温发散之品，加茺蔚子、赤芍等清肝凉血、活血止痛之物；若湿偏盛者，宜去方中知母、栀子、寒水石等寒凉泻火药物，酌加厚朴、苡仁、白蔻仁等宽中利湿之品。

(十二) 驱风散热饮子[65]

【组成】 连翘、牛蒡子、羌活、苏薄荷、大黄、赤芍药、防风、当归尾、甘草、山栀仁、川芎。

【用法】 水煎服。

【功效】 祛风清热，退赤止痛。

【应用】

1. 宜用于治疗风热攻目或外感疫毒邪气所致胞睑、白睛赤热肿痛等眼病。若大便通畅，可去方中大黄。

2. 可用于治疗风热上攻，客于泪窍所引起的大眦红肿疼痛，泪多头痛，恶寒发热，舌苔薄黄，脉浮数之漏睛疮。

3. 可用于治疗风热引起的胞轮振跳等眼病。若胞轮频频振跳甚者，可选加僵蚕、木瓜等祛风通络之品。

4. 临床中也可用于治疗电光性眼炎，若疼痛剧烈者，可加细辛、白芷等疏风止痛之类药物。

（十三）养阴清肺汤[94]

【组成】 大生地、麦冬、生甘草、玄参、贝母、丹皮、薄荷、炒白芍。

【用法】 水煎服。

【功效】 养阴清肺。

【应用】 用于治疗热伤肺阴引起的白涩症、金疳、疳积上目，以及暴风客热、天行赤眼、聚星障等眼病的后期。目中津亏干燥者，可选加石斛、花粉、玉竹等养阴清热、生津润燥之品；黑睛失泽，稍有畏光者，可选加木贼草、草决明等明目消翳之属。

（十四）驻景丸加减方[84]

【组成】 菟丝子、楮实子、茺蔚子、枸杞子、车前子、木瓜、寒水石、紫河车、生三七、五味子。

【用法】 研为细末，为蜜丸，每日空腹服20g。或水煎服，三七、紫河车研末，药汁冲服。

【功效】 补养肝肾，益精明目。

【应用】 凡因肝肾不足所引起的内外障眼病，均可使用本方，根据眼部不同的证候灵活加减。

1. 若用于眼底出血后期，久不消散者，可去河车粉、寒水石，加桃仁、红花、丹参、郁金等以增活血行气之力，助陈旧出血吸收。

2. 用于治疗眼底有水肿者，可去方中河车粉、寒水石，加薏苡仁、茯苓、豆卷、木通之类以利水渗湿、健脾消肿。

3. 用于治疗眼底有退变者，可于方中加当归、桑椹、白芍、熟地之类养血明目，加猪脊髓或猪脑髓填精补髓。

4. 用于治疗眼底有增生及瘢痕改变者，可加海藻、昆布、海蛤壳等软坚散结，加三棱、莪术、刘寄奴等破血散结。

5. 用于治疗玻璃体液化或有混浊者，加郁金、丹参、红花、赤芍之类行气活血。

6. 用于治疗高风内障者，可加鲜猪肝、夜明砂养肝明目。

7. 用于治疗能近怯远时，可加青皮、秦皮疏肝理气，加伸筋草、松节疏筋活络。

（十五）除风益损汤[86]

【组成】 熟地黄、当归、白芍药、川芎、藁本、前胡、防风。

【用法】可酌情增加剂量，水煎服。

【功效】养血活血，除风益损。

【应用】用于外伤损目，眼珠破损，风邪乘袭者。有瘀血者可酌加桃仁、红花等以活血化瘀；有红肿热痛时，酌加黄芩、黄连等以清热解毒。

（十六）除湿汤[87]

【组成】连翘、滑石、车前子、枳壳、黄芩、川连、木通、甘草、陈皮、白茯苓、防风、荆芥。

【用法】水煎服。

【功效】清热除湿。

【应用】可用于脾胃湿热，外受风邪，风、湿、热邪相搏，上攻睑弦所引起的睑弦赤烂，眵泪胶黏，痛痒并作；用于风热湿毒壅盛所引起的风赤疮痍，胞睑红赤肿痛，水疱簇生，甚至溃破糜烂，渗出黏液，常加土茯苓、银花、蒲公英以助清热解毒；亦可用于湿热兼风邪所致的目痒若虫行症，若风邪重者，可加乌梢蛇、蝉蜕之类祛风止痒。

（十七）除风清脾饮[85]

【组成】广陈皮、连翘、防风、知母、玄明粉、黄芩、元参、黄连、荆芥穗、大黄、桔梗、生地。

【用法】水煎服。

【功效】清脾泻胃，祛风散邪。

【应用】可用于脾胃热盛所引起的粟疮；若兼湿邪者，加苦参、地肤子、苍术等清热燥湿。亦用于脾胃积热所致的椒疮；也用于脾经蕴热，外感风邪，上攻胞睑所致的风赤疮痍；若无便秘，可去大黄、玄明粉，加赤芍以凉血散瘀。

（十八）新制柴连汤[127]

【组成】柴胡、黄连、黄芩、赤芍、蔓荆子、山栀、龙胆草、木通、甘草、荆芥、防风。

【用法】水煎，食后服。

【功效】祛风清热。

【应用】

1. 宜用于风热壅盛，黑睛起翳如星、边缘不清、表面污浊、如覆薄脂，抱轮红赤，头目疼痛，舌红苔薄黄，脉浮数者，常加草决明、木贼、菊花等清肝明目退翳；用于热毒盛者，可加银花、连翘以清热解毒。

2. 常用于肝经风热所致的瞳神紧小或瞳神干缺，可酌加丹皮、生地、丹参、茺蔚子凉血活血，增强退赤止痛的作用。

（十九）滋阴降火汤[126]

【组成】当归、川芎、生地黄、熟地黄、黄柏、知母、麦冬、白芍、薄荷、黄芩、柴胡、甘草。

【用法】水煎服。

【功效】滋阴降火。

【应用】宜用于阴虚火旺所致的萤星满目、视瞻昏渺、瞳仁干缺；亦用于阴虚火旺所致的聚星障，常加石决明、草决明、谷精草之类以清肝明目退翳。

第四节　眼科针灸概要

针灸治疗眼病应从局部情况及局部与整体的关系等方面进行分析、辨证，明其寒热虚实以选配穴位，应用针刺和艾灸等方法以调和阴阳、扶正祛邪、疏通经络、行气活血、开窍明目，从而达到治疗眼病和眼部保健的目的。

一、眼科常用穴位

治疗眼病的穴位历代针灸及眼科医籍中屡有记载，又经临床不断发掘、补充和筛选，见于各类著述者众多，以下根据临床常用的原则，择其要者予以介绍。

（一）眼周围穴位

1. 睛明　可治迎风流泪、上胞下垂、风牵偏视、风热眼病、火疳、目眦痒痛、黑睛翳障、圆翳内障、近视、眉棱骨痛及多种瞳神疾患。

2. 上睛明　主治同睛明，较睛明不易出血。

3. 攒竹　主治大致同睛明。

4. 丝竹空　可治针眼、胞轮振跳、风热眼病、上胞下垂、风牵偏视、聚星障、火疳、瞳神紧小等。

5. 瞳子髎　可治针眼、风牵偏视、青风内障、绿风内障、目痒、瞳神紧小等。

6. 阳白　可治胞轮振跳、上胞下垂、黑睛翳障、风牵偏视、青风内障、绿风内障等。

7. 四白　可治目赤痒痛、近视、风牵偏视、聚星障、青风内障、绿风内障、视物无力等。

8. 承泣　可治针眼、流泪症、胞轮振跳、风牵偏视、近视及各类内障眼病。

9. 眉冲　可治头目疼痛、绿风内障等。

10. 角孙　可治针眼、目赤肿痛、黑睛翳障等。

11. 头临泣　可治流泪、黑睛翳障、目赤肿痛、圆翳内障、视瞻昏渺等。

12. 目窗　可治暴风客热、睑弦赤烂、黑睛翳障、青盲等。

（二）经外奇穴

1. 四神聪　可治头目疼痛、上胞下垂、眩晕等。

2. 印堂　可治胞睑肿痛及生疮、白睛红赤、黑睛星翳等。

3. 上明　位于眉弓中点，可治目眶疼痛、目赤生翳、风牵偏视等。

4. 太阳　可治各种内外障眼病及不明原因的眼痛、视力下降等。

5. 球后　主治大致同承泣，两穴可交替使用。

6. **翳明** 可治黑睛翳障、圆翳内障、夜盲、青盲等。

7. **耳尖** 可治暴风客热、天行赤眼、天行赤眼暴翳等。

8. **四缝** 可治疳积上目等。

9. **鱼腰** 可治针眼、上胞下垂、目眶痛、胞睑瞤动等。

（三）躯干四肢穴位

1. **尺泽** 可治暴风客热、天行赤眼等。

2. **太渊** 可治睑弦赤烂、黑睛星翳、视瞻昏渺等。

3. **合谷** 可治睑弦赤烂、胬肉攀睛、白睛及黑睛干燥失润、瞳神紧小、绿风内障、青风内障等。

4. **曲池** 可治视物模糊、眼珠突出、风赤疮痍等。

5. **臂臑** 可治胞轮振跳、视物昏朦、青盲等。

6. **巨髎** 可治胞睑瞤动、风牵偏视等。

7. **头维** 可治各类头目疼痛、胞睑瞤动等。

8. **足三里** 可治上胞下垂、黑睛翳障、视瞻昏渺、青盲、疳积上目等。

9. **神门** 可治绿风内障、青风内障、目痒、视疲劳等。

10. **后溪** 可治睑弦赤烂、流泪症等。

11. **天柱** 可治目痛、流泪症、瞳神紧小等。

12. **心俞** 可治流泪症、目赤痛等。

13. **肝俞** 可治流泪症、白睛及黑睛干燥失润、瞳神紧小、绿风内障、青风内障、视瞻昏渺、青盲、夜盲等。

14. **脾俞** 可治青盲、夜盲等。

15. **肾俞** 大致同肝俞。

16. **外关** 可治胞睑肿痛化脓、流泪、风牵偏视等。

17. **风池** 可治各种内外障眼病。

18. **行间** 可治流泪症、胬肉攀睛、黑睛星翳、青盲等。

19. **大椎** 可治暴风客热、天行赤眼、天行赤眼暴翳、胞睑红肿等。

20. **关元** 可治视瞻昏渺、疳积上目、夜盲等。

21. **太冲** 可治针眼、目赤肿痛、黑睛翳障、圆翳内障等。

二、眼科针灸方法

眼科针灸的方法与其他各科疾病基本相同，但由于眼组织和眼科疾病的特殊性，眼科针灸须特别注意以下几点：

1. 进针准确、轻巧，在眼周穴最好双手进针，并慎用快速进针法。

2. 眶内穴进针时如遇阻力则停止进针，一般不施捻转提插等手法，必要时可施小幅度雀啄手法。

3. 眼周穴特别注意出针时按压针孔以防出血；出现眼睑皮下出血或球周出血立即冷敷并加压，24 小时后可热敷。

4. 一般眼周穴位不用灸法。

三、头针疗法

（一）常用部位

视区：在枕骨外粗隆水平线上，枕骨外粗隆旁开 1cm，向上引平行于前后正中线之 4cm 长直线即是此区。

（二）适应证

皮质性视力障碍。

（三）方法

用 2.5～3 寸的 26～28 号针，取坐位、平卧位或侧卧位均可。选好刺激区，常规消毒。沿头皮捻转进针，斜刺入头皮下，勿刺在皮内或骨膜，达到该深度后加快捻转，捻转频率为每分钟 240 次左右，不能提插。达到麻胀感后，留针 5～6 分钟，再行针 2 次、留针 2 次即可起针。起针后应以棉球稍加揉压针眼，以防出血。

四、耳针疗法

耳针疗法是用毫针或环针在耳穴或耳部压痛点进行针刺以治疗疾病的方法。

（一）常用耳穴

耳尖、肝、心、肾上腺、眼、目 1、目 2、眼穴。

（二）适应证

可治疗针眼、天行赤眼、暴风客热、迎风流泪、瞳神紧小、绿风内障、青风内障、视瞻昏渺、高风内障、近视等。

（三）注意事项

耳廓有炎症或皮损时禁用；有习惯性流产的孕妇慎用；年老体弱的高血压、心脏病患者针刺前后应适当休息，进针时手法要轻巧，留针时间不可太长。

五、穴位注射疗法

（一）常用穴位

本法是用药液进行穴位注射以治疗多种眼病的方法，用于治疗高风内障、青盲等眼病，常用穴位如肝俞、肾俞、足三里等。

（二）方法

常规消毒穴位皮肤，医者手持盛有药液的注射器，用 6 号注射针头从穴位皮肤斜刺而入，于皮下注入约 0.5ml 左右的药液，使局部皮肤稍有隆起即可。一般可隔日注射 1 次或视病情而定。

第五节　激光在眼科的临床应用

从第一台红宝石激光应用于眼科治疗视网膜病变以来，随着激光技术的迅速发展和新型激光器的不断问世，激光在眼科的应用也越来越广泛和普及。

一、YAG 激光在眼科的临床应用

YAG 激光中的高能短脉冲波 Nd – YAG 激光，即 Q 开关 Nd – YAG 和锁模激光，是离子效应激光，即利用等离子体的微小爆炸效应，发生微小爆炸，爆炸和冲击波的机械作用使得组织破坏裂解，出现裂隙或小而深的孔，临床常用于治疗各类膜性白内障、虹膜切除。

（一）激光虹膜切除术

与传统虹膜周边切除术相比，激光手术方法简单，对眼组织损伤轻，恢复快，不需打开眼球，无眼内感染等弊端出现，结膜没有瘢痕；可避免手术引起恶性青光眼或白内障的发生，有较大的优越性。

1. 适应证　①急性闭角型青光眼的临床前期、前驱期、急性发作后的缓解期。②早期的慢性闭角型青光眼。③继发性青光眼虹膜膨隆。④手术时虹膜切除不全、残留色素上皮者等。

2. 常见并发症　①虹膜炎。②出血。③暂时性眼压升高。

（二）激光晶状体后囊膜切开术

白内障囊外摘除或联合人工晶体植入术后，常在晶状体后囊膜之后极部形成一混浊的膜，障碍视力，使植入的人工晶体起不到应有的作用，可行 YAG 激光切开术，使瞳孔区内透明，视力尚能重新恢复。

1. 适应证　①无晶体眼的后发障。②后房型人工晶体植入术后的后发障。

2. 并发症　①一过性眼压升高。②人工晶体损伤。③玻璃体前膜破裂。④出血。⑤虹膜炎。

二、氩激光在眼科的临床应用

氩离子激光是气体离子激光，常用的氩激光即是指蓝绿混合双色光（70% 蓝光、30% 绿光），蓝光穿透组织能力弱，主要作用在视网膜内层，且易被叶黄素（主要在黄斑区）吸收。绿光穿透力比蓝光强，主要作用在视网膜色素上皮（RPE）层。蓝光和绿光均被血红蛋白吸收，故氩激光光凝视网膜时有 2 个作用焦点，分别位于视网膜内层和 RPE 层。

（一）全视网膜光凝术

通过全视网膜光凝术可以大面积地破坏毛细血管闭塞的视网膜缺氧区域，以使血流集中供给黄斑部，维持黄斑视功能。并能抑制新生血管生长因子的合成和释放，同时减少血管的渗漏，促进视网膜水肿和出血的吸收，以及防止和治疗新生血管性青光眼。

标准全视网膜光凝的范围：视盘上、下和鼻侧距视盘 1～2PD 向赤道部区域内光凝。颞侧在上下血管弓和黄斑颞侧 1～2PD 处向赤道部区域内光凝。全视网膜光凝术分次治疗较一次治疗者好。近后极部和视盘的光凝要防止过量光凝。全视网膜光凝术后 3 个月，大部分新生血管会消失或明显减少。

1. 适应证 增殖前期糖尿病性视网膜病变及缺血型视网膜中央静脉阻塞等。

2. 并发症 ①视网膜出血。②视野缺损等。

（二）氩激光小梁成形术

氩激光小梁成形术是治疗开角型青光眼的重要手段之一，其降低眼压的机制可能有两种：一是激光斑点烧灼处瘢痕收缩，牵拉开已经关闭的小梁网，使正常的引流功能恢复。二是由于小梁细胞的激活，使得正常的小梁网引流功能得以维持。氩激光小梁成形术的疗效有随时间的推移而下降的趋势。

1. 适应证 ①药物治疗不能控制眼压的开角型青光眼。②不能耐受药物治疗或对药物过敏者。③患者对手术有顾虑或全身情况不能耐受手术者。④低眼压性青光眼经药物治疗视功能仍有进行性损害者。⑤开角型青光眼经小梁切除术失败者。

2. 并发症 ①眼部轻度充血。②虹膜炎。③眼压升高。④出血。⑤虹膜周边前粘连。

三、准分子激光在眼科的临床应用

准分子激光（excimer laser）中应用于眼科临床的主要为氟化氩（ArF）激光，其输出波长 193nm 的远紫外光。它具有精确去除角膜组织的能力，能使角膜切削表面非常光滑。应用准分子激光按照预先设置的程序，切削小量角膜组织改变角膜曲率，减弱或增强屈光力，从而矫正近视、远视或散光。

（一）准分子激光屈光性角膜切削术

准分子激光屈光性角膜切削术（PRK）是去除角膜上皮后，用准分子激光切削角膜前弹力层和浅层基质，改变角膜曲率，以矫正屈光不正。激光也可用于切削角膜混浊，称为光治疗性角膜切削术（phototherapeutic keratectomy，PTK）。

1. 适应证 ①年龄 18～50 周岁 ②近视屈光度 -1.0D～-6.0D，最好不超过 -8.0D。③散光范围 ±5D 以内。④屈光度数在 2 年内无明显变化。⑤戴镜矫正视力 0.5 以上。

2. 禁忌证 ①圆锥角膜。②严重干眼症。③睑缘炎、结、角膜炎。④眼底疾病。⑤突眼症。⑥全身免疫性、胶原性疾病。⑦瘢痕体质。⑧青光眼及高眼压症。

3. 并发症：①过矫、欠矫或屈光回退。②角膜上皮下混浊等病变。

（二）准分子激光角膜原位磨镶术

准分子激光角膜原位磨镶术（LASIK）是用自动微型角膜切开刀在角膜中央部作一个非屈光性的角膜板层切开（掀起一个角膜瓣），然后用激光在角膜基质内进行屈光性切削，切削完成后再将角膜瓣盖回原位，不需要缝合。这一技术是自动板层角膜成型术（ALK）和 PRK 的结合。它的优点是：激光在角膜基质内切削，保持了角膜的正常解剖结构，术后视力恢复更快，较少发生疼痛和雾状混浊，精确度更高。但它的主要缺点是：做板层角膜瓣时可能发生薄角膜瓣、不完全瓣、游离瓣和瓣偏离中心等，这些情况一旦发生会引起严重的不规则散光，因此必须终止手术，将角膜瓣原位复位，半年或 1 年后再进行手术。LASIK 是治疗高度近视眼较好和较便捷的方法。

1. 适应证 ①年龄：18～50 周岁。②近视 −1.0D～−15.0D；远视 +1.0D～+6.0D。③散光范围：±5.0D 以下。④屈光度数在 2 年内无明显变化。⑤戴镜矫正视力 0.5 以上。⑥中心角膜厚度在 500μm 以上。

2. 禁忌证 ①同 PRK 手术。②篮球运动员及近距离搏击运动者。

3. 并发症 ①薄角膜瓣、不完全瓣、游离瓣、瓣偏离中心、角膜瓣对位不良或切穿角膜。②角膜层间碎屑、血液残留、角膜上皮植入、角膜中心色素沉着和角膜周边变性或瘢痕。③屈光度欠矫或过矫、散光和眩目。④最佳矫正视力下降。⑤角膜感染。⑥高眼压症。

各论　眼科疾病

第八章

胞睑疾病

胞睑又称眼睑、眼胞和睥。分上胞和下胞两部分，上胞又称上睑。胞睑覆盖于眼珠前部，司眼之开合，具有保护眼珠、濡润白睛、黑睛以及清除眼珠表面的灰尘和毒邪等功能。胞睑的边缘称睑弦，睑弦有排列整齐的睫毛，可以遮挡灰尘和减弱强光对黑睛的刺激。胞睑相当于西医学的眼睑。

胞睑属五轮学说中之肉轮，内应于脾，脾与胃相表里，故当胞睑有病时，多责之于脾和胃。由于胞睑位于眼珠前部，易受六淫之邪侵袭，内可因脾胃功能失调而发生胞睑病症，内外合邪则更易发病。此外，胞睑还易受物理及化学性物质的损伤。胞睑疾病属于外障眼病范畴，发病较急，但因证候外显易见，多能早期治疗，一般预后较好，但亦有危重之证。胞睑疾病属临床常见病、多发病。

胞睑疾病的主要临床表现为：胞睑红热肿痛，生疮溃脓；睑弦红赤、烂、痒、倒睫；睑内面血脉红赤模糊，条缕不清，颗粒丛生，或肿核如豆等症。

治疗时，若风热毒邪直袭胞睑者，治宜祛风清热解毒；属脾胃火热上攻胞睑，治当清脾泻火解毒；属脾胃湿热上犯胞睑，治当清热燥湿或利湿；属风湿热合而为病者，治宜疏风清热除湿；属脾胃虚弱，治宜补中益气。临证时多配合外治，必要时还可采用手术治疗及中西医结合治疗。

在胞睑疾病中，有的具有一定的传染性，如椒疮等，故应注重预防。

第一节　针　　眼

针眼是指胞睑边缘生疖，形如麦粒，红肿痒痛，易成脓溃破的眼病。又名土疳、土疡、偷针。该病名见于《证治准绳·杂病·七窍门》，《诸病源候论·目病诸候》对其症状作了简明的载述，书中谓："人有眼内眦头忽结成疱，三五日间便生脓汁，世呼为偷针。"本病与季节、气候、年龄、性别无关。可单眼或双眼发病。

针眼相当于西医学的睑腺炎，又称麦粒肿。睫毛毛囊或附属的皮脂腺感染称外麦粒肿；睑板腺感染称内麦粒肿。

【病因病机】

《诸病源候论·目病诸候·针眼候》曰："此由热气客在眦间，热搏于津液所成"，而

《证治准绳·杂病·七窍门》进一步指出："犯触辛热燥腻风沙火"或"窍未实，因风乘虚而入。"结合临床归纳如下：

1. 风热之邪直袭胞睑，滞留局部脉络，气血不畅，发为本病。

2. 喜食辛辣炙煿，脾胃积热，火热毒邪上攻，致胞睑局部酿脓溃破。

3. 余邪未清或脾气虚弱，卫外不固，又感风热之邪，则引起本病反复发作。

【临床表现】

1. 自觉症状　以胞睑局部肿胀、疼痛、痒为主。一般初发多肿痒明显，中期以肿痛为主，脓成溃破后诸症减轻，红肿渐消。病情严重时可伴发热、恶寒、头痛等症。

2. 眼部检查　初起胞睑局部肿胀、微红，按压疼痛，且可扪及形似麦粒的硬结。甚者红肿焮热，胞睑硬结压痛拒按，继之红肿局限，硬结软化成脓，随之脓点溃破（外麦粒肿脓成溃破在眼睑边缘，内麦粒肿溃破在眼睑内的睑板面）（见彩图 8-1）。若病变靠近外眦部，则疼痛明显，可见患侧白睛红赤，甚至白睛红赤肿胀嵌于睑裂，同侧耳前可扪及肿核。

3. 实验室及特殊检查　血常规检查可见白细胞总数及中性粒细胞比例增高。

【诊断依据】

1. 胞睑局部痒，红肿疼痛。

2. 胞睑边缘扪及麦粒样硬结，压痛拒按。

【治疗】

未成脓者内外兼治，促其消散；已成脓者切开排脓。

1. 辨证论治

（1）风热客睑证

症状：初起胞睑局限性肿胀，痒甚，微红，可扪及硬结，压痛；舌苔薄黄，脉浮数。

辨证要点：风热之邪初犯胞睑，风邪为甚，故辨证以胞睑肿胀、痒甚以及舌脉为要点。

治法：疏风清热，消肿散结。

方药：银翘散[115]加减。可去方中淡豆豉，加赤芍、丹皮、当归以凉血活血、消肿散结；若痒甚者，加桑叶、菊花以助祛风止痒。

（2）热毒壅盛证

症状：胞睑局部红肿灼热，硬结渐大，疼痛拒按，或白睛红赤肿胀嵌于睑裂；或口渴喜饮，便秘溲赤；舌红苔黄，脉数。

辨证要点：热毒上攻胞睑，故辨证以其局部红、肿、热、痛及脾胃积热的全身症状为要点。

治法：清热解毒，消肿止痛。

方药：仙方活命饮[47]加减。若意在消散硬结，可去方中攻破药物穿山甲、皂刺。若胞睑红、肿、热、痛甚者，可与五味消毒饮[15]合用以增强清热解毒之功；大便秘结者，可加大黄以泻火通腑；若发热、恶寒、头痛者，为热重毒深或热入营血，可与犀角地黄汤[124]配合应用，以助清热解毒，并凉血散瘀滞。

（3）脾虚夹实证

症状：针眼反复发作，诸症不重，或见面色无华，神倦乏力；舌淡，苔薄白，脉细数。

辨证要点：脾胃虚弱，正气不固，时感外邪，辨证以针眼反复发作及脾胃虚弱之全身症状为要点。

治法：健脾益气，扶正祛邪。

方药：四君子汤[36]加减。可酌加当归、赤芍、山楂、神曲、白芷、防风等以助健脾益气、和血消滞、祛邪固表的作用；若硬结小且将溃者，加薏苡仁、桔梗、漏芦、紫花地丁以清热排脓。

2. 外治

（1）滴眼药水：患眼滴 0.5% 熊胆眼药水或抗生素滴眼液，每日 4～6 次。

（2）涂眼药膏：晚上睡前可涂抗生素眼膏。

（3）湿热敷：适用于本病初期，局部湿热敷，可促进血液循环，以助炎症消散。

（4）手术：脓已成者，应行麦粒肿切开引流排脓术。外麦粒肿在眼睑皮肤面切开，切口与睑缘平行，必要时可放置引流条，每日换药至愈；内麦粒肿则在睑结膜面切开，切口与睑缘垂直。

3. 其他治法

（1）针刺法：针用泻法为主。选取太阳、风池、合谷、丝竹空，以疏风清热、消肿止痛。脾虚者可加足三里、脾俞、胃俞。每日 1 次。

（2）放血法：耳尖或合谷、太阳穴三棱针点刺放血，有较好的泻热止痛消肿效果。每日 1 次。

（3）针挑法：适用于针眼反复发作者。在背部肺俞、膏肓俞及肩胛区附近寻找皮肤上的红点或粟粒样小点 1 个或数个，皮肤常规消毒后以三棱针挑破，挤出少许血水或黏液。隔日 1 次，10 次为 1 个疗程。

【预防与调护】

1. 注意眼睑局部卫生，不用脏手或不洁手帕揉眼。

2. 不要偏嗜辛辣、焦燥、肥甘之品，注意调节饮食。

3. 切忌挤压排脓，否则可造成脓毒扩散，出现危重症。

第二节　胞生痰核

胞生痰核是指胞睑内生硬核，触之不痛，皮色如常的眼病。又名疣病、脾生痰核。本病名见于《眼科易知》，但对其症记载甚为详尽的当是《目经大成·痰核》，书中说："睑廓内生一核，大如芡实，按之坚而不痛，只外观不雅，间亦有生于下睑者，……翻转眼胞，必有形迹，一圆一点，色紫或黄。"本病为眼科常见病，上胞下睑均可发生，其病程长、发展缓慢，儿童与成人均可患病，但以青少年较为多见。

胞生痰核相当于西医学的睑板腺囊肿，也称霰粒肿。

【病因病机】

《审视瑶函·脾生痰核症》曰："凡是脾生痰核，痰火结滞所成。"结合临床归纳如下：

1. 脾失健运，湿痰内聚，上阻胞睑脉络，与气血混结而成本病。

2. 恣食炙煿厚味，脾胃蕴结湿热，灼湿生痰，痰热相结，阻滞脉络，以致气血与痰热混结于睑内，隐隐起核，发为本病。

【临床表现】

1. 自觉症状　硬核小者，自觉症状不明显；硬核较大者，胞睑可有重坠感；如硬核从睑内面溃破，睑内生肉芽，可有摩擦感。

2. 眼部检查　胞睑肤色正常，可见硬核凸起（见彩图8-2），触之有如米粒或小豆的硬核，按之不痛，与皮肤无粘连。睑内面呈局限性紫红或灰蓝色隆起；硬核自行溃破，可见睑内肉芽（见彩图8-3）。若硬核化脓，多系感受外邪。

【诊断依据】

1. 胞睑皮内可触及圆形硬核，压之不痛，与皮肤无粘连。
2. 翻转胞睑可见睑内呈紫红色或灰蓝色局限性隆起。

【鉴别诊断】

本病应与针眼相鉴别，其内容详见表8-1。

表8-1　胞生痰核与针眼的鉴别表

病名	胞生痰核	针眼
发病部位	胞睑深部（其位在睑板）	在睑弦
主症	睑皮肤正常，可见硬核凸起，压之不痛，与皮肤不粘连，睑内面呈局限性灰蓝色或紫红色隆起，或见生肉芽	胞睑红肿焮痛，疖肿有压痛，粘连，可化脓，溃后常自愈
病势	缓	急
病程	长，数周或数月	短，一般3~5日
对白睛影响	一般无影响	病变近外眦部者可致白睛赤肿

【治疗】

硬核小者经治疗可消散；较大或有溃破趋势者宜用手术治疗；如已溃破生肉芽肿则应手术切除。

1. 辨证论治

（1）痰湿阻结证

症状：胞睑内生硬核，皮色如常，按之不痛，与胞睑皮肤无粘连，若大者硬核凸起，胞睑有重坠感，睑内呈灰蓝色隆起；舌苔薄白，脉缓。

辨证要点：痰湿阻滞胞睑脉络，混结成核状，辨证以胞睑内呈灰蓝色隆起为要点。

治法：化痰散结。

方药：化坚二陈汤[18]加减。常于方中加炒白术、焦山楂、鸡内金以助健脾消食、化痰散结。

（2）痰热蕴结证

症状：胞睑生硬核同上证，睑内面呈紫红色隆起；舌苔黄，脉滑数。

辨证要点：痰热相结，阻滞胞睑脉络，辨证以睑内呈紫红色隆起为要点。

治法：清热化痰散结。

方药：清胃汤^[113]加减。常于方中加玄参、半夏、浙贝母、夏枯草以助清热化痰散结。

2. 外治

（1）滴眼药水：若睑内紫红或有肉芽时，可点抗生素滴眼液，每日4~6次。

（2）局部按摩或湿热敷：适用于本病初起，可促其消散。

（3）手术：硬核大或已溃破形成肉芽肿者，宜在局部麻醉下行霰粒肿刮除术。即用霰粒肿夹夹住硬核部位，翻转眼睑，在睑内面作与睑缘相垂直的切口，切开睑结膜及囊肿内壁，刮出囊肿内容物，并向两侧分离囊肿壁，将囊壁摘出。若已在睑内面自溃生肉芽者，先剪除肉芽肿后，再摘出囊壁。

【预防与调护】

1. 若系老年人，术后复发且迅速增大者，须作病理检查以排除肿瘤。

2. 注意饮食调护，食辛辣煎炸不宜太过。

第三节　风赤疮痍

风赤疮痍是指胞睑皮肤红赤如朱，灼热疼痛，起水疱或脓疱，甚至溃烂的眼病。病名源于《秘传眼科龙木论·风赤疮痍外障》，书中对其典型症状作了描述，说："疮生面睑似朱砂"，而《世医得效方·眼科》对本病除有相同的认识外，还载了"若经久不治，则生翳膜"，可见本病病变不仅发生在胞睑皮肤，还可侵犯黑睛，出现黑睛生翳。本病多发于春秋季节，以成年患者居多。

风赤疮痍类似于西医学的病毒性睑皮炎。常见的有单纯疱疹病毒性睑皮炎和带状疱疹病毒性睑皮炎。

【病因病机】

《世医得效方·眼科》中认为本病"因风热生于脾脏"，《眼科纂要·眼皮腐烂》中记载为"湿热停滞脾胃所致。"结合临床归纳如下：

1. 脾经蕴热，外感风邪，风热之邪循经上犯胞睑。

2. 外感风热邪毒引动内火，风火之邪上攻胞睑，以致胞睑皮肤溃烂。

3. 脾胃湿热中阻，复感风邪，风湿热邪循经上犯，蒸腾腐灼胞睑。

【临床表现】

1. 自觉症状　发病前数日患者可有额、颞、腮等部灼痛感，继之眼睑皮肤瘙痒、灼热、肿痛及生水泡。

2. 眼部检查　眼睑皮肤红赤如涂朱砂、微肿，并见水泡及黏液渗出，结痂。如为带状疱疹所致，则在患侧眼睑、额部皮肤及头皮出现成簇的水泡，其分布不超过鼻中线；如为单纯疱疹病毒所致，胞睑或额部皮肤出现团簇水泡，数日后水泡化脓，或可破溃糜烂、结痂；同侧耳前可扪及肿核。病变还可累及黑睛，形成翳障。

【诊断依据】

1. 患眼胞睑皮肤刺痒、灼痛。

2. 胞睑皮肤红赤如朱、生水泡、溃破糜烂。

【治疗】

1. 辨证论治

（1）脾经风热证

症状：胞睑皮肤红赤、痒痛、灼热，起水泡；或伴发热恶寒；舌苔薄黄，脉浮数。

辨证要点：脾经风热上攻胞睑，故辨证以胞睑皮肤红赤、灼热痒痛及风热所致全身症状为要点。

治法：除风清脾。

方药：除风清脾饮[85]加减。若无便秘者，则去方中大黄、元明粉，加赤芍、丹皮以清热凉血退赤，散瘀止痛；皮肤痒甚者，可加薄荷、蝉蜕、木贼以疏风散邪止痒。

（2）风火上攻证

症状：胞睑红赤如朱，焮热疼痛难忍，水泡簇生，甚而溃烂；或伴发热寒战；舌质红，苔黄燥，脉数有力。

辨证要点：风热引动内火，火热灼伤肌肤，故辨证以胞睑红赤如朱、痛甚、水泡簇生等眼症及风火炽盛的全身症状为要点。

治法：清热解毒，疏风散邪。

方药：普济消毒饮[119]加减。可于方中加赤芍、生地、丹皮等以加强清热凉血、散瘀止痛作用。

（3）风湿热毒证

症状：胞睑红赤疼痛，水泡、脓疱簇生，极痒，甚或破溃流水，糜烂；或伴胸闷纳呆，口中黏腻，饮不解渴等症；舌质红，苔腻，脉滑数。

辨证要点：风湿热邪壅盛，蒸灼睑肤，故辨证以胞睑生水泡、脓疱，破溃黏液渗出及湿热内蕴之症状为要点。

治法：祛风除湿，泻火解毒。

方药：除湿汤[87]加减。常于方中加土茯苓、薏苡仁、金银花、蒲公英等以助除湿清热解毒之功。若胞睑皮肤水泡、脓疱，破溃糜烂、极痒者，可加地肤子、白鲜皮以清利湿热止痒。

（4）肝脾毒热证

症状：胞睑红赤痒痛，水泡、脓疱簇生，患眼碜涩疼痛，畏光流泪，抱轮红赤或白睛混赤，黑睛生星翳或黑睛生翳溃烂；全身可见头痛发热，口苦，溲黄便结；舌红苔黄，脉弦数。

辨证要点：脾经风湿热毒内壅，土盛侮木，脾病及肝，肝脾同病，故辨证除有胞睑病症外，更以黑睛生星翳或黑睛生翳溃烂及全身症状为要点。

治法：清热除湿，散邪退翳。

方药：龙胆泻肝汤[29]加减。可于方中加地肤子、白鲜皮、银花、防风以助疏风散邪；黑睛生翳溃烂者，可参见第十一章有关证型治疗。

2. 外治

（1）滴眼药水：滴0.1%无环鸟苷滴眼液，每日4~6次，以预防或治疗黑睛生翳。

（2）涂眼药膏：患部可涂3%无环鸟苷眼膏，或睡前涂于眼内。

（3）药物敷：取六神丸和云南白药等份，调成糊状涂于患处；或用青黛膏外涂。若有溃烂者，可用0.5%新霉素溶液湿敷，每日3~4次。

（4）外洗：可用地肤子、苦参、蛇床子、蒲公英各30g煎水滤去药渣，取液待凉外洗，每日2~3次。

3. 其他治法 病情重者，务必全身应用抗生素、无环鸟苷及糖皮质激素。

【预防与调护】

1. 平素注意增强体质，精神舒畅，避免过劳及感冒。

2. 饮食宜清淡，忌食辛辣肥甘厚味。

3. 尽量保持患处皮肤清洁干燥，切忌搔抓揉搓，以免变生他症。

第四节　睑弦赤烂

睑弦赤烂是以睑弦红赤、溃烂、刺痒为临床特征的眼病。又名风弦赤眼、沿眶赤烂、风沿烂眼、迎风赤烂等。病变发生在眦部者，称眦睚赤烂，又名眦赤烂；婴幼儿患此病者，称胎风赤烂。该病名最早见于《银海精微·胎风赤烂》。本病常为双眼发病，病程长，病情顽固，时轻时重，缠绵难愈。

睑弦赤烂相当于西医学的睑缘炎。临床上将其分为鳞屑性睑缘炎、溃疡性睑缘炎和眦部睑缘炎三种。

【病因病机】

《诸病源候论·目病诸候·目赤烂眦候》曰："此由冒触风日，风热之气伤于目。"结合临床归纳如下：

1. 脾胃蕴热，复受风邪，风热合邪触染睑缘，伤津化燥。

2. 脾胃湿热，外感风邪，风、湿、热邪相搏，循经上攻睑缘而发病。

3. 心火内盛，风邪犯眦，引动心火，风火上炎，灼伤睑眦。

【临床表现】

1. 自觉症状 患眼睑弦或眦部灼热疼痛，刺痒难忍，可伴干涩羞明。

2. 眼部检查 病变的程度、部位不同，临床可有不同表现。如可见睑缘潮红，睫毛根部及睫毛间附有细小糠皮样鳞屑，除去鳞屑后可见睑缘红赤，睫毛易脱落，但可再生；或见睑缘红赤糜烂，结痂，除去痂皮可见睫毛根部处出脓、出血，睫毛胶黏成束，乱生或脱落，睫毛脱落后不能再生，日久则睫毛稀疏或成秃睫；或红赤糜烂等症表现在两眦部（见彩图8-4）。

【诊断依据】

1. 患眼睑弦刺痒灼痛。

2. 眦部、睑弦红赤，睫毛根部有鳞屑或溃疡。

【鉴别诊断】

本病应与风赤疮痍相鉴别。二者相同的是皆有红赤湿烂等症；二者不同的是病位不同，睑弦赤烂病变部位仅限于睑缘或眦部睑缘，一般不波及眼睑皮肤，而风赤疮痍病变部位则以眼睑及前额部皮肤为主，多不累及睑弦，并可出现黑睛生翳。

【治疗】

因其病势缠绵，须坚持治疗数日才能痊愈，且宜内外合治。

1. 辨证论治

（1）风热偏盛证

症状：睑弦赤痒，灼热疼痛，睫毛根部有糠皮样鳞屑；舌红苔薄，脉浮数。

辨证要点：风盛则痒，风热客于睑弦，眼症皆具，但辨证以睫毛根部有糠皮样鳞屑为其要点。

治法：祛风止痒，清热凉血。

方药：银翘散[115]加减。可于方中加赤芍以增清热凉血之功；加蝉蜕、乌梢蛇以祛风止痒；加天花粉以生津润燥。

（2）湿热偏盛证

症状：患眼痒痛并作，睑弦红赤溃烂，出脓出血，眵浊结痂，眵泪胶黏，睫毛稀疏，或倒睫，或秃睫；舌质红，苔黄腻，脉濡数。

辨证要点：风湿热邪上攻睑弦，又因湿热偏盛，故辨证以睑弦赤痒溃烂为要点。

治法：清热除湿，祛风止痒。

方药：除湿汤[87]加减。可于方中加银花、蒲公英、黄柏、栀子以助清热除湿之力。

（3）心火上炎证

症状：眦部睑弦红赤，灼热刺痒，甚或睑弦赤烂、出脓出血；舌尖红，苔薄，脉数。

辨证要点：心火素盛，复受风邪引动，心火上炎，灼伤睑眦，故辨证以病症在眦部睑弦或赤或烂为要点。

治法：清心泻火。

方药：导赤散[48]合黄连解毒汤[108]加减。若患处红赤较甚者，可加赤芍、丹皮以凉血退赤；痒极难忍者，酌加地肤子、白鲜皮、菊花、防风、川芎以祛风止痒。

2. 外治

（1）熏洗法：是治疗本病十分关键的方法，在行其他外治法前均应先熏洗，故特将其放到外治法之首，以示重要。清洗时，均应拭去鳞屑、脓痂、已松脱的睫毛及清除毛囊中的脓液，充分暴露病损处，才能药达病所。①可用内服药渣煎液，或选用千里光30g、白鲜皮15g、苦参30g、野菊花15g、蒲公英30g、蛇床子30g等药煎水熏洗，每日2~3次。②用0.9%氯化钠注射液或3%硼酸溶液清洗睑缘，每日2~3次。③二圣散[3]煎水外洗。

（2）滴眼药水：可选用0.5%熊胆眼药水、0.5%硫酸锌眼液或抗生素滴眼液（如0.5%新霉素眼液、10%磺胺醋酰钠眼液）滴眼。

（3）涂眼药膏：涂抗生素眼膏，如红霉素眼膏等。

【预防和调护】

1. 保持眼部清洁，避免风沙烟尘刺激。

2. 注意饮食调节，勿过食辛辣炙煿之品。

3. 凡屈光不正、视疲劳者，应及时矫治和注意眼的劳逸结合。

第五节　眼　丹

眼丹是指整个胞睑红肿如涂丹，痛如火灼，化脓溃破的眼病。又名眼痈、覆杯，病名首见于《外科正宗》。在《中医临证备要》中记载了本病，同时还指出了与针眼的区别，即："眼丹，上胞睑上下部，焮热红肿疼痛，较针眼为剧，常伴寒热、头痛、口渴等症，但病因大致相似，只在程度上有轻重之别。"本病与季节、气候、年龄无关，可单眼或双眼发病。

眼丹类似于西医学眼睑蜂窝组织炎。

【病因病机】

《外科正宗》中谓："眼丹，脾经有风，胃经多热，其结为肿。"综合今之临床归纳如下：

1. 脾胃蕴积热毒，复感风热之邪，结于胞睑，阻滞脉络，灼烁津液，遂发本病。

2. 胞睑不洁或外伤，邪毒触染，发为本病。

3. 重症针眼蔓延扩散，或眼睑外伤，颜面疮疡失治，毒邪蔓延，气血壅滞，蓄腐成脓。

【临床表现】

1. 自觉症状　整个胞睑肿胀疼痛，睁眼困难；重者同侧面颊亦肿胀，伴有恶寒，发热，头痛及全身不适等。

2. 眼部检查　上胞或上下胞睑漫肿红赤，色如涂丹，质硬，疼痛拒按，耳前可扪及肿核压痛；后期胞睑红肿逐渐局限酿脓，皮肤变薄亮而色转黄白，触之有波动感，溃后流脓血。

3. 实验室及特殊检查

（1）血常规检查可见白细胞总数及中性粒细胞比例增高。

（2）取分泌物细菌培养可检出致病菌。

【诊断依据】

1. 胞睑突发红赤肿痛，色如涂丹，漫肿质硬，睁眼困难。

2. 血常规检查有助于诊断。

【治疗】

本病为眼科急重症，必要时宜采用中西医结合治疗。未成脓时，内外兼治；已成脓者，切开排脓。

1. 辨证论治

（1）风毒束睑证

症状：病初起，胞睑漫肿微红，按之较软，痒痛并作；伴有身热，头痛恶风；舌淡红，苔薄白，脉浮数。

辨证要点：风毒外邪客于胞睑，风胜则肿，辨证以胞睑漫肿、痒痛及风毒之邪外束之全身症状为要点。

治法：疏风消肿，清热解毒。

方药：银翘散[115]加减。可于方中加川芎、防风以助疏风散邪；加生地、当归助凉血活血；加蒲公英、紫花地丁以助清热解毒。

（2）热毒壅盛证

症状：胞睑漫肿而硬，皮色红赤如涂丹，甚至紫暗，灼痛如火灼；全身兼见壮热口渴，便秘溲赤；舌红苔黄，脉洪数。

辨证要点：热毒壅滞胞睑，气血失和，辨证以胞睑肿硬、疼痛剧烈及热毒壅盛之全身症状为要点。

治法：清热解毒，活血消肿。

方药：仙方活命饮[47]加减。多于方中加大黄、栀子以增泻火解毒之力；若胞睑肿胀灼痛者，加野菊花、紫花地丁、蒲公英以助清热解毒；胞睑红赤或紫暗者，宜加丹皮、郁金、玄参以助活血消肿。

（3）邪入营血证

症状：胞睑漫肿灼热，色紫暗黑，疼痛剧烈；全身兼见身热烦躁，面红气粗；舌红绛，苔黄而糙，脉洪数。

辨证要点：热入营血，邪毒内陷，血热而瘀，辨证以胞睑色紫暗黑及舌红绛为要点。

治法：清热解毒，凉血散瘀。

方药：犀角地黄汤[124]合黄连解毒汤[108]加减。胞睑灼热剧痛者，加银花、野菊花、紫花地丁、蒲公英以助清热解毒；若胞睑色紫暗黑者，加郁金、玄参以助凉血散瘀。

（4）正虚邪留证

症状：胞睑局限胀肿，溃后脓液不尽，经久难愈；全身兼见面色少华，肢倦乏力；舌淡苔白，脉细弱。

辨证要点：素体虚弱，或病久正虚，正不胜邪，故辨证以脓肿溃后脓液不尽，久治未愈为要点。

治法：益气养血，托毒排脓。

方药：托里消毒散[54]加减。若脓液不尽者加薏苡仁、败酱草以助托毒排脓。

2. 外治

（1）湿热敷：适用于本病初起。

（2）药物敷：脓未成者，可用如意金黄散外敷，每日换药1次。

（3）滴眼药水：可选用抗生素眼药水点滴。

（4）手术：已成脓者，宜切开排脓引流，每日换药至痊愈。

3. 其他治法　必要时全身应用足量有效的抗生素治疗。

【预防与调护】

1. 皮肤面未出现脓头时，不宜过早切开。

2. 严禁用力挤压排脓，以防脓毒扩散，出现严重并发症。

3. 饮食宜清淡，忌食辛辣炙煿之品。

第六节 上胞下垂

上胞下垂是指上胞乏力不能升举，以致睑裂变窄，掩盖部分或全部瞳神而影响视瞻的眼病。又称睢目、侵风、眼睑垂缓、胞垂，严重者称睑废。以睢目为病名首载于《诸病源候论·目病诸候》，书中对其症状作了形象的描述，即："其皮缓纵，垂覆于目，则不能开，世呼为睢目，亦名侵风"，而《目经大成·睑废》中以"手攀上睑向明开"说明上胞下垂的严重症状。本病可单眼或双眼发病，有先天与后天之分。

上胞下垂相当于西医学的上睑下垂。

【病因病机】

在《诸病源候论·目病诸候》中指出本病因"血气虚，则肤腠开而受风，客于睑肤之间"所致。结合临床归纳如下：

1. 先天禀赋不足，命门火衰，脾阳不足，睑肌发育不全，胞睑乏力而不能升举。

2. 脾虚中气不足，清阳不升，睑肌失养，上胞无力提举。

3. 脾虚聚湿生痰，风邪客睑，风痰阻络，胞睑筋脉迟缓不用而下垂。

【临床表现】

1. 自觉症状 上胞垂下，影响视瞻。先天者自幼罹患，视瞻时需昂首皱额，甚至以手提起上胞方能视物；后天者晨起或休息后减轻，午后或劳累后加重，或视一为二，目偏视等。或可伴神疲乏力，吞咽困难或头晕、恶心、呕吐等。

2. 眼部检查 两眼自然睁开向前平视时，上胞遮盖黑睛上缘超过2mm，有不同程度的睑裂变窄，或上胞遮盖部分瞳神；可见扬眉张口，日久则形成额皮皱起（见彩图8-5）；用拇指紧压眉弓部，让患眼向上注视，上胞抬举困难。

3. 实验室及特殊检查 用甲基硫酸新斯的明0.5mg，皮下或肌肉注射，15~30分钟后见上胞下垂减轻或消失者，多为重症肌无力眼睑型。

【诊断依据】

1. 两眼向前平视时，上胞遮盖黑睛上缘超过2mm，睑裂变窄。

2. 紧压眉弓部，上胞抬举困难。

【治疗】

本病因先天所致，应用药物治疗效果不佳者，宜行手术矫治；后天性者在内服中药的基础上，常配合针灸治疗。

1. 辨证论治

（1）先天不足证

症状：自幼双眼上胞垂下，无力抬举，明显睑裂变窄，视瞻时昂首举额，扬眉张口，或以手提上睑方能视物；全身可伴疲乏无力，面色无华，畏寒肢冷，小便清长；舌质暗，苔薄，脉沉细。

辨证要点：此为先天禀赋不足，与生俱来，故辨证以与生俱来，双眼罹患上胞垂下、睑裂变窄等症较为严重及伴全身症状为要点。

治法：温肾健脾。

方药：右归饮[42]加减。若疲乏无力，面色无华，可加党参、白术、黄芪、鹿角胶等以增益气升阳，补精益髓之功。

（2）脾虚气弱证

症状：上胞提举乏力，掩及瞳神，晨起或休息后减轻，午后或劳累后加重；严重者，眼珠转动不灵，视一为二；全身常伴有神疲乏力，食欲不振，甚至吞咽困难等；舌淡苔薄，脉弱。

辨证要点：脾虚气弱，清阳不升，午后阳气渐衰或劳累致气血亏耗，故辨证以午后或劳累后各症加重为其要点。

治法：升阳益气。

方药：补中益气汤[60]加减。重用方中黄芪以增补气升阳之功；若神疲乏力、食欲不振者，加山药、扁豆、莲子肉、砂仁以益气温中健脾。

（3）风痰阻络证

症状：上胞垂下骤然发生，眼珠转动不灵，目偏视，视一为二；头晕，恶心，泛吐痰涎；舌苔厚腻，脉弦滑。

辨证要点：脾蓄痰湿，复感风邪，因风痰阻滞脉络，眼带失养，弛缓不用，故辨证以突发上胞垂下，眼珠转动不灵、目偏视等及全身症状为其要点。

治法：祛风化痰，疏经通络。

方药：正容汤[46]加减。若眼珠转动不灵，目偏视者，宜加川芎、当归、丹参、海风藤以增强养血通络之功；若头晕，泛吐痰涎者，加全蝎、竹沥以助祛风化痰。

2. 其他治法

（1）中成药治疗：根据临床证型，可选用补中益气丸口服或黄芪注射液静脉滴注等。

（2）针灸治疗：主穴：百会、阳白、上星、攒竹、鱼腰、丝竹空、风池。先天不足，命门火衰者，加关元、肝俞、三阴交、神阙（灸）；脾虚气弱者，加足三里、脾俞、胃俞、气海；风痰阻络者加丰隆、太冲、申脉。皆根据虚实施以补泻。每日1~2次，10日为1个疗程。

（3）先天性上睑下垂者可考虑手术治疗，如选用提上睑肌缩短术或额肌悬吊术。

第七节　胞轮振跳

胞轮振跳是指眼睑不由自主地牵拽跳动的眼病。该病名见于《眼科菁华录·卷上·胞睑门》。又名目瞤、脾轮振跳。本病常见于成年人，上、下胞睑均可发生，但以上胞多见，可单眼或双眼发病。

胞轮振跳类似于西医学眼轮匝肌及面神经痉挛引起的眼睑痉挛。

【病因病机】

《证治准绳·杂病·七窍门》认为本病是"气分之病，属肝脾二经络，牵振之患。人皆呼为风，殊不知血虚而气不顺，非纯风也"。结合临床归纳如下：

1. 肝脾血虚，日久生风，虚风内动，牵拽胞睑而振跳。

2. 久病或过劳等损伤心脾，心脾两虚，气血不足，筋肉失养而跳动。

【临床表现】

1. **自觉症状**　不能自控的胞睑跳动，时疏时频，在过劳、久视、睡眠不足时跳动更加频繁，稍事休息症状可以减轻或消失；可伴颜面及口角抽搐跳动。

2. **眼部检查**　胞睑跳动，或可见眉际、面瞤动。

【诊断依据】

胞睑跳动，不能自控。

【治疗】

轻者或偶发者，可不治自愈。若跳动过频，药物和针灸配合治疗。

1. **辨证论治**

（1）血虚生风证

症状：胞睑振跳不休，或牵拽颜面及口角抽动；头昏目眩，面色少华；舌质淡红，苔薄，脉细弦。

辨证要点：肝脾气血亏虚生风，虚风上扰头面，辨证除有胞睑振跳外，常以上述全身脉症为要点。

治法：养血熄风。

方药：当归活血饮[50]加减。常去方中羌活、薄荷；若胞睑振跳等症持续不休者，酌加僵蚕、天麻、钩藤、稽豆衣等以养血平肝熄风。

（2）心脾两虚证

症状：胞睑跳动，时疏时频，劳累或失眠时加重；可伴心烦眠差，怔忡健忘，食少体倦；舌质淡，脉细弱。

辨证要点：久病等致气血耗损，血虚胞睑筋肉失养而拘挛，故辨证以久病或劳累后胞轮振跳加重及全身症状为要点。

治法：补益心脾。

方药：归脾汤[23]加减。若伴心烦不眠等症，可加桑椹、龟板以加强养血补心之功效。

2. **其他治法**

（1）针灸治疗：①本病针用补法，针攒竹、头维、四白、三阴交、血海、丝竹空、足三里等穴，每日或隔日1次。②梅花针点刺患侧眼睑及眶部。

（2）按摩：轻柔按摩眼睑及眶部。

【预防与调护】

1. 避免过劳，注意休息。

2. 注意饮食调养。

第八节 椒 疮

椒疮是指胞睑内面颗粒累累，色红而坚，状若花椒的眼病。该病名见于《证治准绳·杂病·七窍门》，而《审视瑶函·椒疮症》将其病症及病位均作了描述，说："此症生于睥内，红而坚者是。有则沙擦难开，多泪而痛。"对其并发症的认识先于本病，如早在《外台秘要·卷第二十一》中就载有"倒睫眼"，《秘传眼科龙木论·眼赤膜下垂外障》中载有"赤膜下垂"等并发症。本病的发生与环境卫生、个人卫生、生活条件等有关。多双眼发病，病程较长，可迁延数年，具有传染性。椒疮在我国曾流行甚广，为致盲的主要疾病之一。由于对该病开展了长期广泛的防治工作，其发病率已大为降低，并发症与后遗症减少，但少数卫生医疗条件差的边远山区发病率并不低。

椒疮相当于西医学的沙眼，由沙眼衣原体引起。

【病因病机】

在《审视瑶函·椒疮症》中谓"血滞脾家火，胞上起热疮"引起本病的发生，结合临床归纳如下：

外感风热毒邪，内有脾胃积热，内外邪毒上壅胞睑，脉络阻滞，气血失和，与邪毒瘀积而成。

【临床表现】

1. 自觉症状 睑内微痒，稍有干涩及少量眵泪，或无明显异常感觉；病情重者，睑内赤痒灼热，羞明流泪，眼眵黏稠，胞睑肿硬，沙涩难睁，视物模糊。

2. 眼部检查

（1）椒疮主症：初起可见上睑内面近两眦处红赤，脉络模糊，有少量细小色红而坚的颗粒，或间有色黄而软如粟米样颗粒；重者上睑内红赤尤甚，颗粒满布，白睛红赤，赤脉下垂，黑睛星点翳膜，日久颗粒破溃，在睑内面形成灰白色条状、网状瘢痕，或睑内面完全形成灰白瘢痕，此时常出现并发症与后遗症。

（2）椒疮并发症与后遗症：①睑弦内翻及倒睫拳毛：胞睑内颗粒破溃后在睑内结瘢，瘢痕收缩致皮松肉紧，内急外弛，睑弦内翻，睫毛触刺眼珠。相当于西医学睑内翻倒睫。②赤膜下垂：椒疮较轻者，白睛赤脉从上方下垂于黑睛，呈垂帘状；严重者，白睛赤脉从黑睛四周侵入，包裹黑睛，称为血翳包睛。相当于西医学的沙眼角膜血管翳。③黑睛星翳：多在赤脉尽头出现星点云翳。④脾肉黏轮：胞睑内面与白睛表层黏着，重者眼珠转动不灵。相当于西医学睑球粘连。⑤流泪症与漏睛：可见不时泪下，迎风尤甚；或见大眦头常有黏液或脓汁自泪窍外溢。⑥眼珠干燥：目珠干涩不适。相当于西医学结角膜干燥症。⑦上胞下垂：胞睑肿硬变厚而致上胞重坠下垂。

3. 实验室及特殊检查

（1）分泌物涂片或结膜刮片染色检查有沙眼包涵体。

（2）荧光抗体染色、酶联免疫测定等方法检测到沙眼衣原体抗原。

【诊断依据】

1. 上睑内面红赤，脉络模糊，有细小颗粒，色红而坚，或夹有色黄而软的粟粒状颗粒。

2. 黑睛上方赤膜下垂，赤脉末端生星点翳膜。

3. 睑内面可见瘢痕。

【治疗】

本病当内外兼治。轻症可以局部点药为主，重症则宜配合内治，必要时还须辅以手术。并发症和后遗症应对症治疗。

1. 辨证论治

（1）风热客睑证

症状：眼微痒不适，干涩有眵，胞睑内面脉络模糊，眦部红赤，有少量颗粒，色红而坚，状如花椒，或有赤脉下垂；舌尖红，苔薄黄，脉浮数。

辨证要点：风热初客，睑内触染邪毒不盛，眼症尚轻，辨证以上睑内面眦部仅有红赤及有少量颗粒生长等症状为要点。

治法：疏风清热。

方药：银翘散[115]加减。可于方中加生地、赤芍、当归以清热凉血退赤。

（2）热毒壅盛证

症状：眼灼热痒痛，羞明流泪，沙涩难睁，眼眵较多，睑内脉络模糊，红赤明显，颗粒丛生，并见粟样颗粒，赤脉下垂；可见舌红苔黄，脉数。

辨证要点：热毒触染睑内，又复感风邪，故辨证以胞睑灼热痒痛、红赤、颗粒丛生等尤为明显为依据。

治法：清热解毒，除风散邪。

方药：除风清脾饮[85]加减。若大便不干燥者，可去方中元明粉；若睑内红赤、颗粒丛生较甚者，可加银花、大青叶、赤芍、丹皮以加强清热解毒退赤之功；痒甚者，可加菊花、地肤子、白鲜皮等以散邪止痒。

（3）血热瘀滞证

症状：眼内刺痛灼热，沙涩羞明，流泪眵多，胞睑厚硬，重坠难开，睑内红赤，颗粒累累成片或有白色条纹，赤膜下垂或血翳包睛，视物不清；或见舌质暗红苔黄，脉数。

辨证要点：热入血分，壅滞胞睑脉络，故辨证以胞睑厚硬，睑内红赤，颗粒累累成片，赤膜下垂或血翳包睛等症状为要点。

治法：清热凉血，活血化瘀。

方药：归芍红花散[24]加减。若胞睑厚硬，红赤颗粒累累成片者，加生地、丹皮、桃仁等以助凉血化瘀退赤之功。若眵泪多、沙涩羞明者，常加银花、桑叶、菊花等以清热解毒；若赤膜下垂、黑睛生星翳者，酌加石决明、密蒙花、谷精草等以增清热明目退翳之功。

2. 外治法

（1）滴眼药水：可选用0.5%熊胆眼药水、0.1%利福平眼药水、磺胺类的眼药水滴眼。

（2）涂眼药膏：常于晚上睡前涂0.5%金霉素眼膏或四环素、磺胺类的眼药膏等。

（3）椒疮颗粒累累者，可用海螵蛸棒磨擦法。

（4）粟状颗粒多者，可行滤泡压榨术。

3. 其他治法

（1）中成药治疗：根据临床证型，可选用银翘解毒丸等口服。

（2）并发症的治疗：①眼珠干燥者，可点滴人工泪液等眼药水。②睑弦内翻及倒睫拳毛严重者，可行睑内翻倒睫矫正术。其他并发症可参考相关章节的治疗。

【预防与调护】

椒疮是一种常见的慢性传染性眼病，其毒邪常附着在患眼的分泌物及泪液中，经手、毛巾、水源等传给他人和健眼，应加强其防治。

1. 大力开展卫生宣传教育，把本病的危害性、传染途径、诊断与治疗方法向群众宣传，进行群众性的普查和防治。

2. 改善环境卫生和个人卫生，提倡一人一巾，水源充足的地方提倡流水洗脸。患者的洗脸用具要与健康人分开使用，尤其是服务行业的洗脸用具，必须严格消毒后使用，以免引起交叉感染。重症椒疮患者不宜去游泳场馆游泳。

3. 饮食宜清淡，忌辛辣刺激，戒除烟酒嗜好。

附：沙眼的病因、诊断依据与分期

【病因】

由沙眼衣原体的感染所致。

【诊断依据】

1. 上睑结膜及上穹窿部有滤泡、乳头增生与血管模糊。

2. 裂隙灯下可检查到角膜血管翳，特别在角膜缘上同时见有因滤泡生长后消退而遗留下来的瘢痕小凹。

3. 上穹窿部和上睑结膜出现条状或网状瘢痕。

4. 结膜刮片发现包涵体，或荧光抗体染色、酶联免疫测定等方法检测发现沙眼衣原体抗原。

凡在上述第一项的基础上，兼有其他三项中之任何一项者，均可诊断为沙眼。

【沙眼的临床分期】

有国内与国际两种分期法，我国1979年制定了沙眼分期法，详见表8-2。

表8-2　沙眼分期表

分　期	依　据	分　级	活动性病变占上睑结膜面积
I期（进行期）	上穹窿部和上睑结膜有活动性病变（血管模糊、乳头增生、滤泡形成）	轻（+）	<1/3
		中（++）	1/3~2/3
		重（+++）	>2/3
II期（退行期）	有活动性病变，同时出现瘢痕	轻（+）	<1/3
		中（++）	1/3~2/3
		重（+++）	>2/3
III期（完全结瘢期）	仅有瘢痕而无活动性病变		

第九节 粟 疮

粟疮是指以胞睑内面红赤，颗粒丛生，色黄而软，状如粟米为临床特征的眼病。该病名首见于《证治准绳·杂病·七窍门》，又名粟疡、睑生粟。《审视瑶函·粟疮症》对其症状作了较形象的描述，说："粟疮胞内起，粒粒似金珠，似脓脓不出，沙擦痛无时，睥急开张涩。"本病以小儿多见，可单眼或双眼发病。

粟疮相当于西医学的滤泡性结膜炎。当其无白睛红赤等症时，又相当于西医学的结膜滤泡症。

【病因病机】

在《审视瑶函·粟疮症》中认为本病多因"脾经多湿热，气滞血行迟"引起。《医宗金鉴·外科心法要诀·粟疮》中认为："粟疮黄软湿易散。"后又称："脾经风热粟黄软。"结合临床归纳如下：

1. 脾胃湿热内蕴，或湿邪郁久化热，上攻胞睑所致。

2. 脾胃湿热，复受风邪，风邪与湿热相搏，壅阻于胞睑而发病。

【临床表现】

1. 自觉症状 自觉症状不明显，或有痒涩、磨痛，羞明流泪，眼眵胶黏。

2. 眼部检查 下睑内面可见色黄而软、半透明、稍扁平的颗粒，形如粟粒，其大小均匀，排列整齐，睑内红赤；重者可伴胞睑红肿，白睛红赤，眵多黏稠。

【诊断依据】

1. 眼无明显不适，或感痒涩不适，刺痛流泪。

2. 下睑内有形如粟粒之色黄白、半透明、大小均匀、排列整齐的颗粒。

3. 白睛红赤生眵。

【鉴别诊断】

本病应与椒疮相鉴别，其内容详见表 8-3。

表 8-3 粟疮与椒疮的鉴别表

病名	椒疮 （沙眼）	粟疮 （结膜滤泡症）	粟疮 （滤泡性结膜炎）
自觉症状	痒涩羞明，异物感	无症状或微感痒涩	眼痒羞明，有异物感，多伴白睛红赤
眵泪	生眵流泪	无	眵泪黏稠
睑内血脉	睑内血脉模糊，条缕不清	睑内血脉条缕清楚	睑内血脉模糊，条缕不清
睑内颗粒	分布以上睑、上穹窿部为主，色红而坚，状若花椒之实体颗粒，大小不等，排列不整齐	分布以下睑为主，颗粒色黄、半透明、大小均匀、排列整齐	分布以下睑为主，颗粒色黄、半透明、大小均匀、排列整齐
睑内瘢痕	愈后有白色瘢痕	愈后不留瘢痕	愈后不留瘢痕

续表

病名	椒疮 （沙眼）	粟　　疮	
		（结膜滤泡症	滤泡性结膜炎）
白睛红赤	可有可无	无	有
赤脉下垂	有	无	无

【治疗】

若下睑内仅有色黄白、半透明、大小均匀、排列整齐的粟米样颗粒，无需治疗。

1. 辨证论治

（1）湿热壅阻证

症状：睑内红赤磨痛，羞明流泪，眵多黏稠，睑内红赤，颗粒丛生，色黄而软，大小均匀，排列整齐，白睛红赤；可伴腹胀纳差，便溏不爽；苔黄腻，脉濡数。

辨证要点：湿热壅于睑内脉络，故辨证以睑内红赤磨痛，眵多黏稠等眼症及全身症状为要点。

治法：清热利湿。

方药：甘露消毒丹[21]加减。睑内红赤磨痛，眵多黏稠者，加银花、菊花、蒲公英以助清热散邪；睑内及白睛红赤甚者，可加赤芍、丹皮以助清热退赤；若腹胀纳差，便溏不爽者，加厚朴、苍术、薏苡仁以助健脾燥湿。

（2）湿热兼风证

症状：眼痒涩难睁，灼热磨痛，羞明流泪，眼眵黏稠，胞睑轻度肿胀，白睛及睑内红赤较甚，睑内黄白色颗粒累累；舌红，苔薄黄，脉数。

辨证要点：风湿热邪搏于睑内，湿热上壅其中，风邪独盛于内，故辨证以白睛红赤、睑内黄白色颗粒累累丛生，眵泪痒涩等症状为其要点。

治法：祛风清热除湿。

方药：除风清脾饮[85]加减。痒涩难睁为甚者，加蝉蜕、白蒺藜、地肤子等以祛风燥湿止痒；若白睛红赤甚者，加丹皮、赤芍以清热凉血。

2. 外治

（1）滴眼药水：0.5%熊胆眼药水点眼，每日4～6次；或选用抗生素眼药水点眼。均可配合激素类眼药水点眼，可选用0.5%醋酸可的松眼药水或0.025%地塞米松眼药水。

（2）涂眼药膏：如四环素可的松眼药膏，于晚上睡前涂用。

（3）分泌物多者，可用3%硼酸溶液或0.9%氯化钠注射液冲洗结膜囊。

【预防与调护】

1. 本病具有一定传染性，其毒邪附于患眼的分泌物中，对分泌物多者，应注意隔离消毒，以免传染。

2. 养成良好的卫生习惯，不用脏手和衣巾擦眼。洗脸用具分开使用，提倡一人一巾一盆，以免互相传染。

第十节 目 劄

目劄是以胞睑频频眨动为主要临床特征的眼病。该病最早见于《审视瑶函·目劄》。此病以小儿患者多见。

目劄类似于西医学的维生素 A 缺乏引起的结角膜上皮干燥及角膜上皮点状脱失。

【病因病机】

《审视瑶函·目劄》详述了引起本病的病因病机，认为有因"肝有风"或"此胆经风热"等，结合临床归纳如下：

1. 饮食不节，脾胃受损，脾虚肝旺，气血津液不能濡养目珠。
2. 燥邪犯肺伤津，目珠失润。
3. 肝肾阴亏，虚火上炎，泪为肝液，生化乏源，更因虚火灼煎，津液不足以润泽目珠。

【临床表现】

1. 自觉症状 胞睑不由自主地频频眨动，或痒，或稍感涩痛、畏光。

2. 眼部检查 胞睑频频眨动，或见白睛微红，或 2% 荧光素液检查可见黑睛生星翳。

【诊断依据】

1. 胞睑频频眨动。
2. 白睛微红，或可见黑睛生星翳。

【治疗】

1. 辨证论治

（1）脾虚肝旺证

症状：胞睑频频眨动，眼轻度痒涩不舒、畏光，常喜揉眼，可见黑睛生星翳；多饮食偏嗜，纳差形瘦，烦躁不宁；舌淡苔薄，脉细数。

辨证要点：脾虚，气血津液不足；肝旺火灼，耗伤津液，因此辨证除有眼症外，当以脾虚肝旺之全身症状为要点。

治法：健脾清热消积。

方药：肥儿丸[69]加减。若眼干涩不舒，常喜揉眼者，可加太子参、山药以益气生津；若畏光，黑睛生星翳者，可再加石决明、菊花以助清肝明目。

（2）燥邪犯肺证

症状：胞睑频频眨动，眼干涩不适，白睛微红，或见黑睛细小星翳；可见咽鼻干燥，便秘；舌红少津，脉细数。

辨证要点：燥邪伤津耗液，致肺阴不足以润珠，频频眨眼以敷布津液润之，故辨证以白睛微红干涩及肺阴不足的全身症状为要点。

治法：养阴清热润燥。

方药：养阴清肺汤[94]加减。可于方中加桑叶、蝉蜕以清热明目退翳。

（3）阴亏火炎证

症状：胞睑频频眨动，眼干涩痛，白睛微红，黑睛生星翳；咽干口燥，耳鸣健忘，失眠多梦，五心烦热；舌红少苔，脉细数。

辨证要点：肝肾阴亏，津液不足，黑睛失却润养，辨证以眼干涩痛、黑睛生星翳及肝肾阴亏、虚火上炎之全身症状为要点。

治法：滋阴降火。

方药：知柏地黄丸[75]加减。眼干涩痛较甚者，可加沙参、麦冬、枸杞以养阴生津；黑睛生星翳较多者，可加蝉蜕、菊花以明目退翳。

2. 外治

（1）滴眼药水：可选用人工泪液等滴眼，同时还可应用抗生素眼药水滴眼。

（2）涂眼药膏：晚上睡觉前可涂抗生素眼药膏。

3. 其他治法

根据临床证型，可选用知柏地黄丸或杞菊地黄丸等口服。

【预防与调护】

纠正不良的饮食习惯，补充富含维生素 A 的瓜果蔬菜。

第十一节　睑内结石

睑内结石是指胞睑内面生有黄白色、状如碎米的坚硬颗粒的眼病。又名粟子疾、目中结骨症。本病可见于上、下眼睑内。

睑内结石相当于西医学的睑结膜结石症。

【病因病机】

风邪客于脾经，壅于胞睑，郁久化热，津液受灼，壅阻睑内所致。

【临床表现】

1. 自觉症状　早期无自觉症状，或有涩痛，流泪，羞明。

2. 眼部检查　翻转胞睑，见睑内面有一个或多个黄白色状如碎米的小颗粒，或隐于内，或突出于外，触之坚硬如石，其周围略显红赤。石样颗粒多者，日久可致白睛红赤、黑睛生翳等变症。

【诊断依据】

睑内面有黄白色状如碎米的小颗粒，触之坚硬如石。

【治疗】

结石隐伏于睑内，无须治疗；若渐长突起，隐磨白睛、黑睛，可用针挑法剔除之。若并发于其他眼病，当于挑拨之后，再治疗其原发病。

1. 辨证论治

脾经风热证

症状：自觉涩痛，流泪，羞明，睑内面有一个或多个黄白色状如碎粟米的小颗粒，触之坚硬如石，其周围略显红赤，或有白睛红赤等。

辨证要点：外邪壅阻睑内，除睑内面黄白色小颗粒外，辨证以白睛红赤为要点。

治法：清泻脾经风热。

方药：内疏黄连汤[12]加减。

2. 外治

（1）滴眼药水：0.5%熊胆眼药水点眼，每日4～6次，或选用抗生素眼药水点眼。

（2）针挑法：若睑内结石突出于外，磨擦睛珠者，可点0.5%地卡因溶液表面麻醉后，用注射针头将其剔除，术后选用抗生素眼药水或眼药膏滴眼。

【预防与调护】

1. 本病多在椒疮等慢性眼病的基础上发生，故需及时治疗原发眼病。

2. 若睑内结石未突出于睑内表面者，不宜剔除。

第九章

两眦疾病

两眦，即内眦、外眦。为上、下胞睑在内外侧的联合处，内眦又名大眦，外眦又名小眦、锐眦。其病变多与流泪、泪液潴留等有关。

两眦属五轮中的血轮，内应于心，心与小肠相表里，故两眦疾病常与心和小肠有关。病变常因心火内炽，或外邪引动心火，内外合邪发病；因泪为肝之液，肾主水液，肝肾在生成及约束泪液方面有一定的作用，所以病变与肝肾亦相关，发病多为肝肾亏虚等。

两眦疾病为常见、多发的外障眼病，但一般不影响视力。其临床症状多表现为流泪，泪窍沁脓，或眦部红肿、痒痛、溃脓等。

在治疗方面，如为心火炽盛，当以苦寒泻心，内火自消；如是外邪引动心火，内外合邪，当以辛凉疏散，泻火解毒，则邪毒自平；如肝肾亏虚，应滋养肝肾，精血充足则约束有力。此外，两眦疾病还要结合点眼、洗眼、手术等外治疗法，内外合治更易奏效。

第一节　流泪症

流泪症是指泪液不循常道而溢出睑弦的眼病。流泪症病名繁多，有针对流泪病因命名的，如迎风流泪；有根据流泪的程度不同而命名的，如目泪不止；亦有根据流泪冷热性质不同而分别命名为冷泪、热泪。临床中热泪多为某些外障眼病的一个症，不属本节所述范围，分别见于其他外障眼病中；而本节仅讨论流冷泪及所流之泪无明显冷热感的流泪症。本病多见于冬季和春季，可单眼或双眼患病，常见于病后体弱的妇女、老年人。

流泪症类似于西医学的泪溢，多因泪点位置异常、泪道狭窄或阻塞及泪道排泄功能不全等引起。

【病因病机】

该病在《诸病源候论·目病诸候》中谓："若脏气不足，则不能收制其液，故目自然泪出。"而《银海精微·迎风洒泪症》中说："为肝虚风动则泪流，故迎风泪出"，结合临床归纳如下：

1. 肝血不足，泪窍不密，风邪外袭而致泪出。

2. 气血不足，或肝肾两虚，不能约束其液而流泪。

【临床表现】

1. 自觉症状　患眼无红赤肿痛，仅有流泪或迎风流泪更甚，在冬季、初春寒风刺激时流泪加重。

2. 眼部检查　可见泪液不时溢出睑弦，且内眦下方皮肤潮湿；或可见泪窍外翻现象；

按压睛明穴下方无黏液等溢出。

3. 实验室及特殊检查

（1）可将2%荧光素钠溶液滴入患眼结膜囊内，稍后用一湿棉签擦下鼻道，观察棉签是否带荧光素钠之颜色，若有则说明泪道尚通畅；否则为不通。

（2）泪道冲洗术：冲洗时泪道通畅，或通而不畅，或不通，但均无黏液从泪窍溢出。

【诊断要点】

1. 流泪。

2. 冲洗泪道时，泪道通畅，或通而不畅，或不通，但均无黏液从泪窍溢出。

【治疗】

流泪，但泪道通畅，或通而不畅者，可药物配合针灸等治疗；若泪道不通者，可行手术治疗。

1. 辨证论治

（1）肝血不足，复感风邪证

症状：患眼无红赤肿痛，流泪，迎风更甚，隐涩不适；兼头晕目眩，面色少华；舌淡苔薄，脉细。

辨证要点：肝血不足，泪窍失养，因感风邪而失密，收摄失司，故辨证以迎风流泪更甚及全身脉症为要点。

治法：补养肝血，祛风散邪。

方药：止泪补肝散[17]加减。若流泪迎风更甚者，可加白薇、菊花、石榴皮等以祛风止泪。

（2）气血不足，收摄失司证

症状：无时泪下，泪液清冷稀薄，不耐久视；面色无华，神疲乏力，心悸健忘；舌淡，苔薄，脉细弱。

辨证要点：脾胃虚弱，生化乏源，气血不足，不能收摄其液，故辨证以清冷稀薄之泪无时溢出、不耐久视等为要点。

治法：益气养血，收摄止泪。

方药：八珍汤[1]加减。如迎风泪多者，加防风、白芷、菊花以祛风止泪；若遇寒泪多，畏寒肢冷者，酌加细辛、桂枝、巴戟天以温阳散寒摄泪。

（3）肝肾两虚，约束无权证

症状：眼泪常流，拭之又生，或泪液清冷稀薄；兼头昏耳鸣，腰膝酸软；脉细弱。

辨证要点：肝肾不足，约束无权，故辨证以眼泪常流及全身脉症为要点。

治法：补益肝肾，固摄止泪。

方药：左归饮[44]加减。若流泪较甚者，加五味子、防风以收敛祛风止泪；若感泪液清冷者，加巴戟天、肉苁蓉、桑螵蛸，以加强温补肾阳之力而助固摄止泪之功。

2. 外治

（1）滴眼药水：选用含硫酸锌的眼药水点滴。

（2）手术治疗：如泪道阻塞者，可试行激光治疗或泪道硅管留置治疗。

3. 其他治法

（1）中成药治疗：根据临床证型，可选用杞菊地黄丸等口服。

（2）针灸治疗：肝血不足，复感风邪证，以补法为主，可针肝俞、太冲、合谷、风池；肝肾两虚，约束无权证，以补法为主，针灸并用，可针肝俞、肾俞、涌泉、太冲；若流泪清冷者，可加神阙艾灸及同侧睛明穴温针（将针用火烧热，待温后再针）治疗。

【预防和调护】

1. 户外工作者，可戴防护眼镜，减少风沙对眼部的刺激。

2. 增强体质，或作睛明穴按摩，有助于改善流泪症状。

第二节　漏　睛

漏睛是以内眦部常有黏液或脓液自泪窍沁出为临床特征的眼病。又名目脓漏、漏睛脓出外障、热积必溃之病、窍漏等。漏睛一名首见于《太平圣惠方·治眼脓漏诸方》，而《原机启微·热积必溃之病》中对本病的位置、主症记载更为详细，谓："其病隐涩不自在，稍觉眊矂，视物微昏，内眦穴开窍如针目，按之则沁沁脓出，有两目俱病者，有一目独病者……故曰热积必溃之病，又曰漏睛。"本病多见于中老年人，女性多于男性，可单眼或双眼发病。此外，亦有新生儿罹患本病者。

漏睛相当于西医学的慢性泪囊炎。

【病因病机】

在《诸病源候论·目病诸候》中认为本病因"风热客于睑眦之间，热搏于血液，令眦内结聚，津液乘之不止，故成脓液不尽"所致。结合临床归纳如下：

1. 外感风热，停留泪窍，泪道不通，积伏日久，泪液受染而变稠浊。

2. 心有伏火，脾蕴湿热，流注经络，上攻泪窍，热腐成脓。

此外，本病的发生亦可由椒疮及相关鼻病引起。

【临床表现】

1. 自觉症状　患眼隐涩不舒，不时泪下，拭之又生，眦头常湿且常有黏液或脓液自泪窍沁出。

2. 眼部检查　内眦头皮色如常，或微显红赤，内眦部白睛微赤，或见睛明穴下方微有隆起，按之有黏液或脓液自泪窍沁出。

3. 实验室及特殊检查　冲洗泪道时，有黏液或脓液自泪窍返流。

【诊断要点】

1. 流泪或常有黏液或脓液附于内眦部。

2. 按压睛明穴下方，有黏液或脓液自泪窍沁出。

3. 冲洗泪道时多有阻塞现象，并有黏液或脓液自泪窍返流。

【鉴别诊断】

本病应与流泪症相鉴别。二者均有流泪，但流泪症按压内眦部或冲洗泪道时无黏液或脓液流出；而漏睛按压内眦部或冲洗泪道时有黏液或脓液自泪窍溢出。

【治疗】

该病病程较长，邪毒蕴伏，内眦脓液不尽，若有目珠外伤，或内眼手术，尤其黑睛破损时，则邪毒乘虚而入，可发生凝脂翳、黄液上冲等严重病症，故药物治疗效果不佳时应行手术治疗。

1. 辨证论治

（1）风热停留证

症状：患眼隐涩不舒，时而泪出，或自觉黏液粘睛，内眦头皮色如常，或睛明穴下方稍显隆起，按之不痛，但见有黏浊泪液自泪窍沁出；可见舌尖红、苔薄白，脉浮数。

辨证要点：风热伏于泪窍，窍道阻塞，泪液受染变稠浊，故辨证以按压睛明穴下方有黏浊泪液自泪窍沁出及相关脉症为依据。

治法：疏风清热。

方药：白薇丸[20]加减。若黏浊泪液多而稠者，可加银花、连翘、蒲公英，以助清热解毒之功。

（2）心脾湿热证

症状：内眦头微红潮湿，可见脓液浸渍，拭之又生，脓多且稠；按压睛明穴下方时，有脓液从泪窍沁出；小便黄赤；或可见舌红苔黄腻，脉濡数。

辨证要点：伏火湿热，上聚泪窍，腐泪成脓，故辨证以内眦头皮色微红潮湿，按之脓多且稠及全身症状为依据。

治法：清心利湿。

方药：竹叶泻经汤[57]加减。脓液多且黄稠者，可去羌活，加天花粉、漏芦、乳香、没药，以加强清热排脓、祛瘀消滞的作用。

2. 外治

（1）滴眼药水：①清热解毒类眼药水，如0.5%熊胆滴眼液、0.2%鱼腥草眼药水等。②可用抗生素眼药水滴眼，如0.25%氯霉素眼药水，0.4%环丙沙星眼药水等，每日4~6次。

（2）泪道冲洗：可用1%双黄连水冲洗泪道，每日或隔日1次，也可用抗生素药液冲洗。

（3）泪道探通术：若为婴儿患者，一般先行睛明穴下方皮肤按摩，日久无效者，可于6个月后行泪道探通术，术后用抗生素眼药水滴眼。

（4）手术治疗：经药治疗不愈者，应行泪囊鼻腔吻合术，或泪囊摘除术，或泪道激光成形术等。

【预防与调护】

1. 及时治疗椒疮、鼻部疾病，可减少和防止本病发生。

2. 嘱患者点眼药水前先将黏液或脓液压净，以便药达病所。

3. 勿食辛辣炙煿等刺激性食物，以免加重病情。

第三节　漏睛疮

　　漏睛疮是指内眦睛明穴下方突发赤肿疼痛，继之溃破出脓的眼病。又名大眦漏。该病名见于《医宗金鉴·外科心法要诀·漏睛疮》，书中对其症及预后记载较详，说："初起如豆如枣，红肿疼痛，疮势虽小，根源甚深。溃破出黏白脓者顺；生青黑脓或如膏者险。"本病中年女性多见，多为单眼发病。可由漏睛演变而来，亦可突然发生。

　　漏睛疮相当于西医学的急性泪囊炎。

　　【病因病机】

　　《医宗金鉴·外科心法要诀》中谓："漏睛疮在大眦生，肝热风湿病睛明"，结合临床归纳如下：

　　1. 心经蕴热，或素有漏睛，热毒内蕴，复感风邪，风热搏结所致。

　　2. 过嗜辛辣炙煿，心脾热毒壅盛，致气血凝滞，营卫不和，结聚成疮，热盛肉腐成脓而溃。

　　【临床表现】

　　1. 自觉症状　内眦睛明穴下方突发皮肤红肿、灼热、疼痛，热泪频流。重者可伴恶寒、发热、头痛等症。

　　2. 眼部检查　内眦睛明穴下方皮肤红肿灼热，肿核隆起渐大，疼痛拒按；重者，红肿连及患侧鼻梁及颜面，甚至胞睑红肿难开，白睛红赤肿胀；如脓成，疮已局限，以指扪之有波动感；若红肿消退，疮口未敛，脓液常从漏口流出（见彩图9-1）。部分患者耳前及颌下可触及肿核，并有压痛。

　　3. 实验室及特殊检查　血常规检查可见白细胞总数及中性粒细胞比例增高。

　　【诊断要点】

　　1. 常有漏睛病史。

　　2. 内眦睛明穴下方皮肤红肿焮痛，可见肿核隆起，扪压疼痛更甚。

　　【治疗】

　　未成脓时以消散为主；已成脓者切开排脓。

　　1. 辨证论治

　　（1）风热上攻证

　　症状：患眼热泪频流，内眦部红肿疼痛，其下方隆起，可扪及肿核，疼痛拒按；头痛，或见恶寒发热；舌红苔薄黄，脉浮数。

　　辨证要点：风热相搏，客于泪窍，邪壅脉络，气血失和，故辨证以内眦局部红肿疼痛、扪之有肿核隆起等眼症及舌脉为要点。

　　治法：疏风清热，消肿散结。

　　方药：驱风散热饮子[65]加减。常于方中加白芷、浙贝母、天花粉以加强消肿散结之功。

（2）热毒炽盛证

症状：患处红肿焮热，核硬拒按，疼痛难忍，热泪频流，甚而红肿漫及颜面胞睑；耳前或颌下有肿核及压痛，全身可兼头痛身热，心烦口渴，大便燥结，小便赤涩；舌质红，苔黄燥，脉洪数。

辨证要点：心脾热毒上攻内眦，气血凝滞，营卫不和，故辨证以患处红肿核硬疼痛，漫肿扩散到颜面、胞睑及全身症状为要点。

治法：清热解毒，消瘀散结。

方药：黄连解毒汤[108]合五味消毒饮[15]加减。若大便燥结者，可加大黄以通腑泻热；患处红肿热痛甚者，加郁金、乳香、没药以助活血散瘀、消肿止痛；欲成脓而未溃者，可加皂角刺、穿山甲、白芷以促使脓成溃破。

（3）正虚邪留证

症状：患处微红微肿，稍有压痛，时有反复，但不溃破；或溃后漏口难敛，脓液稀少不绝；可伴畏寒肢冷，面色苍白，神疲食少；舌淡苔薄，脉细弱。

辨证要点：气血不足，正不胜邪，邪气留恋，故辨证以局部微红微肿，稍有压痛，或溃后漏口难敛为其要点。

治法：补气养血，托里排毒。

方药：托里消毒散[54]加减。若红痛有肿核者，可加野菊花、蒲公英、郁金以助清热消肿、活血止痛；溃后漏口不敛已久，面色苍白者，宜加玄参、天花粉、白蔹以养阴清热、生肌排脓。

2. 外治

（1）滴眼药水：①清热解毒类眼药水，如0.5%熊胆眼药水等；②可用抗生素眼药水滴眼，如泰利必妥眼药水等。

（2）湿热敷：早期局部宜用湿热敷，每日2～3次。

（3）药物敷：未成脓者，可用紫金锭磨水外涂，或以如意金黄散调和外敷，或用新鲜芙蓉叶、野菊花、马齿苋、紫花地丁等量，洗净捣烂外敷，以清热解毒，促其消散。

（4）已成脓者应切开排脓，并放置引流条，每日换药，待脓尽伤口愈合。

（5）若已成漏者，可行泪囊摘除术并切除瘘管。

3. 其他治法

（1）中成药治疗：根据证型选用黄连上清丸、牛黄解毒丸、十全大补丸或人参养荣丸等口服。

（2）全身可选用抗生素或磺胺类药，根据病情选择口服、静脉给药或肌肉注射等。

【预防与调护】

1. 忌食辛辣炙煿等刺激性食物，以防止漏睛变生本病。

2. 本病病处危险三角区，急性发作时不可挤压患处，切勿采用泪道冲洗及泪道探通术，以免脓毒扩散。

3. 素有漏睛者应彻底治疗。

第十章

白睛疾病

　　白睛又称白仁、白眼。其表层透明而脆嫩，相当于西医学之球结膜；其里层色白而坚韧，相当于西医学之巩膜。因此，白睛疾病包括了西医学的部分结膜病和巩膜病。

　　白睛为五轮中之气轮，内应于肺，肺与大肠相表里，故白睛疾患多与肺和大肠有关；又暴露于外，易受风热外邪及疫疠之气侵袭而发病。病证多有虚实之分，实证多因风寒燥热等邪气侵袭；虚证则多由肺阴虚、肺气不足，目失温煦濡养而致。此外，大肠积热，肺失宣发肃降，亦可致白睛疾病。

　　白睛疾病是常见的外障眼病，大多起病急，发展快，主要临床表现为：自觉目痒，目痛，磣涩，生眵，流泪；检查可见白睛红赤或浮肿，睑内面红赤、粟粒丛生等，其中白睛红赤是其最基本的临床表现。

　　治疗白睛疾病，实证多用疏风清热、清热解毒、泻火通腑、除湿止痒、凉血退赤等法；虚证则多用养阴润燥、益气生津等法。同时，局部治疗亦相当重要，不可忽视。由于暴风客热、脓漏眼、天行赤眼、天行赤眼暴翳等白睛疾患具有传染性、流行性，应注意预防隔离。

第一节　暴风客热

　　暴风客热是指外感风热，猝然发病，以白睛红赤、眵多黏稠、痒痛交作为主要特征的眼病。又名暴风、暴风客热外障，俗称暴发火眼。该病名首载于《银海精微·卷之上》，但对本病症状记载较详的当是《秘传眼科龙木论·暴风客热外障》，书中说："此眼初患之时，忽然白睛胀起，都覆乌睛和瞳人，或痒或痛，泪出难开。"本病多发于春、夏、秋季，常以手帕、毛巾、水、手为传染媒介，易在公共场所蔓延，散发于学校等集体生活场所。本病多为双眼患病，突然发生，一般在发病后3~4天达到高潮，以后逐渐减轻，1~2周痊愈，预后良好。若失于调治，则病情迁延，可演变成慢性。

　　该病类似于西医学的急性卡他性结膜炎，属急性细菌性结膜炎。

【病因病机】

　　《证治准绳·杂病·七窍门》指出本病"乃素养不清，躁急劳苦客感风热，卒然而发也。"结合临床归纳为：

　　骤感风热之邪，风热相搏，客留肺经，上犯白睛而发；若素有肺经蕴热，则病症更甚。

【临床表现】

　　1. 自觉症状　患眼磣涩痒痛，灼热流泪，眵多黏稠。全身可见恶寒发热，鼻塞头痛，溲赤便秘等症。

　　2. 眼部检查　胞睑红肿，白睛红赤、浮肿，胞睑内面红赤，眵多黏稠。严重者可见附有灰白色伪膜，易于擦去，但又复生。

3. 实验室及特殊检查 发病早期和高峰期眼分泌物涂片及细菌分离培养可发现病原菌；结膜刮片可见多形核白细胞增多。

【诊断依据】

1. 起病急，双眼同时或先后发病。或有与本病患者的接触史。
2. 患眼碜涩痒痛，灼热流泪，眵多黏稠，白睛及睑内面红赤。
3. 结膜刮片见多形核白细胞增多有助于诊断。

【治疗】

内治以祛风清热为基本治则，外治则应滴用清热解毒眼药水或抗生素眼药水。

1. 辨证论治

（1）风重于热证

症状：痒涩刺痛，羞明流泪，眵多黏稠，白睛红赤，胞睑微肿；可兼见头痛，鼻塞，恶风；舌质红，苔薄白或微黄，脉浮数。

辨证要点：病变初起，风热之邪上犯白睛，风重于热，故辨证以白睛红赤、痒涩多眵等眼症及舌脉为要点。

治法：疏风清热。

方药：银翘散[115]加减。若白睛红赤明显，可加野菊花、蒲公英、紫草、丹皮以清热解毒、凉血退赤。

（2）热重于风证

症状：目痛较甚，怕热畏光，眵多黄稠，热泪如汤，胞睑红肿，白睛红赤浮肿；可兼见口渴，尿黄，便秘；舌红，苔黄，脉数。

辨证要点：外感风热之邪，火邪为甚，故辨证以白睛红赤浮肿、眵多黄稠等眼症及舌脉为要点。

治法：清热疏风。

方药：泻肺饮[77]加减。白睛赤肿浮壅者，重用桑白皮，酌加桔梗、葶苈子以泻肺、利水消肿；可加生地、丹皮以清热解毒、凉血退赤；便秘者可加生大黄以通腑泻热。

（3）风热并重证

症状：患眼焮热疼痛，刺痒交作，怕热畏光，泪热眵结，白睛赤肿；兼见头痛鼻塞，恶寒发热，口渴思饮，便秘溲赤；舌红，苔黄，脉数。

辨证要点：患者平素内热较重，复感风热之邪，内外合邪，故辨证以患眼焮热疼痛、刺痒交作，白睛赤肿等眼症与全身症状为要点。

治法：疏风清热，表里双解。

方药：防风通圣散[53]加减。若热毒偏盛，去麻黄、川芎、当归辛温之品，宜加蒲公英、金银花、野菊花以清热解毒；若刺痒较重者，加蔓荆子、蝉蜕以祛风止痒。

2. 外治

（1）滴眼药水：0.5%熊胆眼药水，每日6次，症状严重者可1小时2次。亦可选抗生素眼药水，如15%磺胺醋酰钠眼药水、0.1%利福平眼药水、0.5%氯霉素眼药水或0.3%妥布霉素、0.3%氧氟沙星眼药水等，晚上涂红霉素眼膏等。

（2）洗眼法：可选用蒲公英 30g、野菊花 30g、黄连 10g 等清热解毒之品，煎水熏洗患眼，每日 2~3 次。

3. 其他治法

（1）中成药治疗：根据证型，可选用黄连上清丸等口服。

（2）针灸治疗：①以泻法为主，可取合谷、曲池、攒竹、丝竹空、睛明、瞳子髎、风池、太阳、外关、少商，每次选 3~4 穴，每日针 1 次。②放血疗法，点刺眉弓、眉尖、太阳穴、耳尖，放血 2~3 滴以泻热消肿，每日 1 次。③耳针，选眼、肝、目 2、肺穴，留针20~30 分钟，可间歇捻转，每日 1 次。

【预防与调护】

1. 注意个人卫生，不用脏手、脏毛巾揉擦眼部。

2. 急性期的病人其手帕、毛巾、脸盆以及其他生活用品应注意消毒，防止传染。如一眼患病，另一眼更需防护，以防患眼分泌物及眼药水流入健眼。

3. 禁止包扎患眼。

第二节　脓漏眼

脓漏眼是以发病急剧，胞睑及白睛高度红赤壅肿，眵多如脓，易引起黑睛生翳溃损为主要特征的眼病。该病多见于新生儿。起病急，进展速，常因合并黑睛损害而严重危害视力，预后不良。其传染性极强，属接触传染。中医眼科古典医著中无本病之相关记载，根据其病症特点，后世称为脓漏眼。

该病相当于西医学之淋菌性结膜炎，属超急性细菌性结膜炎，是急性传染性眼病中最剧烈的一种。成人患者多为淋菌性急性尿道炎的自身感染或他人尿道分泌物传染所致；新生儿患者则主要通过母体产道炎性分泌物直接感染。

【病因病机】

外感淋病疫毒，致肺胃火毒炽盛，夹肝火升腾，浸淫于目而成。

【临床表现】

1. 自觉症状　眼内灼热疼痛，眵多如脓，碜涩羞明，热泪如涌。成年患者潜伏期为 10小时至 2~3 天不等，常有排尿困难、尿痛、尿急、尿血等症状。新生儿患者多在出生后2~3 天发病，其症状与成人患者相似，但可有全身发热等表现。

2. 眼部检查　初期，胞睑及白睛高度红赤壅肿，或伴白睛溢血及假膜形成，有黏稠或血性分泌物；约 3~5 天后，可见大量脓性眼眵自睑裂外溢，部分患者合并黑睛溃烂，严重者黑睛穿孔，形成蟹睛，甚至珠内灌脓；2~3 周后，脓性眼眵减少，胞睑内红赤肥厚、粟粒丛生、表面粗糙，白睛轻度红赤等，可持续数月。

此外全身检查常在耳前扪及肿核，可有淋菌性尿道炎或阴道炎。

3. 实验室及特殊检查

（1）眼分泌物或结膜刮片：可找到淋球菌。

（2）尿道或阴道分泌物涂片：急性期镜检可查见革兰阴性双球菌。

（3）血常规：急性期白细胞总数可增加，中性粒细胞比例可升高。

【诊断依据】

1. 有淋病史或接触史；新生儿患者其母有淋病性阴道炎。

2. 胞睑及白睛高度红赤壅肿，大量脓性眼眵。

3. 眼分泌物或结膜刮片发现淋球菌。

【鉴别诊断】

本病应与暴风客热相鉴别。二者相同之处是：发病急，有传染性，可见白睛红赤、眵多；不同之处是：暴风客热无淋病史或相关接触史，胞睑及白睛红赤肿痛、眼眵诸症相对较轻，一般不发生黑睛溃烂，分泌物或结膜上皮细胞刮片找不到淋球菌。

【治疗】

本病病情凶险，发展迅速，故强调全身与局部治疗相结合。

1. 辨证论治

（1）火毒炽盛证

症状：灼热羞明，疼痛难睁，眵泪带血，睑内红赤，白睛红肿，甚则白睛浮壅高出黑睛、黑睛星翳，或见睑内有点状出血及假膜形成；兼见恶寒发热，便秘溲赤；舌质红，苔薄黄，脉浮数。

辨证要点：火毒上壅，气郁水停血滞，辨证以白睛红肿，甚则白睛浮壅高出黑睛，眵泪带血等眼症为要点。

治法：泻火解毒，下气行水。

方药：普济消毒饮[119]加减。可于方中加生地黄、牡丹皮以清热凉血；加葶苈子以下气行水；黑睛翳重者，可加石决明、芦荟以清肝退翳。

（2）气血两燔证

症状：白睛赤脉深红粗大，眵多成脓，常不断从睑内溢出，可有胞睑及白睛浮肿，黑睛溃烂，甚则穿孔；兼见头痛身热，口渴咽痛，小便短赤剧痛，便秘；舌绛，苔黄，脉数。

辨证要点：热毒充斥，气血两燔，热深毒重，辨证以白睛赤脉深红粗大，眵多成脓，不断从睑内溢出等眼症及舌脉为要点。

治法：泻火解毒，气血两清。

方药：清瘟败毒饮[111]加减。若白睛赤脉深红粗大甚者，可加紫草、茜草以增凉血活血之功；眵多成脓者，酌加银花、紫花地丁、败酱草、蒲公英以清热解毒；黑睛溃陷者，酌加夏枯草、青葙子、石决明以凉血解毒、清肝明目退翳；若便秘溲赤明显者，酌加通草、车前子、生大黄以通利二便。

（3）余热未尽证

症状：病后数日，脓性眼眵减少，疼痛减轻，干涩不舒，睑内红赤粟粒丛生，白睛微红，黑睛翳障未消；舌质红，苔薄黄，脉细数。

辨证要点：火毒虽衰，但未除尽，辨证以脓性眼眵有所减少，黑睛翳障已轻为要点。

治法：清热消瘀，退翳明目。

方药：石决明散[35]加减。宜去方中羌活、大黄，加川芎、赤芍以活血消瘀；加珍珠母、谷精草、密蒙花以助明目退翳。

2. 外治

（1）洗眼法：①银花 15g、野菊花 15g、紫花地丁 30g、败酱草 30g、蒲公英 30g 等清热解毒之品煎水外洗。②用 3% 硼酸液或 1∶10000 的高锰酸钾溶液冲洗结膜囊，每 15 分钟至半小时冲洗 1 次，必须夜以继日，不可间断，直至脓性眼眵减少或消失。

（2）滴眼药水：①滴用清热解毒类眼药水，如熊胆眼药水等；②抗生素眼药水，如青霉素、氧氟沙星眼药水等频频滴眼。③若发生黑睛溃烂者，还需用 1% 阿托品眼药水或眼膏散瞳。

3. 其他治法

本病必须同时全身应用抗生素治疗。首选青霉素静脉滴注。若对青霉素过敏或耐药者，可选其他广谱抗生素。

【预防与调护】

1. 宣传性病防治知识，严格控制性病传播，淋病性尿道炎、阴道炎的病人患病期间禁止到公共游泳池游泳或浴池洗澡，饭前便后要洗手。

2. 对患有淋病性尿道炎及阴道炎的病人要隔离，彻底治疗，与患眼接触的医疗器械须严格消毒，焚毁敷料等物；若单眼患病，应用透明眼罩保护健眼。

3. 新生儿出生后，应及时滴用 1% 硝酸银溶液或抗生素眼液以作预防。

第三节　天行赤眼

天行赤眼是指外感疫疠之气，白睛暴发红赤、点片溢血，常累及双眼，能迅速传染并引起广泛流行的眼病。又名天行赤目、天行赤热、天行气运等。本病名见于《银海精微·卷之上》，该书强调其传染性，说："天行赤眼者……一人害眼传于一家，不论大小皆传一遍。"本病多发于夏、秋季，常见于成年人，婴幼儿较少见。传染性极强，潜伏期短，多于 24 小时内双眼同时或先后而发，起病急剧，刺激症状重，常呈暴发流行，但预后良好。

本病类似于西医学的流行性出血性结膜炎，属病毒性结膜炎。

【病因病机】

《银海精微·卷之上》指出："天行赤眼者，谓天地流行毒气，能传染于人"，强调疫疠之气为其外因。

本病多因猝感疫疠之气，疫热伤络，或肺胃积热，肺金凌木，侵犯肝经，上攻于目而发病。

【临床表现】

1. 自觉症状　目痛羞明，碜涩灼热，泪多眵稀。全身可有头痛发热、四肢酸痛等症。

2. 眼部检查　初起胞睑红肿，白睛红赤，甚至红赤壅肿，睑内粟粒丛生，或有伪膜形成；继之白睛溢血呈点片状或弥漫状，黑睛生星翳。耳前或颌下可扪及肿核。

3. 实验室及特殊检查　眼分泌物涂片或结膜刮片镜检见单核白细胞增多。

【诊断依据】

1. 白睛红赤，或见白睛溢血呈点片状，耳前或颌下可扪及肿核。

2. 正处流行季节，或有接触史，起病急，多双眼同时或先后发病。

【治疗】

1. 辨证论治

（1）初感疠气证

症状：患眼碜涩灼热，羞明流泪，眼眵稀薄，胞睑微红，白睛红赤、点片状溢血；发热头痛，鼻塞，流清涕，耳前颌下可扪及肿核；舌质红，苔薄黄，脉浮数。

辨证要点：初感疫疠之气，上犯白睛，热伤络脉，故辨证以白睛红赤、点片状溢血及舌脉为要点。

治法：疏风清热。

方药：驱风散热饮子[65]加减。宜去方中之羌活、当归尾、川芎，酌加金银花、黄芩、蒲公英、大青叶等以增强清热解毒之力；若无便秘，可去方中大黄；若白睛红赤甚、溢血广泛者，加牡丹皮、紫草以清热凉血退赤。

（2）热毒炽盛证

症状：患眼灼热疼痛，热泪如汤，胞睑红肿，白睛红赤壅肿、弥漫溢血，黑睛星翳；口渴心烦，便秘溲赤；舌红，苔黄，脉数。

辨证要点：肺胃素有积热，复感疫疠之气，内外合邪，上攻于目，故辨证以白睛红肿、弥漫溢血，黑睛星翳之眼症及全身症状为要点。

治法：泻火解毒。

方药：普济消毒饮[119]加减。宜去方中陈皮、升麻、马勃；若白睛溢血广泛者，酌加紫草、牡丹皮、赤芍、生地以凉血止血；黑睛生星翳者，酌加石决明、木贼、蝉蜕以散邪退翳；若便秘溲赤明显者，酌加木通、生大黄以利水渗湿、清热通腑。

2. 外治

（1）滴眼药水：0.2%鱼腥草眼药水，每日6次，症状严重者可1小时2次。亦可选抗病毒眼药水，配合抗生素眼药水滴眼。

（2）洗眼法：选用大青叶20g、金银花15g、蒲公英30g、菊花15g等清热解毒之品，煎汤熏洗患眼，每日2～3次。

3. 其他治法

（1）中成药治疗：根据临床证型，可选用银翘解毒丸、龙胆泻肝丸等口服。

（2）针刺治疗：同暴风客热。

【预防与调护】

同暴风客热。

第四节　天行赤眼暴翳

天行赤眼暴翳是指因感受疫疠之气，急发白睛红赤，继之黑睛生翳的眼病。又名大患后生翳、暴赤生翳。病名首见于《古今医统大全·眼科》，该书在记载其症状时说："患眼赤肿，泪出而痛，或致头额俱痛，渐生翳障，遮蔽瞳人，红紫不散。"本病可单眼或双眼同时患病，易传染流行，无明显季节性，各年龄段均可发生，病程较长，严重者可迁延数月以上。愈后常遗留不同程度的角膜云翳，影响视力。

本病类似于西医学的流行性角结膜炎，属病毒性角结膜炎。

【病因病机】

《古今医统大全·眼科》认为本病"运气所加，风火淫郁……必有瘀血，宜去之。"结合临床归纳为：外感疠气，内兼肺火亢盛，内外合邪，肺金凌木，侵犯肝经，上攻于目而发病。

【临床表现】

1. 自觉症状　灼热目痛，碜涩羞明，泪多眵稀，视物模糊。

2. 眼部检查　初起胞睑微肿，泪多眵稀，白睛红赤壅肿，耳前及颌下扪及肿核并有压痛；发病1～2周后，白睛红赤壅肿逐渐消退，但出现抱轮红赤或白睛混赤，黑睛星点翳障、散在而不联缀，呈圆形、边界模糊，多位于黑睛中央，在裂隙灯显微镜下清晰可见荧光素染色后的黑睛星点翳障；2～3周后，荧光素染色虽转为阴性，但黑睛点状混浊可持续数月或更长时间，以后逐渐消退。

3. 实验室及特殊检查　眼分泌物涂片见单核细胞增多。

【诊断依据】

1. 发病迅速，双眼先后发病，常有相关接触史。

2. 自觉碜涩疼痛，畏光流泪，泪多眵稀，耳前多伴有肿核，按之疼痛。

3. 白睛红赤浮肿，黑睛出现星点翳障，多位于黑睛中部。

【鉴别诊断】

本病应与暴风客热、天行赤眼相鉴别，其内容详见表10－1。

表10－1　暴风客热、天行赤眼及天行赤眼暴翳的鉴别表

	暴风客热	天行赤眼	天行赤眼暴翳
病　因	感受风热之邪	猝感疫疠之气	猝感疫疠之气，内兼肺火亢盛，内外合邪，肝肺同病
眵　泪	眵多黏稠	泪多眵稀	泪多眵稀
白睛红赤	白睛红赤浮肿	白睛红赤浮肿，点状或片状白睛溢血	白睛红赤浮肿，或抱轮红赤
黑睛星翳	多无黑睛生翳	少有，在发病初出现，其星翳易消退	多有，以发病后1～2周更多，其星翳多位于中央，日久难消
分泌物涂片	多形核白细胞增多	单核细胞增多	同天行赤眼
预　后	一般较好	一般较好	重者黑睛可留点状翳障，渐可消退
传染性	有传染性，但不引起流行	传染性强，易引起广泛流行	同天行赤眼

【治疗】

肺肝同病为本病的特点，故治疗时不能因白睛红赤肿痛消退就放松黑睛星翳的治疗，否则会造成黑睛星翳迁延难愈。

1. 辨证论治

（1）初感疠气证

症状：目痒碜痛，羞明流泪，眼眵清稀，胞睑微肿，白睛红赤浮肿，黑睛星翳；兼见头痛发热、鼻塞流涕；舌红，苔薄白，脉浮数。

辨证要点：疠气初感肺金，引动肝火，上犯白睛、黑睛，故辨证以白睛红赤浮肿，黑睛星翳稀疏之眼症及全身症状为要点。

治法：疏风清热，退翳明目。

方药：菊花决明散[109]加减。宜去方中之羌活，常加蝉蜕、白蒺藜以祛风退翳；若白睛红赤浮肿明显者，加桑白皮、银花以清热泻肺。

（2）肝火偏盛证

症状：患眼碜涩刺痛，畏光流泪，视物模糊，黑睛星翳簇生，抱轮红赤；兼见口苦咽干，便秘溲赤；舌红，苔黄，脉弦数。

辨证要点：素体内热较盛，外邪引动肝火，内外合邪，上犯于目，故辨证以抱轮红赤，黑睛星翳簇生，口苦咽干及舌脉等全身症状为要点。

治法：清肝泻火，退翳明目。

方药：龙胆泻肝汤[29]加减。常于方中加蝉蜕、密蒙花、谷精草以增疏风清热退翳之功。

（3）余邪未清证

症状：目珠干涩，白睛红赤渐退，但黑睛星翳未尽；舌红少津，脉细数。

辨证要点：热邪伤津，余邪未尽，故辨证以目珠干涩，尚有黑睛星翳及舌脉等症状为要点。

治法：养阴祛邪，退翳明目。

方药：消翳汤[102]加减。常于方中加沙参、麦冬、天冬以助养阴生津；黑睛有翳、羞明者，宜加石决明、谷精草、乌贼骨以清肝明目退翳。

2. 外治

（1）滴眼药水：0.2%鱼腥草眼药水，每日6次，症状严重者可1小时2次。亦可选抗病毒眼药水，配合抗生素眼药水滴眼。若黑睛星翳簇生，可配用促进黑睛表层愈合的眼药。

（2）熏洗眼：选用大青叶20g、金银花15g、蒲公英30g、决明子20g、野菊花15g等清热解毒之品，煎汤熏洗患眼，每日2~3次。

3. 其他治法

同天行赤眼。

【预防与调护】

同暴风客热。

第五节 时复目痒

时复目痒是指发病时目痒难忍，白睛红赤，至期而发，呈周期性反复发作的眼病。就其发病特征与《眼科菁华录·时复之病》中所载之"时复症"相似，书中说："类似赤热，不治自愈，及期而发，过期又愈，如花如潮，久而不治，遂成其害。"本病多见于青少年男性，常双眼发病，其病程可长达数年或数十年之久，随年龄增长逐渐减轻或痊愈。

该病类似于西医学的春季结膜炎，属变态反应性结膜炎。

【病因病机】

1. 肺卫不固，风热外侵，上犯白睛，往来于胞睑肌肤腠理之间而致。

2. 脾胃湿热内蕴，复感风邪，风湿热邪相搏，滞于胞睑、白睛所致。

3. 肝血不足，虚风内动，上犯于目而致。

【临床表现】

1. 自觉症状　双眼奇痒难忍，灼热微痛，磣涩不适，甚则羞明流泪，有白色黏丝样眼眵。

2. 眼部检查　胞睑内面有状如铺路卵石样的扁平颗粒，表面似覆一层牛奶，白睛呈污红色；或见黑睛边缘出现黄白色胶样隆起结节，重者结节相互融合，包绕黑睛边缘，白睛呈污红或黄浊色。上述两种情况可以单独出现，也可同时存在。

3. 实验室及特殊检查　结膜刮片可见嗜酸性粒细胞或嗜酸性颗粒。

【诊断依据】

1. 双眼奇痒难忍，周期性反复发作，一般春夏季发病，秋冬缓解。

2. 睑内面有扁平颗粒，状如铺路卵石样排列；或见黑睛边缘出现黄白色胶样隆起结节，白睛呈污红或黄浊色；或两种情况同时存在。

3. 结膜刮片可见嗜酸性粒细胞或嗜酸性颗粒。

【鉴别诊断】

本病应与椒疮相鉴别：两者相同之处是均在胞睑内面有颗粒丛生。不同之处是椒疮之颗粒较小，目无奇痒，无定期发病的特点；而本病之颗粒较大，硬而扁平，排列如铺路之卵石样，双眼奇痒，定期发病。

【治疗】

1. 辨证论治

（1）外感风热证

症状：眼痒难忍，灼热微痛，有白色黏丝样眼眵，胞睑内面遍生状如小卵石样颗粒，白睛污红；舌淡红，苔薄白，脉浮数。

辨证要点：外感风热，郁滞睑肤肌腠，故辨证以睑内遍生卵石状颗粒或白睛污红，眼痒难忍为要点。

治法：祛风止痒。

方药：消风散[103]加减。痒甚者，酌加桑叶、菊花、刺蒺藜以增祛风止痒之功；若白睛红赤、灼热明显者，可加丹皮、赤芍、郁金以凉血消滞退赤。

（2）湿热夹风证

症状：患眼奇痒难忍，风吹日晒、揉拭眼部后加剧，泪多眵稠呈黏丝状，睑内面遍生颗粒，状如小卵石排列，白睛污黄，黑白睛交界处呈胶样结节隆起；舌质红，苔黄腻，脉数。

辨证要点：湿热郁遏，气血郁阻，兼受风邪，故辨证以患眼奇痒难忍、眼眵黏稠呈黏丝状，白睛污红，黑白睛交界处呈胶样结节隆起为要点。

治法：清热除湿，祛风止痒。

方药：除湿汤[87]加减。常于方中加白鲜皮、地肤子、茵陈以增强除湿止痒之力；睑内面遍生状如小卵石样颗粒及有胶样结节隆起者，可加郁金、川芎以消郁滞。

（3）血虚生风证

症状：眼痒势轻，时作时止，白睛微显污红；面色少华或萎黄；舌淡脉细。

辨证要点：肝虚血少，虚风内动，上扰于目，故辨证以眼痒干涩，时作时止为要点。

治法：养血熄风。

方药：四物汤[40]加减。方中宜加白蒺藜、防风以增祛风止痒之功；加炒白术、茯苓、泡参以健脾益气，使气血生化有源。

2. 外治

（1）滴眼药水：①滴用清热解毒类眼药水，如0.5%熊胆眼药水，可配合用0.5%醋酸可的松眼药水。②亦可用2%~4%色苷酸钠眼药水，配合用0.1%肾上腺素溶液。③可用2%环孢霉素眼药水滴眼。

（2）冷敷：局部冷敷可减轻症状。

3. 其他治法

（1）针刺：选取承泣、光明、外关、合谷等穴，每日1次，10次为1个疗程。

（2）病情严重者，可口服阿斯匹林0.25g，每日3次，2~4周为1个疗程；或口服消炎痛25mg，1日3次，2周为1个疗程。

【预防与调护】

1. 发作期为避免阳光刺激，可戴有色眼镜。

2. 少食或不食辛辣厚味之品，以免加重病情。

3. 缓解期可益气补脾以固其本，对防止复发或减轻复发症状有积极的意义。

第六节 金 疳

金疳是指白睛表层生玉粒样小泡，周围绕以赤脉的眼病。又名金疡。金疳之名首见于《证治准绳·杂病·七窍门》，该书对其症状及发生部位进行了描述："金疳，初起与玉粒相似，至大方变出祸患……生于气轮者，则有珠痛泪流之苦。"

本病以单眼发病为多，亦有双眼发病者。本病类似于西医学之泡性结膜炎，属变态反应性结膜炎。

【病因病机】

1. 肺经燥热，宣发失职，肺火偏盛，上攻于目，气血郁滞而成。

2. 肺阴不足，虚火上炎白睛所致。

3. 脾胃失调，土不生金，肺金失养，肺气不利而致。

【临床表现】

1. 自觉症状　仅感眼部磣涩不适。

2. 眼部检查　白睛浅层可见灰白色或玉粒状小泡，多为 1 个，大小不一，压之不痛，小泡周围有赤脉环绕，小泡破溃后可以自愈，愈后不留痕迹（见彩图 10 - 1）。

3. 实验室及特殊检查　部分患者结核菌素试验阳性。

【诊断依据】

1. 白睛浅层见灰白色小泡，周围有赤脉环绕。

2. 眼部磣涩不适。

【治疗】

1. 辨证论治

（1）肺经燥热证

症状：目涩疼痛，泪热眵结；白睛浅层生小泡，其周围赤脉粗大；或有口渴鼻干，便秘溲赤；舌质红，苔薄黄，脉数。

辨证要点：肺经燥热属实，故辨证以磣涩疼痛较明显，小泡周围赤脉色红为要点。

治法：泻肺散结。

方药：泻肺汤[76]加减。常于方中加赤芍、丹皮以凉血活血退赤，加连翘以增清热散结之功；若小泡位于黑睛边缘者，加夏枯草、决明子以清肝泻火；大便秘结者，可加大黄以泻腑清热。

（2）肺阴不足证

症状：隐涩微疼，眼眵干结，白睛生小泡，周围赤脉淡红，反复再发；可有干咳咽干；舌质红，少苔或无苔，脉细数。

辨证要点：肺阴不足，虚火上炎，故辨证以磣涩疼痛不甚，小泡周围赤脉色淡及舌脉为要点。

治法：滋阴润肺。

方药：养阴清肺汤[94]加减。常于方中加夏枯草、连翘以增清热散邪之功。

（3）肺脾亏虚证

症状：白睛小泡周围赤脉轻微，日久难愈，或反复发作；疲乏无力，食欲不振，腹胀不舒；舌质淡，苔薄白，脉细无力。

辨证要点：因肺脾两虚，邪气不盛，故辨证以眼症轻微，反复发作及疲乏无力等全身症状为要点。

治法：益气健脾。

方药：参苓白术散[73]加减。加桑白皮、赤芍以缓目赤、止目痛。

2. 外治

滴眼药水：可选用 0.5% 熊胆眼药水，每日 3 ~ 6 次，同时选用 0.5% 醋酸可的松滴眼液或 0.025% 地塞米松滴眼液。亦可用抗生素类药物，如 0.3% 氧氟沙星眼药水或眼膏等，每日各3 ~ 4 次。

【预防与调护】

宜少食辛辣炙煿之品，以防助热伤阴；加强锻炼，增强体质；适当补充多种维生素。

第七节 白 涩 症

白涩症是指白睛不赤不肿而自觉眼内干涩不舒的眼病。白涩症之名首见于《审视瑶函·卷之三·白痛》，该书对其症状进行了描述，谓："不肿不赤，爽快不得，沙涩昏矇，名曰白涩。"多为双眼发病，与年龄、季节无关，药物治疗难取速效。

本病类似于西医之慢性结膜炎、浅层点状角膜炎。

【病因病机】

1. 暴风客热或天行赤眼治疗不彻底，余热未清，隐伏肺脾之络所致。

2. 肺阴不足，目失濡润。

3. 饮食不节，或嗜烟酒，或偏好辛辣之品，致使脾胃蕴积湿热，气机不畅，目窍失养。

4. 肝肾不足，阴血亏损，目失濡养。

【临床表现】

1. 自觉症状　患眼干涩不爽，瞬目频频，或微畏光，灼热微痒，不耐久视，眵少色白或无眵。

2. 眼部检查　白睛赤脉隐隐，或白睛不红不肿。患眼荧光素染色后于裂隙灯显微镜下可查见黑睛有点状染色。

【诊断依据】

1. 患眼干涩不爽，频频瞬目，或微畏光。

2. 白睛赤脉隐隐。或可查见黑睛点状荧光素染色。

【治疗】

1. 辨证论治

（1）邪热留恋证

症状：常见于暴风客热或天行赤眼治疗不彻底，微感畏光流泪，少许眼眵，干涩不爽，白睛遗留少许赤丝细脉，迟迟不退，睑内亦轻度红赤；舌质红，苔薄黄，脉数。

辨证要点：因热邪伤阴，余邪未尽，隐伏于肺脾两经，故辨证以暴风客热或天行赤眼后出现上述眼症为要点。

治法：清热利肺。

方药：桑白皮汤[100]加减。若阴伤而无湿者，可去方中之茯苓、泽泻。

（2）肺阴不足证

症状：眼干涩不爽，不耐久视，白睛如常或稍有赤脉，黑睛可有细点星翳，反复难愈；可伴干咳少痰，咽干便秘；苔薄少津，脉细无力。

辨证要点：肺阴不足，目乏津液濡润，故辨证以眼干涩不爽，不耐久视，黑睛可有细点星翳及全身症状为要点。

治法：滋阴润肺。

方药：养阴清肺汤[94]加减。可于方中加太子参、五味子以益气养阴；黑睛有细点星翳者，可加蝉蜕、菊花、密蒙花以明目退翳。

（3）脾胃湿热证

症状：眼内干涩隐痛，眦部常有白色泡沫样眼眵，白睛稍有赤脉，病程持久难愈；可伴口黏或口臭，便秘不爽，溲赤而短；苔黄腻，脉濡数。

辨证要点：脾胃湿热，气机不利，湿滞热蒸，故辨证以白色泡沫样眼眵及全身症状为要点。

治法：清利湿热，宣畅气机。

方药：三仁汤[9]加减。若白睛赤脉稍显者，可加黄芩、桑白皮、地骨皮、丹皮以清热泻肺、凉血退赤。

（4）肝肾阴虚证

症状：眼内干涩不爽，双目频眨，羞明畏光，白睛隐隐淡红，久视后则诸症加重，黑睛可有细点星翳；可伴口干少津，腰膝酸软，头晕耳鸣，夜寐多梦；舌红，苔薄，脉细。

辨证要点：肝肾亏损，阴血不足，目失所养，辨证以久视后则眼症加重及全身症状为要点。

治法：补益肝肾，滋阴养血。

方药：杞菊地黄丸[63]加减。若口干少津明显者，可加五味子、玄参、沙参以养阴生津；白睛隐隐淡红者，可加地骨皮、桑白皮以清热退赤。

2. 外治

滴眼药水：可滴用抗生素眼药水或0.1%爱丽滴眼液、珍珠明目液、泪然滴眼液。

3. 其他治法

针刺治疗：选睛明、上睛明、攒竹、四白、承泣、太阳、丝竹空、阳白等眼周穴，每次选3~4穴，平补平泻手法，每日1次，每次留针30分钟，10日为1个疗程。

【预防与调护】

1. 彻底治疗暴风客热或天行赤眼。

2. 避免熬夜、过用目力及风沙烟尘。

3. 宜少食辛辣炙煿之品，以免化热伤阴。

第八节　胬肉攀睛

胬肉攀睛是指眼眦部长赤膜如肉，其状如昆虫之翼，横贯白睛，攀侵黑睛，甚至遮盖瞳神的眼病。又名胬肉侵睛外障、蚂蝗积证、肺瘀证、目中胬肉等。本病名首见于《银海精微·卷之上》，而《张氏医通·七窍门》中对其症状及治法记载简而明了，谓："胬肉攀睛证，多起于大眦，如膜如肉，渐侵风轮，甚则掩过瞳神，初起可点而退，久则坚韧难消，必用钩割。"胬肉多起于大眦，也有起于小眦或两眦同时发生者；常见于中老年人及户外工作者，男性多于女性。若遮盖瞳神则影响视力。按病变进展情况可分为进行期和静止期。

本病相当于西医学之翼状胬肉，属变性性结膜病。

【病因病机】

《银海精微·卷之上》对其发病之因记载甚详，云："此症者，脾胃热毒，脾受肝邪，多是七情郁结之人，或夜思寻，家筵无歇，或饮酒乐欲，使三焦壅热，或肥壮之人，血滞于大眦，胬肉发端之时多痒，因乎擦摩，胬肉渐渐生侵黑睛。"结合临床归纳如下：

1. 心肺蕴热，风热外袭，内外合邪，热郁血滞，脉络瘀滞，渐生胬肉。

2. 嗜食五辛酒浆，脾胃蕴积湿热，邪热壅滞目眦。

3. 忧思劳怒，五志过极，气郁化火，心火上炎，克伐肺金，致目眦生胬肉。

4. 劳欲过度，心阴暗耗，肾精亏虚，水不制火，虚火上炎，脉络瘀滞，致生胬肉。

【临床表现】

1. 自觉症状　初起无明显的自觉症状，或眼感痒涩；进展期痒涩加重，流泪生眵；静止期痒涩不显。可有视力下降，若胬肉过大可致眼珠转动受限。

2. 眼部检查　上、下胞睑之间的白睛上起膜，渐渐变厚，赤丝相伴，红赤高起，胬起如肉，一般自眦角开始，呈三角形。其横贯白睛的宽大部分称为体部；攀向黑睛的尖端称为头部；横跨黑睛边缘的部分称为颈部。若头尖高起而体厚，赤瘀如肉，发展迅速，每可侵及黑睛中央，障漫瞳神，则属进展期（见彩图10-2）；若胬肉头钝圆而薄，体亦菲薄如蝇翅，色白或淡红，多发展缓慢，或始终停止在黑睛边缘部，则属静止期。

【诊断依据】

1. 眦部白睛上生赤膜如肉，略呈三角形，其尖端渐向黑睛攀侵。

2. 胬肉上有丝脉相伴，或粗或细。

【治疗】

若胬肉淡红菲薄，头平体小者，以点眼药为主；胬肉头尖高起，体厚而宽大，血脉红赤粗大者，应内外同治。如药物无效，发展较速者，宜手术治疗。

1. 辨证论治

（1）心肺风热证

症状：患眼眵泪较多，眦痒羞明，胬肉初生，渐渐长出，攀向黑睛，赤脉密布；舌苔薄黄，脉浮数。

辨证要点：外感风热，邪客心肺，经络瘀滞，故辨证以眦痒，羞明多泪，胬肉长出，赤脉密布等眼症及舌脉为要点。

治法：祛风清热。

方药：栀子胜奇散[95]加减。若赤脉密布者，可加赤芍、丹皮、郁金以散瘀退赤；便秘者，去方中羌活、荆芥穗，酌加大黄以通腑泻热。

（2）心火上炎证

症状：患眼痒涩刺痛，胬肉头尖高起，体厚红赤，生长迅速；心烦多梦，或口舌生疮，小便赤热；舌尖红，脉数。

辨证要点：两眦属心，心火刑金，血脉沸腾，故辨证以胬肉高厚，眦头赤肿尤甚之眼症及全身症状为要点。

治法：清心泻火。

方药：泻心汤[78]合导赤散[48]加减。若目眦疼痛、胬肉色暗红者，可加玄参、川芎、茺蔚子以清热凉血通络；小便赤热者，酌加车前子、泽泻、滑石以清热利尿。

（3）阴虚火旺证

症状：患眼涩痒间作，胬肉淡红菲薄，时轻时重；心中烦热，口舌干燥；舌红，少苔，脉细。

辨证要点：虚火上炎，灼烁眼目，故辨证以胬肉淡红菲薄、微有涩痒之眼症及全身症状为要点。

治法：滋阴降火。

方药：知柏地黄丸[75]加减。若心烦失眠显著者，可加麦冬、五味子、酸枣仁以养心安神。

2. 外治

（1）滴眼药水：可用清热解毒之眼药水或抗生素眼液，并同时选用0.5%醋酸可的松眼液或0.025%地塞米松眼液，每日各3~4次。

（2）手术：胬肉发展迅速，侵入黑睛，有掩及瞳神趋势者，须行手术治疗。手术方式包括胬肉切除术、胬肉切除合并结膜瓣转移修补术、胬肉切除合并自体游离结膜瓣移植术等术式。手术原则为角膜创面干净光滑，胬肉结膜下组织切除要广泛。为减少复发，术后第二天即可选用0.2~0.4mg/ml的丝裂霉素C眼液滴眼，每日2次，连续使用2周；或用1/2000噻替哌溶液滴眼，每日3次，连续使用4~6周。对术后复发者，不可盲目再次手术。

【预防与调护】

1. 注意眼部卫生，避免风沙与强光刺激；忌烟酒及刺激性食物；勿过劳和入夜久视。

2. 对胬肉手术后复发的病人，不宜立即又行手术，应在其静止6个月后再考虑手术。

第九节　白睛溢血

白睛溢血是指白睛表层下出现片状出血斑，甚至遍及整个白睛的眼病。《证治准绳·杂病·七窍门》又称之为色似胭脂症，在描述其症状时说："不论上下左右，但见一片或一点红血，俨似胭脂抹者是也。"本病多见于50岁以上的中老年人，大抵数日即能自行消退，一般预后良好。

本病相当于西医学之结膜下出血。

【病因病机】

1. 热客肺经，肺气不降，迫血妄行，外溢白睛。

2. 素体阴虚，或年老精亏，虚火上炎，灼伤脉络，血溢络外。

此外，剧烈呛咳、呕吐致使气逆上冲，酗酒过度而湿热上熏，以及妇女逆经和眼部外伤等，均可导致血不循经，目络破损，外溢白睛。

【临床表现】

1. 自觉症状 症状不甚明显，多为他人发现。

2. 眼部检查 白睛浅层下出现点、片状出血斑，边界清楚，甚者遍及白睛。初期色鲜红，逐渐变成棕黄色，最后吸收消退（见彩图10-3）。

【诊断依据】

白睛浅层下出现点、片状出血斑，边界清楚，甚者遍及白睛。

【治疗】

早在《审视瑶函·卷之三·目赤》就提出："须以清肺散血之剂，外点药逐之，宜服退赤散。"这种内服外治的方法至今仍在临床应用。

1. 辨证论治

（1）热客肺经证

症状：白睛表层血斑鲜红；或见咳嗽气逆，痰稠色黄，咽痛口渴，便秘尿黄；舌质红，苔黄少津，脉数。

辨证要点：热客肺经，肺失清肃，故辨证以白睛血斑鲜红及全身症状为要点。

治法：清肺凉血散血。

方药：退赤散[92]加减。可选加丹参、赤芍、红花、郁金以活血化瘀。

（2）阴虚火旺证

症状：白睛溢血，血色鲜红，反复发作；或见头晕耳鸣，颧红口干，心烦少寐；舌红少苔，脉细数。

辨证要点：阴虚不能制火，火旺则更伤真阴，虚火灼络，血溢络外，故辨证以白睛溢血，反复发作为要点。

治法：滋阴降火。

方药：知柏地黄丸[75]加减。若夜梦多者，加酸枣仁、五味子以养心安神；若出血量多者，加丹参、赤芍以养血活血化瘀。

此外，由剧烈呛咳、呕吐、外伤、酗酒、逆经等所致者，主要针对病因论治。外伤所致者详见外伤章节。

2. 外治

敷法：本病初起宜冷敷，以止血；48小时后无继续出血，则改为热敷，以促进瘀血吸收，缩短疗程。

【预防与调护】

少食辛辣肥甘之品，以防湿热内生；劳逸结合，少熬夜伤阴；避免用力过猛或眼外伤。

第十节 火 疳

火疳是指邪毒上攻白睛，致白睛里层呈紫红色局限性隆起且疼痛的眼病。又名火疡。本病名最早见于《证治准绳·杂病·七窍门》。好发于成年女性，多为单眼发病，也可双眼先后发病，病程较长，且易反复。火疳之轻症可无后患，视力无损，其病位在白睛里层之表浅处；火疳之重症则危害较大，愈后常遗留白睛青蓝、白膜侵睛，也可波及黑睛和黄仁，变生他症，甚至可造成失明，其病位在白睛里层之深部。

本病类似于西医学之表层巩膜炎及前巩膜炎。

【病因病机】

《证治准绳·杂病·七窍门》认为是："火之实邪在于金部，火克金，鬼贼之邪，故害最急。"后世医家多宗其说，结合今之临床可归纳为：

1. 肺热亢盛，气机不利，以致气滞血瘀，滞结为疳，病从白睛而发。

2. 心肺热毒内蕴，火郁不得宣泄，上逼白睛所致。

3. 素有痹证，风湿久郁经络，郁久化热，风湿热邪循经上犯于白睛而发病。

4. 肺经郁热，日久伤阴，虚火上炎，上攻白睛。

此外，痨瘵、梅毒等全身疾病常可诱发本病。

【临床表现】

1. 自觉症状　轻者患眼涩痛或局部疼痛，羞明流泪；重者目痛剧烈，痛连目眶四周，或眼珠转动时疼痛加剧，羞明流泪，视物不清等。

2. 眼部检查　轻者，白睛里层向外隆起，呈紫红色结节，推之不移，疼痛拒按，隆起之结节可由小渐渐增大，周围布有紫赤血脉；重者，白睛里层向外突起，呈紫红色结节，甚者范围广泛，环抱黑睛呈堤状隆起，推之不移，疼痛拒按，白睛混赤浮肿（见彩图10-4）。

3. 实验室及特殊检查　血沉、血清尿酸、类风湿因子、免疫复合物等检查有助于查找病因。

【诊断依据】

1. 患眼疼痛，畏光流泪。

2. 白睛里层向外隆起紫红色结节，推之不移，疼痛拒按。

【鉴别诊断】

本病应与金疳相鉴别，其内容详见表10-2。

表10-2　火疳与金疳的鉴别表

	金疳	火疳
病　位	小泡位于白睛表层	结节位于白睛里层
症　状	小泡呈灰白色小泡样，界限明显，可以溃破；推之可移，按之不痛	结节较大，呈圆形或椭圆形隆起，界限不清，很少溃破；推之不移，按之痛甚
赤　脉	小泡四周的赤脉多鲜红	结节四周的赤脉多紫红
病　程	较短	较长
预　后	较好，一般不波及瞳神，愈后多不留痕迹	较差，常波及瞳神，愈后多留痕迹

【治疗】

1. 辨证论治

（1）肺经郁火证

症状：发病稍缓，患眼疼痛，羞明欲闭，白睛局部紫红色结节隆起，触之痛甚；可伴口干咽痛，咳嗽便秘；舌质红，苔薄黄，脉数。

辨证要点：肺经郁火，气机不利，气血滞留混结而损及白睛，故辨证以疼痛羞明，白睛局部紫红色结节、触则疼痛及全身症状为要点。

治法：清肺泻热。

方药：泻白散[80]加减。可加葶苈子、杏仁以增强泻肺之力；加牛蒡子、连翘、浙贝以清热散结；加红花、郁金以活血化瘀，散结消滞。

（2）火毒蕴结证

症状：发病较急，患眼疼痛难睁，羞明流泪，目痛拒按，视物不清；白睛结节大而隆起，或连辍成环，周围血脉紫赤怒张；伴见口苦咽干，气粗烦躁，便秘溲赤；舌红，苔黄，脉数有力。

辨证要点：火热毒邪结聚，目络壅阻，气血瘀滞，故辨证以患眼疼痛甚，白睛结节大且高隆，脉络紫赤怒张之眼症及全身症状为要点。

治法：泻火解毒，凉血散结。

方药：还阴救苦汤[62]加减。方中温燥之药应酌情减少，并加生石膏以增强清热泻火之功。

（3）风湿热邪攻目证

症状：发病较急，眼珠胀闷而疼，且有压痛感，羞明流泪，视物不清；白睛有紫红色结节样隆起，周围有赤丝牵绊；常伴有骨节酸痛，肢节肿胀，身重酸楚，胸闷纳减，病程缠绵难愈；舌苔白腻，脉滑或濡。

辨证要点：风湿之邪客于肌肉筋骨脉络，阻碍气机，郁久化热，上攻白睛，故辨证以眼珠胀闷而疼之眼症及身重酸楚、肢节肿胀等症状为要点。

治法：祛风化湿，清热散结。

方药：散风除湿活血汤[120]加减。火疳红赤甚者，可去方中部分辛温祛风之品，选加丹皮、丹参以凉血活血消瘀，加桑白皮、地骨皮以清泻肺热；若骨节酸痛，肢节肿胀者，可加豨莶草、秦艽、络石藤、海桐皮等以祛风湿、通经络。

（4）肺阴不足证

症状：病情反复发作，病至后期，眼感酸痛，干涩流泪，视物欠清，白睛结节不甚高隆，色紫暗，压痛不明显；口咽干燥，或潮热颧红，便秘不爽；舌红少津，脉细数。

辨证要点：病久邪热伤阴，阴伤火旺，然非实火，故辨证以病变反复，眼干涩稍痛，白睛结节不甚高隆，压痛不明显之眼症及全身之症状为要点。

治法：养阴清肺，兼以散结。

方药：养阴清肺汤[94]加减。若阴虚火旺甚者，加知母、地骨皮以增滋阴降火之力；若白睛结节日久，难以消退者，以赤芍易方中白芍，酌加丹参、郁金、夏枯草、瓦楞子以清热消瘀散结。

2. 外治

（1）滴眼药水：可选用清热解毒眼药水或抗生素眼液，同时选用0.5%醋酸可的松滴眼液或0.025%地塞米松滴眼液，每日4～6次，或1%强的松龙滴眼液，每日4～6次滴眼。若并发瞳神紧小者，须及时滴1%阿托品滴眼液或眼膏扩瞳。

（2）局部热敷：可用内服药渣再煎水湿热敷，对减轻眼部症状，促进气血流畅，缩短病程有辅助作用。

3. 其他治法

（1）针刺治疗：取攒竹、睛明、丝竹空、承泣、四白、太阳、合谷、曲池、百会等，每次选3～5穴，交替轮取，泻法为主；实热证明显者可于合谷、太阳点刺放血。每日1次，每次留针30分钟，10日为1个疗程。

（2）病因治疗：可根据实验室检查以寻找病因，并针对病因进行治疗。

（3）口服西药：对病情较严重者，应加服消炎痛、保泰松等非皮质类固醇消炎药；病情严重者，应加服糖皮质类固醇激素制剂。

【预防与调护】

宜少食辛辣炙煿之品；保持七情和畅；注意寒暖适中，避免潮湿。

第十一章 黑睛疾病

黑睛，又名黑珠、黑仁、乌珠、乌睛等。黑睛位于眼珠前部正中央，周边与白睛相连，近似圆形，质地清澈晶莹，是保证神光发越的重要组织之一，具有保护瞳神及眼内组织的作用。黑睛即西医学的角膜。

黑睛属五轮学说中之风轮，内应于肝，肝与胆相表里，故黑睛疾病常与肝胆相关。其病多由外感六淫、肝胆风热所致；脏腑内损则多为肝胆实火、肝胆湿热、肝阴不足等；黑睛直接与外界接触，不仅易受邪毒的侵袭，而且容易遭受外伤等等。此外，还可因其他病变迁延失治引起，白睛与黑睛紧密相连，白睛属肺，黑睛属肝，金可克木，故白睛疾病可导致黑睛病变的发生。黑睛疾病是眼科临床的常见病、多发病。

黑睛疾病的局部表现主要是翳障，分新翳和宿翳。本章重点讲述新翳，其病变的特点是：有明显的碜涩、疼痛、畏光、流泪、视力下降等自觉症状；常伴抱轮红赤或白睛混赤，其翳障有形状、大小和部位之不同，2%荧光素液染色检查均为阳性；黑睛本身无血脉，营养供应较差，抵抗力较低，一旦发生病变则病程长，恢复慢；严重者可波及黄仁，出现黄液上冲、瞳神紧小、瞳神干缺等。病变发展，可致黑睛溃破，黄仁脱出，形成蟹睛；病愈后多遗留宿翳，如冰瑕翳、云翳、厚翳、斑脂翳，视力可受到不同程度的影响。

治疗黑睛疾病，早期多以祛风清热为主；中期常用清肝泻火、通腑泻热、清热利湿等法；病变后期常用退翳明目法以缩小和减薄瘢痕翳障。同时，应配合点滴眼药水、涂眼药膏、熏洗等外治方法以提高疗效。此外，黑睛疾病易向纵深发展，应重视散瞳治疗。

第一节 聚星障

聚星障是指黑睛骤生多个细小星翳，其形或联缀，或团聚，伴有碜涩疼痛、羞明流泪的眼病。病名首见于《证治准绳·杂病·七窍门》，书中对翳之形、色及变化过程记载甚详，说："聚星障证，乌珠上有细颗或白色或微黄，微黄者急而变重，或联缀，或团聚，或散漫，或一同生起，或先后逐渐一而二，二而三，三而四，四而六、七、八、十数余"，同时认为"若兼赤脉爬绊者退迟"。本病多在感冒后发生，常单眼为患，亦可双眼同时或先后发生。

本病相当于西医学之单纯疱疹病毒性角膜炎。依据其病变形态的不同，又分别被命名为树枝状角膜炎、地图状角膜炎、盘状角膜炎。

【病因病机】

《证治准绳·杂病·七窍门》谓："翳膜者，风热重则有之。"结合临床归纳如下：

1. 外感风热，伤及黑睛，致生翳障。

2. 外邪入里化热，或素有肝经伏火，内外合邪，以致肝胆火炽，灼伤黑睛。

3. 恣食肥甘厚味或煎炒之物，损伤脾胃，酿成脾胃湿热，土反侮木，熏蒸黑睛。

4. 素体阴虚，正气不足，或患热病后，津液耗伤，以致阴津亏乏，复感风邪引起。

【临床表现】

1. 自觉症状　常在感冒发热基本好转或痊愈后，或在劳累后发病。视力不同程度下降；轻者眼内沙涩不适，伴轻微疼痛及畏光流泪等症；重者碜涩疼痛，灼热畏光，热泪频流，多无眵。

2. 眼部检查　可见胞睑微红肿，抱轮红赤或白睛混赤，黑睛知觉减退。初期黑睛生翳，状如针尖或秤星大小，色灰白，少则数颗，多则数十颗，或同时而起，或先后逐渐而生；继则相互融合成树枝状（见彩图 11-1 及图 11-2）；若病情继续发展，病灶扩大加深，则呈现边缘不齐且表面凸凹的地图状（见图 11-3）；2% 荧光素液染色检查呈阳性。也有病变位于黑睛深层，肿胀混浊，其形如圆盘状（见图 11-4），黑睛后壁可有皱褶，但其表面光滑，2% 荧光素液染色检查呈阴性。

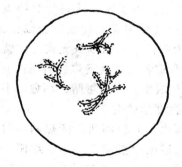
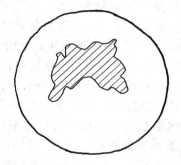
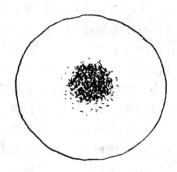

图 11-2　聚星障（树枝状）　　　图 11-3　聚星障（地图状）　　　图 11-4　聚星障（盘状）

本病严重者多波及黄仁，引起黄仁肿胀，瞳神紧小，神水混浊，甚则黄仁与晶珠粘连，还可发生绿风内障等病。其病位较深者，愈后黑睛遗留瘢痕翳障，可影响视力，甚或失明。

3. 实验室及特殊检查

（1）角膜组织刮片作病毒分离。

（2）荧光抗体染色技术：上皮刮片荧光抗体染色及房水细胞荧光抗体染色，在被感染的细胞浆或核内可找到特殊的荧光染色区，证明有单纯疱疹病毒存在。

【诊断依据】

1. 常有感冒史，或在劳累后发病。

2. 不同程度视力下降，沙涩疼痛，畏光流泪。

3. 抱轮红赤，黑睛可见星点状或树枝状或地图状混浊，荧光素染色检查阳性；或黑睛深层混浊状如圆盘。病变区知觉减退。

【治疗】

若病灶扩大加深者，外治应配合散瞳药物滴眼治疗。

1. 辨证论治

（1）风热客目证

症状：患眼碜痛，羞明流泪，抱轮红赤，黑睛浅层点状混浊，或多或少，或疏散或密聚；伴恶风发热，鼻塞，口干咽痛；苔薄黄，脉浮数。

辨证要点：风热之邪初犯于目，病情轻浅，故辨证以黑睛骤生细小星翳、抱轮微红的眼症及全身症状为要点。

治法：疏风清热。

方药：银翘散[115]加减。常于方中加柴胡、黄芩以增祛肝经风热之功；抱轮红赤，热邪较重者，酌加赤芍、丹皮、板蓝根、大青叶、菊花、紫草以助清热散邪、凉血退赤之功；胞睑微红肿、羞明多泪者，可加蔓荆子、防风、桑叶以清肝明目。

（2）肝胆火炽证

症状：患眼碜涩疼痛，灼热畏光，热泪频流，白睛混赤，黑睛生翳，扩大加深，呈树枝状或地图状；或兼见胁痛，口苦咽干，溺黄；舌红苔黄，脉弦数。

辨证要点：肝胆火毒炽盛，邪深毒重，黑睛受灼，故辨证以黑睛生翳、扩大加深、呈树枝状或地图状等眼症及口苦咽干、舌脉为要点。

治法：清肝泻火。

方药：龙胆泻肝汤[29]加减。方中常加蝉蜕、木贼以退翳明目；小便黄赤者可加车前草、瞿麦、萹蓄以清利小便。

（3）湿热犯目证

症状：患眼泪热胶黏，抱轮红赤，黑睛生翳，如地图状，或黑睛深层生翳，呈圆盘状混浊、肿胀，或病情缠绵，反复发作；伴头重胸闷，口黏纳呆，便溏；舌红苔黄腻，脉濡数。

辨证要点：湿热内蕴，熏蒸黑睛，故辨证以黑睛生翳如地图状，或黑睛深层圆盘状混浊之眼症为要点。

治法：清热除湿。

方药：三仁汤[9]加减。抱轮红赤显著者，可加黄连以清热燥湿；黑睛肿胀甚者，加银花、秦皮、乌贼骨以解毒退翳。

（4）阴虚夹风证

症状：眼内干涩不适，羞明较轻，抱轮微红，黑睛生翳日久，迁延不愈或时愈时发；常伴口干咽燥；舌红少津，脉细或细数。

辨证要点：素体阴虚，或久病伤阴，阴虚无力抗邪，或时感风邪，故辨证以黑睛生翳日久，病情不重，时愈时发，迁延不愈之眼症为要点。

治法：滋阴祛风。

方药：加减地黄丸[25]加减。可于方中加菊花、蝉衣以增退翳明目之功；兼气短乏力、眼干涩者，加太子参、麦冬以益气生津；抱轮红赤较明显者，加知母、黄柏以滋阴降火。

2. 外治

（1）滴眼药水：①清热解毒类眼药水，如0.2%鱼腥草眼药水。②抗病毒药物，如0.15%更昔洛韦眼用凝胶或0.1%阿昔洛韦眼药水等，亦可配合用干扰素滴眼液。③散瞳药物，可根据病情选用 1% 阿托品眼药水或眼膏。④黑睛深层翳呈圆盘状者，在用抗病毒药物治疗的同时，可短期慎重而合理地局部使用糖皮质激素进行治疗，如滴用 1% 醋酸泼尼松龙眼液。

（2）湿热敷：用金银花 15g、连翘 10g、蒲公英 15g、大青叶 15g、薄荷 6g、紫草 15g、柴胡 10g、秦皮 10g、黄芩 10g 等水煎后湿热敷，每日 2～3 次。

3. 其他治法

（1）中成药治疗：根据证型可选用清开灵注射液静脉滴注或抗病毒冲剂口服等。

（2）针刺治疗：可选用睛明、四白、丝竹空、攒竹、合谷、足三里、光明、肝俞等穴，每次局部取 2 穴，远端取 2 穴，交替使用，根据病情虚实，酌情使用补泻手法。

【预防与调护】

1. 避免感冒发烧及过度疲劳等是预防本病的重要措施之一。感冒发烧时如有眼部不适，及时到医院就诊。

2. 黑睛呈现点状、树枝状、地图状等病变者，禁用糖皮质激素。

3. 患者宜饮食清淡而富有营养，忌食辛辣等刺激性食品。

第二节　花翳白陷

花翳白陷是指黑睛生翳，四周高起，中间低陷，状如花瓣的眼病。该病名首载于《秘传眼科龙木论·花翳白陷外障》，书中在记载其症状特征时说："此眼初患之时，发歇忽然疼痛泪出不开，立时遽生翳白，如珠枣花陷砌鱼鳞相似。"常为单眼发病，也可双眼先后发病。

花翳白陷类似于西医学的角膜溃疡。主要包括蚕蚀性角膜溃疡及细菌性角膜溃疡。前者病因不明，可能是一种自身免疫性疾病；后者为多种细菌引起的角膜溃疡。

【病因病机】

《太平圣惠方·治眼生花翳诸方》中谓："此为肝肺积热，脏腑壅实，而生此疾"，而《目经大成·花翳白陷》则提出："土盛郁木，木郁则生火，火盛生痰，痰火交烁，膏液随伤，乃变无了局。"结合临床归纳如下：

1. 风热外袭，金盛克木，循经上犯，黑睛溃陷。

2. 脏腑素有积热，复感外邪，入里化热，热邪炽盛，上冲于目，致黑睛溃陷。

3. 素体阳虚，或过用寒凉药物损伤阳气，寒伤厥阴肝经，黑睛生翳溃陷。

【临床表现】

1. 自觉症状　患眼碜涩疼痛，畏光流泪，视力下降；严重者常伴头目剧痛。

2. 眼部检查　可见抱轮红赤或白睛混赤，初期黑睛内外两侧边缘生翳溃陷，后沿黑睛缘呈环形发展，逐渐向中央区侵蚀，略微高起，中间低陷，状似花瓣，或溃陷从黑睛一边发展，如蚕蚀之状，形如新月，色灰白，渐侵中央，最终可累及整个黑睛，遮掩瞳神；溃陷也可向深层发展，引起黑睛穿孔、黄仁脱出、变生蟹睛等恶候。溃陷向中央部进展的同时，周边部溃陷区逐渐修复，并有赤脉伸入，形成广泛瘢痕翳障。

3. 实验室及特殊检查

（1）病变部位刮片：病原体培养可找到致病菌。

（2）免疫学检查：可见病变邻近区域的结膜抑制性 T 细胞减少，IgA 水平升高，浆细胞、淋巴细胞增多，可见结膜上皮中出现免疫球蛋白及补体增加，大量的宿主细胞表达 HLA - Ⅱ类抗原等。

【诊断依据】

1. 患眼疼痛剧烈，羞明流泪，视物模糊。

2. 抱轮红赤或白睛混赤；黑睛生翳，四周高起，中间低陷，2% 荧光素液染色检查呈阳性。

3. 病变部位刮片作病原体培养有助于本病的诊断。

【治疗】

1. 辨证论治

（1）肺肝风热证

症状：患眼视力下降，碜涩疼痛，畏光流泪，抱轮红赤，黑睛边缘骤生翳障，渐渐扩大，四周高起，中间低陷，羞明难睁，眼痛；舌红苔薄黄，脉浮数。

辨证要点：风热邪毒侵袭，肺热犯肝，上攻黑睛，其邪不甚，故辨证以黑睛生翳初起、翳障多在边缘等眼症及舌脉为要点。

治法：疏风清热。

方药：加味修肝散[27]加减。白睛混赤甚者，加桑白皮以助清肺热；黑睛生翳渐大者，加龙胆草以助清肝热。

（2）热炽腑实证

症状：患眼视力下降，头目疼痛，碜涩畏光，热泪频流，白睛混赤，黑睛生翳溃陷，从四周蔓生，迅速侵蚀整个黑睛，遮掩瞳神，或见黄液上冲；多伴发热口渴，溲黄便结；舌红苔黄，脉数有力。

辨证要点：风热邪毒未解，外邪入里化火，加之肺肝素有积热，以致脏腑火炽，热盛腑实，灼蚀黑睛，故辨证以黑睛生翳溃陷蔓蚀整个黑睛之眼症及溲黄便结等为要点。

治法：通腑泻热。

方药：泻肝散[79]加减。若白睛混赤严重者，可加桑白皮、金银花、夏枯草以清肝泻肺；伴黄液上冲者，重用栀子、泽泻、生石膏、天花粉以清热泻火。

（3）阳虚寒凝证

症状：患眼视力下降，头眼疼痛，白睛暗赤，黑睛生翳溃陷，状如蚕蚀，迁延不愈；常兼四肢不温；脉沉细，舌淡无苔或白滑苔。

辨证要点：阳气不足，易受寒邪，寒袭厥阴，循经上犯于目，故辨证以黑睛翳陷、迁延不愈之眼症及四肢不温等全身症状为要点。

治法：温阳散寒。

方药：当归四逆汤[51]加减。常于方中加丹参、红花以活血通脉，加木贼、蝉蜕、防风以退翳明目。

2. 外治

（1）滴眼药水：①清热解毒及退翳眼药水，如 0.5% 熊胆眼药水滴眼等。②抗生素类眼药水，如为细菌感染者，可选用 0.25% 氯霉素眼药水、0.3% 诺氟沙星眼药水、0.3% 妥布霉素眼药水等。③同时应用散瞳药物，如用 1% 阿托品眼药水或膏，以防虹膜粘连。④黑睛缘溃疡，有新生血管长入时，可局部使用糖皮质激素滴眼液，如 1% 醋酸泼尼松龙眼液；或使用胶原酶抑制剂，如 2% 半胱氨酸眼药水滴眼；或使用免疫抑制剂滴眼，如 1%～2% 环孢霉素 A 油制剂等。

（2）熏眼及湿热敷：用金银花 15g、蒲公英 15g、黄连 10g、当归尾 12g、防风 10g、杏仁 10g、龙胆草 15g 等，煎水过滤后熏眼，亦可水煎后作湿热敷。

（3）球结膜下注射：重症患者可用鱼腥草注射液，每次 0.5ml，球结膜下注射，隔日 1 次。

（4）手术治疗

采用改良割烙术，适用于蚕蚀性角膜溃疡者。具体方法如下：①术前滴抗生素眼药水 2～3 天。②术时用 0.5% 地卡因表面麻醉及 2% 普鲁卡因球结膜下浸润麻醉，重症作球后麻醉。③放置开睑器，距角膜缘 2mm 处剪开溃疡方位的球结膜，剪开范围必须超过病变范围 3～4mm。④割除角膜缘及溃疡表面的病变组织，清除必须彻底，范围要稍大于病变区，但切勿穿破角膜。⑤钝性分离结膜下的筋膜组织，使之和球结膜及巩膜分离，注意保持结膜完整，勿使破裂，并分离其后的筋膜组织约 5～6mm，剪除之。清除巩膜上充血肥厚之组织，灼烙筋膜残端及创面的出血点，灼烙巩膜面充血迂曲的血管，烧灼不可过度，防止巩膜坏死。⑥将球结膜创缘适当后退。⑦术后点抗生素软膏，轻压包扎，每日换药。

对角膜已穿孔或角膜即将穿孔的患者，可行角膜移植手术。

3. 其他治法

蚕蚀性角膜溃疡患者如果上述治疗疗效不佳，可全身应用糖皮质激素进行治疗，如泼尼松龙，待炎症控制后逐渐减量。重症者可用免疫抑制剂，如环磷酰胺、甲氨喋呤等，但应注意毒性反应。

【预防与调护】

1. 病情严重的患者，应住院治疗，仔细检查以排除多重感染，及时了解有无眼压升高和黑睛进行性变薄等，以防黑睛穿孔。

2. 坚持用药，直到黑睛溃疡面愈合。

3. 其余同聚星障。

第三节　湿　翳

湿翳是指黑睛生翳，其表面微隆起，状如豆腐渣样，外观干而粗糙的眼病。该病名首载于《一草亭目科全书》，但无详细论述。本病多见于我国南方温热潮湿气候地区，又以夏秋收割季节更常见。

湿翳类似于西医学的真菌性角膜炎。常见致病真菌有镰刀菌、念珠菌、曲霉菌等。

【病因病机】

本病多发生于气候潮湿炎热的夏秋农忙季节，因稻芒、麦刺、植物的枝叶擦伤黑睛，或戴角膜接触镜时损伤黑睛，或黑睛手术后造成轻度黑睛外伤等，致湿毒之邪乘伤侵入，湿邪内蕴化热，熏灼黑睛所致。

【临床表现】

1. 自觉症状 因黑睛表浅外伤，眼内逐渐出现碜涩不适，继而疼痛，畏光流泪，有黏性分泌物，视力下降。整个病程较长，可至 2~3 个月。

2. 眼部检查 抱轮红赤或白睛混赤，黑睛生翳，呈圆形或椭圆形或不规则形，与正常组织分界较清楚，翳色灰白，表面微隆起而欠光泽，状如豆腐渣样堆积，外观干燥而粗糙且易刮除，向四周逐渐发展，黑睛后壁出现斑块状沉着物，常伴有黄液上冲，其质大多黏稠，脓量较多，可遮盖大部瞳神；甚则黑睛溃破，黄仁绽出，形成蟹睛。

3. 实验室及特殊检查

（1）角膜组织刮片：可查到真菌。

（2）角膜共焦显微镜：检查角膜感染组织，可显示角膜的超微结构，辅助真菌性角膜炎的诊断。

【诊断依据】

1. 多有树枝、树叶、稻芒、麦刺等植物性黑睛外伤史。

2. 黑睛生翳，表面微隆起，状如豆腐渣样，外观干燥而粗糙，泪多黏稠。

3. 局部体征严重而自觉症状较轻。

4. 病变部位刮片发现真菌菌丝，培养有真菌生长更有助于诊断。

【治疗】

1. 辨证论治

（1）湿重于热证

症状：患眼畏光流泪，疼痛较轻，白睛红赤或抱轮微红，黑睛外伤后，新起之翳，表面稍隆起，形圆而色灰白；多伴不思饮食，口淡无味；舌苔白腻而厚，脉缓。

辨证要点：黑睛外伤，湿毒之邪侵入，湿郁化热，湿重于热，故辨证以黑睛生翳微隆起、色灰白等眼症及全身症状为要点。

治法：祛湿清热。

方药：三仁汤[9]加减。若泪液黏稠者，加黄芩、茵陈以清热利湿；口淡纳差者，常加茯苓、苍术以健脾燥湿。

（2）热重于湿证

症状：患眼碜涩不适，疼痛畏光，流泪黏稠，白睛混赤，黑睛生翳，表面隆起，状如豆腐渣，外观干而粗糙，或见黄液上冲；常伴溺黄便秘；舌红苔黄腻，脉濡数。

辨证要点：因湿热邪毒内蕴，郁久化热，热重于湿，熏灼黑睛，故辨证以黑睛湿翳隆起、状如豆腐渣、外观干而粗糙等眼症及舌脉为要点。

治法：清热化湿。

方药：甘露消毒丹[21]加减。黄液上冲较甚者，可加苡仁、桔梗、玄参以清热解毒排脓；大便秘结者，可加芒硝、石膏以泻热通腑。

2. 外治

（1）滴眼药水：①选用抗真菌眼药水，如0.1%二性霉素B眼药水滴眼。②使用散瞳眼药，如1%阿托品滴眼液或膏，保持瞳孔散大，防止虹膜后粘连，每日2~3次，直至痊愈。

（2）熏眼：用苦参15g、白鲜皮15g、车前草15g、银花15g、龙胆草10g、秦皮10g等，煎水，待温度适宜时熏眼。

（3）手术治疗：角膜变薄即将穿孔者或已穿孔者，可行结膜瓣遮盖术或角膜移植术等。

3. 其他治法

可全身使用抗真菌药物治疗。

【预防与调护】

1. 尽可能避免黑睛创伤。若意外伤及黑睛后，不可滥用抗生素、激素及免疫抑制剂。

2. 已发生病变的患者，需配合医生积极治疗，以防止病情进一步发展和产生严重并发症。

3. 本病忌用糖皮质激素，如果患者患病时正在使用激素，应迅速减药至停用。

第四节　凝　脂　翳

凝脂翳是指黑睛生翳，状如凝脂，多伴有黄液上冲的急重眼病。该病名首载于《证治准绳·杂病·七窍门》，而《审视瑶函·凝脂翳症》中对其症状特点和预后均有较详细的阐述，说："此症为疾最急，昏瞥者十有七八，其病非一端起，起在风轮上，有点，初生如星，色白，中有㸃，如针刺伤；后渐渐长大，变为黄色，㸃亦渐大为窟。"该病病情危急，发展快，应高度重视。

凝脂翳相当于西医学的细菌性角膜炎，主要指匐行性角膜溃疡和绿脓杆菌性角膜溃疡。

【病因病机】

《诸病源候论·目病诸候·目内有丁候》认为本病因"脏腑热盛，热乘于腑，气冲于目，热气结聚"；而《证治准绳·杂病·七窍门》则指出，若黑睛"四周见有瘀滞者，因血阻道路，清汁不得升运之故。若四周不见瘀赤之甚者，其内络深处，必有阻滞之故。"结合临床归纳为：

1. 黑睛外伤，风热邪毒乘虚袭入，触染黑睛所致；素有漏睛者，因邪毒已伏，更易乘伤侵入而发病。

2. 风热外邪入里化热，或嗜食辛热炙煿，致脏腑热盛，肝胆火炽，上炎于目，灼伤黑睛。

3. 久病之后，或为气虚，或为阴伤，正气不足，外邪滞留，致黑睛溃陷，久不愈复。

【临床表现】

1. 自觉症状 发病急，常在黑睛外伤后 24～48 小时发病。初起症见眼内异物感，患眼涩痛或刺痛，红赤，畏光流泪，眵黄而黏稠，眼睑轻度肿胀，视力下降。病情发展，严重者症见头目剧痛，眼睑红赤肿胀，羞明难睁，热泪如泉，视力剧降。

2. 眼部检查 初起可见抱轮红赤或白睛混赤，黑睛出现米粒或绿豆大小的混浊，色灰白，边缘不清，表面混浊，中部凹陷，其上如覆薄脂；严重者症见白睛混赤浮肿，黑睛如覆凝脂，色黄白，肥浮脆嫩，凹陷扩大加深，甚则可延及整个黑睛；常兼黑睛后沉着物、神水混浊或黄液上冲（见图 11－5），黄液量多时可遮掩整个瞳神。若病情继续发展，可引起黑睛变薄，甚或穿孔，致黄仁绽出而成蟹睛症。极严重者眵泪、凝脂等均呈黄绿色，可于数日内导致黑睛全溃穿破，或脓攻全珠，眼珠塌陷而失明。

3. 实验室及特殊检查 角膜刮片、涂片检查和微生物培养可发现金黄色葡萄球菌、肺炎链球菌或绿脓杆菌（铜绿假单胞菌）生长。

【诊断依据】

1. 常有黑睛外伤史，或同时伴有漏睛病史。

2. 黑睛米粒样混浊，继则扩大呈圆状、片状，表面浮嫩如凝脂，荧光素染色检查阳性，常伴黄液上冲。若凝脂、眵泪及黄液上冲呈黄绿色者，疑为绿脓杆菌所致。

3. 角膜刮片、涂片及细菌培养有助于诊断。

【鉴别诊断】

1. 本病早期须与聚星障进行鉴别，其内容详见表 11－1。

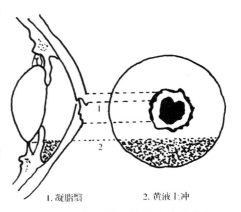

1. 凝脂翳 2. 黄液上冲

图 11－5　凝脂翳及黄液上冲示意图

表 11－1　凝脂翳早期与聚星障鉴别表

病名	凝脂翳早期	聚星障
诱因	黑睛损伤	感冒或劳累后
知觉	变化不明显	病变区知觉减退
眵泪	眵泪呈脓性	泪多眵少或无眵
翳形	初起为单个米粒样混浊，色灰白，边缘不清，表面污浊，如覆薄脂	初起为多个针尖样细小星点混浊，继则融合如树枝状或地图状
复发	无复发	可反复发作
化脓	常化脓，易穿孔，伴黄液上冲	一般不化脓，不穿孔，多无黄液上冲

2. 本病须与湿翳及花翳白陷相鉴别，其内容详见表 11 - 2。

表 11 - 2　凝脂翳与湿翳、花翳白陷的鉴别表

病名	湿翳	凝脂翳	花翳白陷
病因	植物性黑睛外伤后，湿热毒邪侵袭	多为黑睛剔除异物术等，外伤后邪毒感染，常有漏睛史	多无外伤史，系风热外袭
病势	起病缓，发展慢	起病急，发展快	发展缓，病程长
自觉症状	轻	重	随病情发展而加重
眼眵	黏液性	脓性	眵少
翳障形态	状如腐渣，干燥、粗糙、易刮下	状如凝脂，表面湿润，不易刮下	状如花瓣，形如新月，不易刮下
病原检查	刮片有菌丝，培养有真菌	刮片或培养，常可找到致病菌	可找到细菌，或为自身免疫性疾病

【治疗】

本病起病急，来势猛，症状重，变化多，宜综合救治。

1. 辨证论治

（1）风热壅盛证

症状：病变初起，头目疼痛，羞明流泪，视力减退，抱轮红赤，黑睛生翳，边缘不清，如覆薄脂；可见舌质红，苔薄黄，脉浮数。

辨证要点：黑睛表层外伤，风热邪毒因伤袭入，风热壅盛，邪毒结聚黑睛，故辨证以黑睛外伤生翳、如覆薄脂等眼症为要点。

治法：祛风清热。

方药：新制柴连汤[127]加减。若见白睛混赤者，可加金银花、蒲公英、千里光等以清热解毒。

（2）肝胆火炽证

症状：头眼疼痛明显，强烈羞明，热泪如汤，白睛混赤，黑睛生翳，状如凝脂，神水混浊，黄液上冲；可伴口苦溲黄；舌红苔薄黄，脉弦数。

辨证要点：外邪不解，入里化热，致肝胆火炽，上攻黑睛，故辨证以黑睛生翳状如凝脂、黄液上冲等眼症及全身症状为要点。

治法：清肝泻火。

方药：龙胆泻肝汤[29]加减。若见黄液上冲，加野菊花、紫花地丁、败酱草、苡仁等以清热解毒排脓。

（3）热盛腑实证

症状：头目剧痛，眼睑红肿，眵多浓稠，热泪如汤，白睛混赤浮肿，黑睛翳陷，状如凝脂，扩大加深，黄液上冲量多，眵泪、凝脂及脓液色呈黄绿；可伴发热口渴，溺黄便秘；舌红苔黄厚，脉数有力。

辨证要点：脏腑热盛，热毒内结，上攻黑睛，热盛肉腐为脓，辨证则以白睛混赤浮肿、黑睛翳陷深大、黄液量多等眼症为要点。

治法：泻火解毒。

方药：四顺清凉饮子[38]加减。常于方中加银花、野菊花、紫花地丁、败酱草、蒲公英以清热解毒；口干便燥明显者，加天花粉、石膏、芒硝以增清热生津、泻火通腑之功。

（4）气阴两虚证

症状：羞明较轻，或眼内干涩，轻度抱轮红赤，黑睛溃陷，日久不敛；常伴体倦便溏；舌红脉细数，或舌淡脉弱。

辨证要点：病情日久，正虚无力抗邪，余邪未尽，故辨证以黑睛溃陷，日久不敛等眼症及舌脉为要点。

治法：偏阴虚者，滋阴退翳；偏气虚者，益气退翳。

方药：偏于阴虚者用滋阴退翳汤[125]或海藏地黄散[99]加减；偏于气虚者用托里消毒散[54]去陈皮，宜加蝉衣、木贼以祛风退翳。

2. 外治

（1）滴眼药水：①选用清热解毒类眼药水滴眼。②选用敏感的抗生素眼药水滴眼。③1%阿托品眼液或眼膏散瞳，每日3次，以防止黄仁后粘连而引起的瞳神干缺。

（2）涂眼药膏：睡前涂抗生素类眼膏，如0.5%红霉素眼膏等。

（3）洗眼及湿热敷：用银花15g、板蓝根15g、野菊花15g、大青叶15g、千里光15g、荆芥10g、防风10g等清热解毒祛风药水煎，澄清过滤，待微温时冲洗眼部，每日1～3次；或毛巾浸泡后湿热敷眼部。

（4）球结膜下注射：妥布霉素注射液，每次20mg，球结膜下注射，每日1～2次；亦可选用头孢唑啉注射液、万古霉素注射液结膜下注射。若为绿脓杆菌所致者，首选多黏菌素B注射液50mg球结膜下注射，每日1～2次。

（5）手术治疗：有角膜穿破的危险时，可以采取板层角膜移植或穿透性角膜移植术治疗；如角膜已穿孔，眼球内容物脱出，则需行眼内容物剜出术。

3. 其他治法

（1）针刺治疗：取睛明、承泣、丝竹空、攒竹、阳白、太阳、翳明、合谷、肝俞等，每次3～5穴，交替轮取，泻法为主，每日1次。

（2）西药治疗：必要时口服或静脉给足量抗生素治疗。

【预防与调护】

1. 如有黑睛外伤，应及时就诊。配戴隐形眼镜者谨防擦伤黑睛，并注意配戴镜片的卫生。

2. 如素有漏睛者，应及时处理漏睛，消除增加黑睛感染的潜在病灶。对绿脓杆菌感染的住院患者应实行床边隔离。

3. 饮食宜清淡，少食辛辣炙煿之物，并保持二便通畅。

第五节　混　睛　障

混睛障是指黑睛深层呈圆盘状灰白色混浊翳障，障碍视力的眼病。该病名首载于《审视瑶函·混睛障症》，书中对其病位及症状均有记载，说："此症谓漫珠，皆一色之障，世之患者最多，有赤白二症，赤者嫌其多赤脉，白者畏其光滑。"

本病相当于西医学的角膜基质炎。大多属于抗原－抗体在角膜基质内的免疫反应，常与先天性梅毒、结核、单纯疱疹病毒感染、带状疱疹、麻风等有关。

【病因病机】

《医宗金鉴·眼科心法要诀》中认为本病由"肝脏毒风与瘀血上凝所致"。结合临床归纳如下：

1. 风热外袭，上扰目珠，侵犯黑睛。

2. 脏腑热盛，肝胆热毒，循经上攻于目，火郁经脉，气血壅滞，黑睛混浊与赤脉混杂。

3. 素体亏虚，脾胃虚弱，运化无力，内生湿热，熏蒸于目，损伤黑睛。

4. 邪毒不解，久伏体内，耗伤阴液，虚火上炎，黑睛受灼，发为本病。

【临床表现】

1. 自觉症状　目珠疼痛，羞明流泪，视物模糊，严重者视力明显下降。

2. 眼部检查　可见胞睑难睁，抱轮红赤，或白睛混赤，黑睛深层呈圆盘状混浊，逐渐蔓延至整个黑睛，表面粗糙，外观如毛玻璃状，但不形成溃疡（见图 11－6）；常伴黑睛后壁沉着物，神水混浊；赤脉从黑睛边缘逐渐侵入黑睛深层，呈毛刷状排列，可延及整个黑睛，形成赤白混杂的翳障，严重影响视力；多合并瞳神紧小，或可出现瞳神干缺或瞳仁闭锁。

先天性梅毒引起者双眼同时或先后发病，并有马鞍鼻、赫金森（Hutchinson）齿、口角皲裂等先天性梅毒体征；结核性者黑睛翳多呈扇形、周边性，不蔓

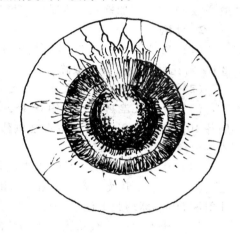

图 11－6　混睛障示意图

延整个黑睛，常单侧患病；病毒感染引起者常表现为黑睛深层圆盘状混浊，易反复发作（参见聚星障一节）。

3. 实验室及特殊检查

（1）血清学检查，如康－华氏反应、荧光素螺旋体抗体吸附试验（FTA－ABS）或微量血清梅毒螺旋体试验（TPHA）阳性。

（2）结核菌素（OT）试验阳性，或胸透、胸部拍片可发现肺部结核病灶等。

【诊断依据】

1. 自觉眼痛，羞明流泪，视力下降。

2. 黑睛深层呈圆盘状灰白色混浊、肿胀，荧光素染色阴性。

3. 梅毒血清学检查、OT 试验、胸透等检查有助于诊断。

【治疗】

若检查为梅毒、结核等原发病因确切者，需综合治疗。

1. 辨证论治

（1）肝经风热证

症状：眼痛，羞明流泪，抱轮红赤，黑睛深层混浊；兼见头痛鼻塞；舌红，苔薄黄，脉浮数。

辨证要点：肝为风木之脏，黑睛属肝，风热之邪上袭黑睛，故辨证以黑睛深层混浊之眼症及舌脉为要点。

治法：祛风清热。

方药：羌活胜风汤[64]加减。白睛红赤明显者，加金银花、菊花、蒲公英以清热解毒；若系梅毒引起者，加土茯苓以驱梅解毒。

（2）肝胆热毒证

症状：患眼刺痛，羞明流泪，抱轮暗红，或白睛混赤，黑睛深层呈圆盘状灰白色混浊肿胀，或赤脉贯布，或赤白混杂；可伴口苦咽干，便秘溲黄；舌红苔黄，脉弦数。

辨证要点：黑睛风轮内应于肝，肝胆热毒炽盛，因热致瘀，或火郁脉络，故辨证以黑睛深层混浊肿胀、赤脉贯布等眼症及全身症状为要点。

治法：清肝解毒，凉血化瘀。

方药：银花解毒汤[116]加减。黑睛灰白混浊肿胀增厚者，可加车前子、茺蔚子以利水消肿；黑睛赤脉瘀滞甚者，可选加当归尾、赤芍、桃仁、红花以活血化瘀；口渴欲饮者，可加生石膏、知母以助清热；便秘者，加玄明粉以助大黄通腑泻下；若系梅毒引起者，加土茯苓以驱梅解毒。

（3）湿热内蕴证

症状：患眼胀痛，羞明流泪，抱轮红赤，或白睛混赤，黑睛深层呈圆盘状灰白色混浊、肿胀；常伴头重胸闷，纳少便溏；舌苔黄腻，脉濡数。

辨证要点：脾失健运，湿邪内停，久则化热，热为湿遏，郁阻于内，不得发越，土盛郁木，故辨证以黑睛深层呈圆盘状灰白色混浊、肿胀明显等眼症及舌脉为要点。

治法：清热化湿。

方药：甘露消毒丹[21]加减。黑睛肿胀明显者，可于方中加车前子、苡仁以利水渗湿；食少纳呆者，可加陈皮、枳壳以理气调中。

（4）阴虚火炎证

症状：病变迁延不愈或反复发作，干涩隐痛，轻度抱轮红赤，黑睛深层混浊；兼见口干咽燥；舌红少津，脉细数。

辨证要点：邪毒不解，久伏体内，耗伤阴液，阴津不足，虚火上炎，故辨证以病变迁延不愈或反复发作、干涩隐痛等眼症及舌脉为要点。

治法：滋阴降火。

方药：滋阴降火汤[126]加减。常于方中加木贼、蝉蜕以退翳明目；若腰膝酸软者，可加枸杞、菟丝子以增滋补肝肾之功。

2. 外治

（1）滴眼药水：①糖皮质激素滴眼液，如选用0.5%醋酸氢化泼尼松龙眼药水或0.5%

醋酸可的松眼药水等。②散瞳，用1%阿托品眼液或眼膏，以防止瞳神干缺。③亦可选用抗生素或抗病毒眼药水滴眼。

（2）湿热敷：内服中药药渣再次煎水过滤，作湿热敷，每日3~4次。

（3）球结膜下注射：炎症较重者，可用地塞米松注射液2.5~5mg，球结膜下注射，隔日1次或视病情而定。亦可用强的松龙0.5ml，每周1~2次。

3. 其他治法

针对原发病因进行治疗，如全身予以抗梅毒、抗结核和抗病毒治疗等。

【预防与调护】

（1）本病因病程长，应坚持治疗，定期随诊。

（2）患者饮食宜清淡，少食辛辣煎炸之物，以免助火生热。

第六节　疳积上目

疳积上目是指继发于小儿疳积，初起眼干涩、夜盲，日久黑睛生翳糜烂，甚则溃破穿孔的眼病。又名小儿疳眼外障、小儿疳伤、疳毒眼、疳眼等。《秘传眼科龙木论·卷之六·小儿疳眼外障》对该病记载较早，说："初患之时，时时痒涩，揩眉咬甲揉鼻，致令翳生，赤肿疼痛，泪出难开。"多见于小儿，常双眼发病。

本病相当于西医学之角膜软化症。是由维生素A缺乏而引起的角膜融解和坏死。

【病因病机】

《审视瑶函·疳伤》认为本病皆因"饮食失节，饥饱失调"，其病机为"疳眼伤脾湿热熏，木盛土衰风毒生"。结合临床归纳为：

1. 小儿喂养不当，或病中无原则忌口，或偏嗜食物，致脾胃虚弱，气血生化不足，肝虚血少，目失濡养。

2. 虫积成疳，脾胃虚弱，脾病及肝，肝虚血少，肝热内生，上攻于目。

3. 久患疳积，脾阳不振，寒凝气滞，阳虚阴盛，水湿不化，水寒之气上凌于目。

【临床表现】

1. 自觉症状　早期主要症状为夜盲，患眼干涩羞明，频频眨眼，或双目紧闭，不愿睁眼，逐渐出现眼痛，畏光流泪，视力下降。

2. 眼部检查　初起眼部改变不明显。白睛表面干燥而少光泽，其色污暗，当眼珠转动时，白睛可出现许多与黑睛缘平行的向心性皱褶纹，随之白睛出现基底向黑睛缘的三角形银白色干燥斑；随着病情的发展，黑睛干燥晦暗失却光泽，黑睛知觉减退、呈灰白色混浊，甚至黑睛表面破损，黑睛深层糜烂变薄坏死，可合并邪毒感染，引起黄液上冲、凝脂翳等。严重者可致整个黑睛坏死、穿破，变为蟹睛、旋螺突起、眼球枯萎等恶候。

本病初起常伴见患儿面色萎黄，身体消瘦，毛发枯焦，皮肤粗糙，精神萎靡，掩面而卧，或烦躁不宁。若见咳嗽，声音嘶哑，频频泄泻，腹大如鼓，青筋暴露等候，则病情危重。

【诊断依据】

1. 夜盲，眼部干涩，频频眨目。

2. 白睛、黑睛表面干燥或粗糙失泽、晦暗，眼珠转动时白睛可出现向心性皱褶，甚或黑睛知觉减退、混浊或溃烂。

3. 全身可伴有疳积症状。

【鉴别诊断】

本病应与高风内障相鉴别。两者相同的是早期出现夜盲。不同的是：高风内障为内障眼病，眼底可见视盘色蜡黄，视网膜血管旁有骨细胞样色素沉着，血管变细，视野逐渐缩窄；疳积上目为外障眼病，其病外显证候明显，可见白睛和黑睛干燥无光泽，甚至黑睛混浊、溃烂等症，一般眼底均正常。

【治疗】

本病是疳积在眼的局部病变，临证时应将眼局部症状与全身症状结合起来，针对致疳原因辨证施治。病情严重者，应采取综合治疗，以迅速控制病情，挽救视力。

1. 辨证论治

（1）肝脾亏虚证

症状：夜盲，白睛干涩，频频眨目，白睛、黑睛失泽；多兼食少纳差，面色萎黄；舌淡红，苔薄白，脉细。

辨证要点：饮食偏嗜，脾胃生化乏源，气血不足，目失濡养，故辨证以夜盲、白睛、黑睛失泽之眼症及全身症状为要点。

治法：健脾益气，消积明目。

方药：参苓白术散[73]加减。夜盲严重者，加鲜猪肝、枸杞、夜明砂以补精血而明目；脘腹胀满者，加厚朴、陈皮以行气宽中；形寒面白、四肢不温者，加附子、砂仁、扁豆等温中散寒。

（2）脾虚肝热证

症状：头眼疼痛，畏光流泪，白睛干燥，抱轮红赤，黑睛混浊或溃烂，甚至黄液上冲，严重者可致黑睛坏死、穿破，变为蟹睛、眼球枯萎等恶候；多伴有腹胀便溏，烦躁不宁；舌红苔薄，脉弦。

辨证要点：虫积成疳，脾胃虚弱，脾病及肝，肝热内生，上攻于目，故辨证以黑睛混浊或溃烂之眼症及全身症状为要点。

治法：健脾清肝，退翳明目。

方药：肥儿丸[69]加减。可于方中加夏枯草、菊花、蝉蜕以退翳明目；若有黄液上冲者，可加苡仁、蒲公英、败酱草以增清热排毒之功。

（3）中焦虚寒证

症状：头眼疼痛，畏光流泪，白睛干燥，抱轮微红，黑睛灰白混浊或溃烂；多伴面白无华，四肢不温，大便频泄；舌淡苔薄，脉细弱。

辨证要点：泄泻日久，中阳不振，寒从中生，寒凝气滞，故辨证以黑睛生翳灰白或溃烂之眼症及全身症状为要点。

治法：温中散寒，补益脾胃。

方药：附子理中汤[61]加减。若脘腹冷痛者，宜加炮姜、肉桂以温中散寒。

若本病有泄泻不止，手足浮肿，全身枯瘦者，当以挽救生命为要，须按儿科疳积危重症救治。

2. 外治

（1）滴眼药水：①可用维生素 A 油剂滴眼。②同时滴用散瞳药防止虹膜粘连，可选用用 1% 阿托品眼药水或眼膏。③用清热解毒类眼药水，如 0.5% 熊胆眼药水滴眼；④可选用抗生素眼药水，如泰利必妥眼药水或妥布霉素眼药水等滴眼。

（2）涂眼药膏：黑睛混浊糜烂时，可用抗生素眼药膏涂眼。

（3）手术治疗：黑睛斑翳难消者，可适时行穿透性角膜移植术或人工角膜进行治疗。

3. 其他治法

（1）针灸治疗：选用中脘、天枢、足三里、气海、脾俞、胃俞、肝俞、肾俞、四缝等穴，每日 1 次，10 次为 1 个疗程，用平补平泻法，或参照小儿疳积的治疗。

（2）捏脊疗法：从长强至大椎穴，以两手指背横压在长强穴部位，向大椎穴推进，同时以两手拇指与食指将皮肤肌肉捏起，交替向上，直至大椎，作为 1 次。如此连续捏脊 6 次。在推捏第 5、6 次时，以拇指在肋部将肌肉提起，约提 4～5 下，捏完后，再以两拇指从命门向肾俞左右推压 2～3 下。每日 2～3 次，连续 3～5 日。此疗法有调理脾胃、调和阴阳、疏通经络的功效。

（3）补充维生素：迅速补充大量维生素 A，同时注意补充维生素 B。

（4）纠正水及电解质失调，以治疗其全身疾病。

【预防与调护】

1. 婴幼儿、孕妇和哺乳期的妇女饮食要合理，防止出现营养不良。

2. 宣传科学喂养婴幼儿常识，教育儿童不要偏食，患病的小孩不应无原则地忌口。

3. 本病黑睛有溃烂者，检查或点眼药时动作应轻柔，以防促成黑睛穿孔。同时应防止患儿用手揉压眼珠。

第七节　暴露赤眼生翳

暴露赤眼生翳是指胞睑闭合不全，致使黑睛长期暴露而生翳的眼病。该病名首见于《银海精微·卷上》，书中不仅阐述了该病的症状特点，还与天行赤眼作了区别，说："暴露赤眼生翳者，与天行赤眼同理……但患于一人而无传染之症。天行者，虽痛肿而无翳；暴露者，痛而生翳。"本病常与胞睑不能覆盖黑睛的症状同时存在，大多为单眼患病，若治不及时，可变生他症。

本病相当于西医学之暴露性角膜炎。

【病因病机】

1. 因风牵睑出、睥翻粘睑等致胞睑不能闭合，黑睛暴露，黑睛失去泪液的润养而生翳。

2. 黑睛暴露于外，风热之邪直袭黑睛，致使黑睛生翳溃陷。

【临床表现】

1. 自觉症状 眼内干涩疼痛，羞明流泪，日久可引起视力下降。

2. 眼部检查 胞睑闭合不全。初起白睛、黑睛干燥，失去光泽；日久白睛混赤，黑睛暴露处生翳，翳色灰白，并有赤脉伸入。若病情发展，翳障可扩大加深，甚则黄液上冲。

【诊断依据】

1. 自觉干涩疼痛，羞明流泪。

2. 眼睑不能闭合，白睛红赤，黑睛暴露处生翳。

【治疗】

本病在辨证治疗的同时，还应当针对黑睛暴露的原因进行综合治疗。

1. 辨证论治

（1）阴液不足证

症状：胞睑不闭，眼内涩痛，抱轮微红，黑睛干燥灰白混浊；可见舌红少苔，脉细。

辨证要点：黑睛失于胞睑卫护，长期暴露，阴津耗损，泪液不能敷布，目失濡润，故辨证以黑睛干燥灰白混浊的眼症为要点。

治法：滋阴润燥。

方药：十珍汤[5]加减。若白睛红赤，可加柴胡、栀子、黄芩以清热；若眼干涩者，可加石斛、花粉以养液润燥。

（2）肝经风热证

症状：患眼磣涩疼痛，畏光流泪，白睛混赤，黑睛生翳溃陷；可兼口苦咽干；舌红苔黄，脉弦数。

辨证要点：胞睑闭合不全，黑睛暴露，外邪侵袭，故辨证以黑睛生翳溃陷的眼症为要点。

治法：平肝清热。

方药：石决明散[35]加减。若生翳溃陷者，常加蝉蜕、防风、桑叶、密蒙花、谷精草退翳明目。

2. 外治

（1）滴眼药水：轻症者频滴人工泪液，结合滴用0.5%熊胆眼药水及抗生素眼药水，每日3～4次。

（2）涂眼药膏：晚间涂抗生素眼膏，如0.5%红霉素眼膏等。

（3）遮盖患眼：用眼垫封盖，戴软性角膜接触镜或戴避风眼镜，以保护黑睛。

（4）手术治疗：必要时可行睑缘缝合术或结膜瓣遮盖术等。

（5）其他：针对造成黑睛暴露的原因进行治疗。

【预防与调护】

1. 注意遮盖患眼，防止风沙刺激。

2. 坚持滴眼药水，保持黑睛滋润。

第八节　宿　翳

宿翳是指黑睛疾患痊愈后遗留下的瘢痕翳障，其边缘清晰，表面光滑，无红赤疼痛的眼病。该病名首见于《目经大成·卷之二下·冰壶秋月》。宿翳的厚薄、透明度及其位置不同，对视力有不同影响，如《证治准绳·杂病·七窍门》述："冰瑕翳证薄薄隐隐，或片或点，生于风轮之上，其色光白而甚薄，如冰上之瑕。若在瞳神傍侧者，视亦不碍光华，"又说："斑脂翳证，其色白中带黑或带青，或焦黄，或微红，或有细细赤脉绊罩。有丝绊者则有病发之患。以不发病者论，大略多者粉青色，结在风轮边傍，大则掩及瞳神，掩及瞳神者，目亦减光。"翳薄如果及早治疗，可望减轻或消退；若年久翳老，用药难以奏效。

本病相当于西医学之角膜瘢痕。宿翳中的冰瑕翳、云翳、厚翳、斑脂翳又分别相当于西医学之角膜云翳、角膜斑翳、角膜白斑、粘连性角膜白斑。

【病因病机】

系黑睛疾病或黑睛外伤痊愈后遗留的瘢痕翳障。黑睛生翳多由外感风热或脏腑热炽所致，火热易伤阴液，且火邪易郁脉络，故瘢痕翳障的形成往往与阴津不足、气血瘀滞有关。

【临床表现】

1. 自觉症状　可有视力下降，无红赤疼痛、羞明流泪等症状。

2. 眼部检查　黑睛上有翳障，部位不定，形状不一，厚薄不等，或为冰瑕翳、云翳、厚翳、斑脂翳，其表面光滑，边缘清楚，荧光素染色阴性。位于黑睛周边者，多不影响视力；翳厚位于黑睛中部遮掩瞳神者，可不同程度地影响视力。

【诊断依据】

1. 有黑睛疾患史。

2. 眼无红赤疼痛。

3. 黑睛遗留形状不一、厚薄不等的瘢痕翳障，荧光素染色检查阴性。

【治疗】

宿翳之辨证应分清新久。新患浅而薄的宿翳，坚持治疗可望减轻；宿翳日久则病情顽固，服药难以奏效，则应选择手术治疗。

1. 辨证论治

（1）阴虚津伤证

症状：黑睛疾病后期，眼内干涩不适，遗留瘢痕翳障；或见舌质红，苔薄白，脉细。

辨证要点：黑睛疾病后期，因久病伤阴，或热灼津液，阴津不足，辨证以眼内干涩不适之症及遗留瘢痕翳障为要点。

治法：养阴退翳。

方药：滋阴退翳汤[125]加减。可于方中加乌贼骨、蒲公英以增退翳明目之功。

（2）气血凝滞证

症状：黑睛宿翳日久，赤脉伸入翳中，视力下降；或见舌红苔薄白，脉缓。

辨证要点：黑睛宿翳日久，气血凝滞，辨证以黑睛宿翳、赤脉伸入翳中之症为要点。

治法：活血退翳。

方药：桃红四物汤[101]加减。可于方中加木贼、蝉蜕、谷精草、密蒙花等以退翳明目。

2. 外治

（1）滴眼药水：可用狄奥宁眼药水，浓度自1%开始，渐增至5%，以消除或减薄角膜瘢痕，但对聚星障引起者一般不用，以免引起复发。

（2）手术治疗：若翳厚且遮挡瞳孔，可考虑作角膜移植手术。

（3）激光治疗：可行准分子激光治疗，参见第七章第五节。

3. 其他治法

针灸治疗：取睛明、承泣、瞳子髎、健明等为主穴，翳明、攒竹、太阳、合谷等为配穴，每次主、配穴各2~3个，交替轮取，平补平泻每日1次，每次留针30分钟，30日为1疗程。

【预防与调护】

慎饮食、避风寒，防止宿翳复发。

第十二章

瞳神疾病

　　瞳神又名瞳子、眸子，简称瞳。亦称瞳仁、瞳人、金井等。瞳神有狭义和广义之分，狭义瞳神即黄仁中央能展缩的圆孔，相当于西医学之瞳孔；广义瞳神是瞳孔及瞳孔后眼内各部组织的总称。这在《证治准绳·杂病·七窍门》中就有记载，说："五轮之中，四轮不鉴，唯瞳神乃照物者"，继之《目经大成·五轮》记述更为详细，说："风轮下一圈收放者为金井，井内黑水曰神膏，有如卵白涂以墨汁，膏中有珠，澄澈而软，状类水晶棋子，曰'黄精'，总名瞳神。"可见，广义瞳神不仅指瞳神本身，而且还包括了其后的黄仁、神水、晶珠、神膏、视衣及目系等组织。

　　五轮学说中瞳神为水轮，传统多认为内应于肾和膀胱，其发病多责之于肾、膀胱。实则瞳神涉及脏腑经络颇多，病变时除与上述脏腑有关外，与其他脏腑功能失调及邪气侵袭也密切相关。其证有虚证、实证、虚实夹杂证。虚证多因脏腑内损，气血不足，真元耗伤，精气不能上荣于目等所致；实证常由风热攻目，气火上逆，痰湿内聚，气滞血瘀，目窍不利等引起；虚实夹杂证则由阴虚火炎，肝阳化风，气虚血滞，脾肾阳虚而水湿内停等引起。此外，瞳神疾病还可因某些外障眼病传变而来，也可因头眼部外伤等导致。

　　本章所言为广义瞳神的疾病，属内障眼病范畴，为常见、多发眼病。主要证候特点为：瞳神形色的异常，如瞳神缩小、散大及变形、变色等；视觉改变，如视物模糊、变形、变色，眼前有物飞动，夜盲，视野缺损，视力骤降，甚至失明。所涉及眼组织广泛，对视力影响明显，病变极其复杂，不能仅凭主观症状进行辨证论治，必须采用现代相关的仪器检查，确定病变的部位及性质，从而进行综合分析、治疗。瞳神疾病包括西医学的葡萄膜疾病、青光眼、晶状体疾病、玻璃体疾病、视网膜疾病、视神经及视路疾病等。

　　治疗时以内治为主要方法，其中虚证多以滋养肝肾、补气血、益精明目等法为主；实证常用清热泻火、疏肝理气、淡渗利湿、化痰散结、凉血止血、活血化瘀、芳香开窍等治疗方法；虚实兼夹证宜以滋阴降火、柔肝熄风、益气活血、健脾渗湿、温阳利水等法治疗。外治方面，局部用药及必要的手术治疗亦十分重要。有的瞳神疾病发病急骤危重，需进行中西医结合治疗，这也是临床常采用的措施之一。此外，尚可配合针灸、激光等其他有效的方法进行综合治疗。

第一节　瞳神紧小

　　瞳神紧小是黄仁受邪，以瞳神持续缩小，展缩不灵，多伴有抱轮红赤为主要临床症状的眼病。又名瞳神焦小、瞳神缩小、瞳神细小及肝决等。本病名首载于《证治准绳·杂病·

七窍门》，书中是以发病时的症状特征而命名的。该病在《原机启微·强阳抟实阴之病》中针对瞳神改变作了形象的描述，说："其病神水紧小，渐小而又小，积渐之至，竟如菜子许"，后在《目经大成·瞳神缩小》中又作了相关记载："此症谓金井倏尔收小，渐渐小如针孔也。"历代对此认识较为统一，而且准确地观察到瞳神缩小为本病的主要症状。该病常见于青壮年，病变多反复，缠绵难愈。

瞳神紧小失治、误治，致瞳神与其后晶珠黏着，边缘参差不齐，失去正圆为临床特征的眼病称瞳神干缺，又名瞳神缺陷。瞳神干缺病名首载于《秘传眼科龙木论·瞳人干缺外障》，书中形容其瞳神变化时说："或上或下，或东或西，常不圆正。"《银海精微·瞳人干缺》记述更细，谓："金井不圆，上下东西如锯齿，蝙缺参差。"本病还易发生并发症，较为常见的有晶珠混浊，视力下降，以至失明。正如《眼科统秘》中记载："瞳人锁扣不开，后渐成障膜，如金花之样，端然失明，惟见三光。"

瞳神紧小、瞳神干缺相当于西医学的前葡萄膜炎。瞳神紧小相当于急性前葡萄膜炎，瞳神干缺相当于慢性前葡萄膜炎。

瞳神紧小及瞳神干缺两病在病因病机和临床表现等方面大致相似，故一并阐述。

【病因病机】

在《原机启微·强阳抟实阴之病》中说："足少阴肾为水，肾之精上为神水，手厥阴心包络为相火，火强抟水，水实而自收，其病神水紧小。"临证中病因病机较为复杂，结合临床归纳如下：

1. 肝经风热或肝胆火邪循经上犯黄仁，黄仁肿胀，展而不缩发为本病。

2. 罹患风湿，或风湿郁而化热，熏蒸黄仁所致。

3. 久病伤阴，肝肾阴亏，虚火上炎，黄仁失养，更因虚火煎灼，黄仁或展而不缩为瞳神紧小，或展缩失灵，与晶珠粘着而成瞳神干缺。

此外，亦可因某些眼病病邪深入或外伤损及黄仁而成本病。

【临床表现】

该病有急性和慢性的区别，一般慢性者各证候较急性者轻，多有并发症出现。

1. 自觉症状 突发眼珠疼痛或胀痛，眉棱骨痛，畏光、流泪，视物模糊等症；或伴关节酸楚疼痛等。

2. 眼部检查 视力不同程度下降，胞睑红肿或重或轻，抱轮红赤或白睛混赤，黑睛后壁可见粉尘状或小点状、羊脂状物沉着（见图 12-1），神水混浊（丁道尔现象阳性）或黄液上冲，或血灌瞳神，黄仁肿胀，纹理不清，瞳神缩小，展缩不灵。或瞳神与晶珠黏着，瞳神失却正圆，或呈梅花状、锯齿状及梨状等（见图 12-2）。或有灰白膜样物覆盖瞳神，晶珠上可有黄仁色素附着，或出现晶珠混浊。

3. 实验室及特殊检查

（1）血沉检查。

（2）类风湿因子检查。

（3）查 HLA-B27 抗原，有助于发现关节强直性脊柱炎。

（4）胸部 X 线检查及纤维结肠镜检查，有助于发现肺及肠道结核病。

（5）梅毒抗体的测定。

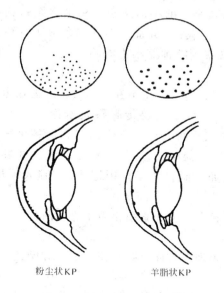

粉尘状KP　　　　羊脂状KP

图 12 - 1　黑睛后壁沉着物示意图

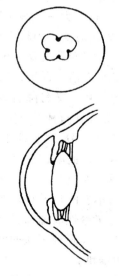

图 12 - 2　瞳神干缺示意图

【诊断依据】

1. 抱轮红赤或白睛混赤。

2. 黑睛后壁可见粉尘状或小点状、羊脂状物沉着。

3. 神水混浊（丁道尔现象阳性）。

4. 瞳神紧小或瞳神干缺。

【治疗】

治疗中尽可能防止瞳神与晶珠黏着，减少或减轻并发症的发生，务必尽早在局部应用散瞳药物。

1. 辨证论治

（1）肝经风热证

症状：突感轻微的眼珠疼痛，畏光、流泪，视物稍模糊；轻度抱轮红赤，黑睛后壁可见少许粉尘状物附着，神水轻度混浊，瞳神稍有缩小，展缩欠灵；舌苔薄黄，脉浮数。

辨证要点：风热上扰黄仁，发病较急，但属病邪初犯，病症均较轻，故辨证以轻度抱轮红赤、瞳神稍有缩小等眼症及舌脉为要点。

治法：疏风清热。

方药：新制柴连汤[127]加减。若红赤较甚者，加生地、丹皮、决明子、密蒙花等退赤止痛；神水混浊较明显者，可加泽泻、猪苓以利水泻热。

（2）肝胆火炽证

症状：眼珠疼痛，眉棱骨痛，畏光、流泪，视力下降；胞睑红肿，白睛混赤，黑睛后壁可见点状或羊脂状沉着物，神水混浊，或黄液上冲，黄仁肿胀，纹理不清，瞳神缩小，展缩不灵，或瞳神干缺，或可见神膏内细尘状混浊；口苦咽干，大便秘结；舌红苔黄，脉弦数。

辨证要点：黄仁属肝，神水属胆，肝胆火炽，系实证、阳证，故辨证以发病时眼部症状急重、视力下降、白睛混赤、神水混浊、瞳神缩小且展缩失灵等主要眼症以及全身症状等为要点。

治法：清泻肝胆。

方药：龙胆泻肝汤[29]加减。用于眼珠疼痛、白睛混赤甚者，可加赤芍、丹皮、茜草以清热凉血、退赤止痛；若见黄液上冲者，可加蒲公英、紫花地丁、败酱草以清热解毒、排脓止痛；兼口苦咽干、大便秘结者加花粉、大黄以清热生津、泻下攻积。

（3）风湿夹热证

症状：发病较缓，病情缠绵，反复发作。眼珠坠胀疼痛，眉棱骨胀痛，畏光、流泪，视力缓降，抱轮红赤或白睛混赤，黑睛后壁有点状或羊脂状物沉着，神水混浊，黄仁肿胀，纹理不清；瞳神缩小，展缩失灵，或瞳神干缺，或瞳神区有灰白膜样物覆盖，或可见神膏内有细尘状、絮状混浊；常伴肢节肿胀，酸楚疼痛；舌红苔黄腻，脉濡数或弦数。

辨证要点：风湿与热邪相搏，风湿热邪黏滞重着，熏蒸肝胆，黄仁受损，辨证以发病较缓、病情缠绵，且易反复，眼珠及眉棱骨胀痛之眼症及肢节肿胀、酸楚疼痛等症状为要点。

治法：祛风清热除湿。

方药：抑阳酒连散[67]加减。经治疗已无肢节肿胀、酸楚疼痛者可去方中独活、羌活；若神水混浊甚者，可加车前子、薏苡仁、泽泻以健脾渗湿；脘痞、苔腻者，系湿邪为盛，去方中知母、寒水石，酌加白蔻、薏苡仁等。

（4）虚火上炎证

症状：病势较缓，时轻时重，眼干不适，视物昏花，或见抱轮红赤，黑睛后壁可有粉尘状物沉着，可见神水混浊，黄仁轻度萎废，瞳神干缺，晶珠混浊；可兼失眠烦热，口燥咽干；舌红少苔，脉细数。

辨证要点：久病伤阴，阴虚火炎，黄仁失养，正虚邪亦不甚。辨证以病势缓、眼症时轻时重及全身症状和舌脉为要点。

治法：滋阴降火。

方药：知柏地黄丸[75]加减。病久肝肾阴亏，精血不足，眼干不适，黄仁日渐萎废，瞳神干缺，晶珠混浊者，可用滋养肝肾、补血益精的杞菊地黄丸[63]加减。

2. 外治

（1）滴眼药水：①散瞳为先，重症者可滴用1%～2%阿托品眼药水（或膏），每日2～3次，以防止和拉开瞳孔与晶状体粘连。若不能拉开粘连，即采用散瞳合剂（1%阿托品注射液0.3ml、1%可卡因注射液0.3ml、0.1%肾上腺素注射液0.3ml的混合液）作结膜下注射。症轻或阿托品过敏者可用2%后马托品眼液（或膏）。恢复期一般用0.5%～1%的托品酰胺眼药水散瞳，每日1～2次。②糖皮质激素眼药水，如0.5%醋酸泼尼松龙眼药水或0.1%地塞米松磷酸盐眼药水，每日4～8次。病情重者，每30分钟1次，继后每1小时1次。③抗生素眼药水滴眼，如泰利必妥眼液等。

（2）涂眼药膏：睡前涂0.5%四环素可的松眼膏。

（3）药物熨敷：将内服方之药渣布包，在温度适宜时即可进行眼部药物熨敷，以利退赤止痛。

（4）结膜下注射：地塞米松注射液 2.5～5mg 作结膜下注射，每日 1 次或视病情而定。

3. 其他治法

（1）中成药治疗：根据证型，可选用龙胆泻肝丸（水丸）、知柏地黄丸、杞菊地黄丸等。

（2）针灸治疗：①肝经风热者，针用泻法，针睛明、申脉、太冲、曲泉、合谷。②肝胆火炽者，针用泻法，针太冲、风池、睛明、太阳、印堂。③风湿夹热者，针用泻法，针合谷、曲池、承泣、攒竹、风池。④虚火上炎者，针用补法，针睛明、四白、三阴交、行间、肝俞、太溪等。均每日 1 次，留针 30 分钟，10 日为 1 个疗程。

（3）中西医结合治疗：必要时可采用中西医结合治疗，服用糖皮质激素药物，如强的松；以及非甾体类消炎药，如消炎痛或阿斯匹林、保泰松片剂等。如有结核可行抗结核治疗，有梅毒行驱梅治疗等。

【预防与调护】

1. 全力防止瞳神后粘连，减少或减轻并发症的发生。

2. 应用糖皮质激素药物的时间不宜过长，以避免并发症的发生。

3. 注意原发病的治疗。

4. 避免辛燥之物的刺激，保持大便通畅。

附：葡萄膜炎的病因及分类

葡萄膜由虹膜、睫状体及脉络膜组成，这三部分组织相互连接，炎症时多互有影响。且病因及发病机制极复杂，易发生严重并发症，为常见的致盲眼病之一。

【病因】

1. 感染因素　可因病毒、细菌、真菌、寄生虫、立克次体等病原体直接侵犯葡萄膜引起炎症，或直接侵犯视网膜、视网膜血管及眼内容物而发生葡萄膜炎症，或因此诱发的抗原抗体及补体复合物引起，或病原体与人体或眼组织的交叉反应引起的免疫反应。

2. 非感染性因素

（1）外源性因素：如手术、外伤、酸、碱及药物等物理或化学性损伤可导致。

（2）内源性因素：①自身免疫反应，如正常眼组织中含有致葡萄膜炎的抗原，在机体免疫功能紊乱时，就出现对自身抗原的免疫反应而生本病。②氧化损伤因素，如变性组织或坏死肿瘤组织所致氧自由基代谢产物。

3. 免疫遗传因素　有学者发现葡萄膜炎与 HLA 抗原有关。HLA 抗原为组织相关抗原，凡与它有关联的病变多有一定程度的遗传倾向，如强直性脊柱炎合并葡萄膜炎与 HLA－B27 有关等。

【分类】

本病分类方法多。

1. 按病因分为感染性和非感染性。

2. 按病程分为急性、亚急性、慢性和陈旧性。

3. 按病理形态分为肉芽肿性和非肉芽肿性。

4. 按解剖部位分是目前临床最常用的分类方法。

（1）前葡萄膜炎：即虹膜和睫状冠以前的睫状体组织发炎，称虹膜炎、前部睫状体炎及虹膜睫状体炎。

（2）中间葡萄膜炎：即睫状体扁平部、玻璃体基底部、周边视网膜及脉络膜炎性和增生性疾病。

（3）后葡萄膜炎：即脉络膜、视网膜、视网膜血管及玻璃体等组织的炎性疾病，称脉络膜炎、脉络膜视网膜炎及视神经视网膜炎。

（3）全葡萄膜炎：包括前、中、后葡萄膜炎的混合型，称全葡萄膜炎。

第二节 绿风内障

绿风内障是以头眼胀痛，眼珠变硬，瞳神散大，瞳色淡绿，视力锐减为主要临床特征的眼病。又名绿风、绿盲、绿水灌珠等。《龙树菩萨眼论》对本病症状及预后记载较为详尽，说："若眼初觉患者，头微旋，额角偏痛，连眼眶骨及鼻额时时痛，眼涩，兼有花，睛时痛，……初患皆从一眼前恶，恶后必相牵俱损。其状妇人患多于男子，……初觉即急疗之，……若瞳人开张，兼有青色，绝见三光者，拱手无方可救"，而《秘传眼科龙木论·绿风内障》中还记述了本病发作时可出现"呕吐恶心"之症等。该病发病急，病情危重，应尽早及时治疗，若被贻误，患眼极易失明。绿风内障是常见的致盲眼病之一，可两眼先后或两眼同时发病，多见于 50 岁以上的老年人，女性常见，女性患者发病率常为男性患者的 2 倍。

绿风内障相当于西医学之急性闭角型青光眼。

【病因病机】

《外台秘要·眼疾品类不同候》中认为"内肝管缺，眼孔不通"则发本病，而《证治准绳·杂病·七窍门》中则谓"痰湿所致，火郁、忧思、忿怒之过"引起。结合临床归纳如下：

1. 邪热犯内，肝胆火热亢盛，热极生风，风火上攻头目，目中玄府闭塞，神水排出受阻，积于眼内所致。

2. 情志过激，气郁生火，气火上逆，壅塞目中玄府，神水排出不畅，蓄积于目中。

3. 脾湿生痰，痰郁化热，痰火郁结，上攻于目，阻塞玄府，神水滞留目内遂致。

【临床表现】

1. 自觉症状

（1）先兆期：时有傍晚视物昏朦，虹视，患眼同侧额部疼痛及鼻根酸胀，休息后各症缓解或消除。

（2）急性发作期：头眼剧烈胀痛，畏光流泪，视物不清或视力骤降，虹视。常伴有恶心、呕吐等全身症状，易被误诊为胃肠疾病。

2. 眼部检查

（1）先兆期：偶有昏朦雾视。可见前房稍浅、房角窄等特征，或一眼有本病史，或有明确的该病家族史等，皆可认为属发作先兆期。

（2）急性发作期：视力锐降，常为数指或手动，严重时仅存光感；胞睑肿胀，抱轮红赤或白睛混赤，甚而白睛混赤、肿胀；黑睛雾状水肿，黑睛后壁可有黄仁色素附着；前房极浅，可有神水混浊；黄仁晦暗，纹理模糊；瞳神中等度散大，展缩失灵，房角关闭甚或粘连；目珠胀硬，眼压升高，多在50mmHg以上。

3. 实验室及特殊检查

（1）先兆期各症多不典型，若疑为本病者可行暗室试验检查。即患者在清醒状态下，在暗室内静坐1~2小时后，暗光检查眼压，眼压升高超过8mmHg者为阳性。可进一步作青光眼排除试验。

（2）房角镜检查。观察前房角是否有粘连及粘连的程度（判断房角属窄Ⅰ、窄Ⅱ、窄Ⅲ、窄Ⅳ），对诊断和治疗均有重要意义。

【诊断依据】

1. 头眼胀痛，目珠胀硬，眼压升高明显。
2. 视力下降。
3. 抱轮红赤或白睛混赤、肿胀。
4. 黑睛雾状水肿，前房极浅。
5. 瞳神中等度散大，展缩不灵。

【鉴别诊断】

本病应与天行赤眼、瞳神紧小进行鉴别，其内容详见表12-1。

表12-1 天行赤眼、瞳神紧小、绿风内障的鉴别表

症状	天行赤眼	瞳神紧小	绿风内障
疼痛	眼灼热痛痒	眼及眉骨疼痛或胀痛	头眼剧烈胀痛
视觉	视力正常，或偶有一过性虹视	视力下降	视力锐降、虹视
胞睑	重者胞睑红肿	重者胞睑红肿	胞睑肿胀
白睛	白睛红赤	抱轮红赤或白睛混赤	抱轮红赤或白睛混赤肿胀
黑睛	或有星翳	黑睛后壁有灰白色沉着物	黑睛雾状水肿
前房	深浅正常	深浅正常	浅或极浅
神水	明洁	混浊或黄液上冲	混浊
黄仁	纹理清	纹理不清	晦暗、纹理不清
瞳神	正圆	缩小或干缺	散大
晶珠	透明	透明或黄仁色素附着	透明或黄仁色素附着
眼压	正常	正常或偏低	增高
全身症	多无不适	或有头痛	患眼同侧头痛，多伴恶心、呕吐

【治疗】

本病发病急，对视力危害极大，甚至可致失明，以挽救视力为先，临证时宜中西医结合治疗。

1. 辨证论治

（1）风火攻目证

症状：头痛如劈，目珠胀硬，视力锐减，眼压升高，胞睑红肿，白睛混赤肿胀，黑睛雾状水肿，前房极浅，黄仁晦暗，瞳神中等度散大，展缩不灵，房角关闭甚或粘连；多伴有恶心、呕吐等全身症状；舌红苔黄，脉弦数。

辨证要点：风火交炽，上攻头目，目中玄府闭塞，故辨证以发病急重，视力锐减，目珠胀硬，眼压升高之眼症及头痛如劈等全身症状为要点。

治法：清热泻火，平肝熄风。

方药：绿风羚羊饮[110]加减。头痛甚者，宜加川芎、菊花、石膏以清散热邪；伴有恶心、呕吐者，可加代赭石、竹茹以清热降逆止呕；目珠胀硬，神水积滞者，常加猪苓、通草、泽泻以利水泻热。

（2）气火上逆证

症状：头眼剧烈胀痛，视力骤降，眼压升高，白睛混赤，黑睛雾状混浊，前房极浅，黄仁晦暗，纹理模糊，瞳神中等度散大，展缩不灵，房角关闭甚或粘连；伴有胸闷嗳气，恶心、呕吐，口苦；舌红苔黄，脉弦数。

辨证要点：有情志过激之诱因，气火上逆攻目，故辨证以上述眼症突发、急重及胸闷嗳气等症为其要点。

治法：疏肝解郁，泻火降逆。

方药：丹栀逍遥散[11]合左金丸加减。伴胸闷胁肋胀痛者，加郁金、香附以疏肝行气止痛；目珠胀硬，黑睛雾状混浊，加猪苓、通草、泽泻以利水泻热。

（3）痰火郁结证

症状：头眼胀痛，视力锐减，眼压升高，抱轮红赤或白睛混赤，黑睛雾状混浊，前房较浅，瞳神稍有散大，展缩不灵，房角关闭或粘连；动辄眩晕、呕吐痰涎；舌红苔黄，脉弦滑。

辨证要点：脾湿不运生痰，郁久则化火，痰火上攻头目，故辨证以上述眼症皆备，更以动辄眩晕、呕吐痰涎及舌脉为要点。

治法：降火逐痰。

方药：将军定痛丸[89]加减。若动辄眩晕、呕吐甚者，加天竺黄、竹茹等以清火化痰；黑睛雾状混浊，眼压升高甚者，可加猪苓、云苓、通草、泽泻以利水泻热。

2. 急救治疗

（1）点滴缩瞳剂：瞳孔大者可用1%～2%毛果芸香碱眼药水，每15分钟1次，待眼压下降或瞳孔大小恢复，可维持每日3～4次缩瞳，或根据病情确定滴药次数。

（2）激素类：白睛混赤、神水混浊者可全身或局部应用糖皮质激素制剂。

（3）高渗脱水剂：可选用甘露醇、山梨醇及甘油等，如用20%甘露醇溶液1～1.5g/kg·d静脉快速滴注。

（4）碳酸酐酶抑制剂：可选用乙酰唑胺（醋氮酰胺）或醋甲唑胺等口服。

（5）手术治疗：经上述药物治疗后，根据眼压恢复情况及房角粘连的范围来选择手术方式。①若眼压恢复在正常范围，房角开放或粘连不超过1/3者，行周边虹膜切除术或激光虹膜切开术。②若眼压不能恢复在正常范围，房角广泛粘连者，行滤过性手术，目前临床多选用小梁切除术。

3. 其他治法

配合针灸治疗可缓解头眼疼痛及恶心、呕吐等全身症状，对视功能有一定保护作用。

主穴：睛明、上睛明、风池、太阳、四白、合谷、神门、百会；

配穴：风火攻目证，选曲池、外关；气火上逆证，选行间、太冲；痰火郁结证，选丰隆、足三里等。恶心呕吐明显者加内关、胃俞。

以上均用捻转提插之泻法，行手法至有明显针感后出针，或留针10分钟。疼痛严重者，可于大敦、合谷、角孙、太阳等穴点刺放血。

【预防与调护】

1. 预防情志过激及情志抑郁，心胸开阔，减少诱发因素。

2. 若服药无效，迅速配合手术治疗。

3. 术后坚持复查治疗，根据辨证论治，服用中药保护视功能。

第三节　青风内障

青风内障是指眼无明显不适，或时有轻度眼胀及视物昏朦，视野渐窄，终致失明的内障眼病。又名青风、青风障症等。病名出自《太平圣惠方·治眼内障诸方》，书中说："青风内障，瞳人虽在，昏暗渐不见物，状如青盲。"同时《证治准绳·杂病·七窍门》中除对其症状进行描述外，还论及了治疗和预后，谓："青风内障证，视瞳神内有气色，昏蒙如晴山笼淡烟也。然自视尚见，但比平时光华则昏蒙日进。急宜治之……不知其危而不急救者，盲在旦夕耳。"可见本病初起时病情轻，病势缓，视力下降不明显，极易被患者忽略，当发展至行走碰物撞人，视野缩窄，已损害目系，邪坚病固，治疗就极为困难。一般多为双眼受累，亦可双眼同时或先后发病。

青风内障相当于西医学之原发性开角型青光眼。

【病因病机】

《秘传眼科龙木论·青风内障》中认为本病多因虚所致，书中谓："因五脏虚劳所作。"而记载稍详当是《审视瑶函·内障》，认为虚、实皆有之，说："阴虚血少之人，及竭劳心思，忧郁忿恚，用意太过者，每有此患。然无头风痰气火攻者，则无此患。"结合临床归纳如下：

1. 先天禀赋不足，命门火衰，不能温运脾阳，水谷不化精微，生湿生痰，痰湿流窜目中脉络，阻滞目中玄府，玄府受损，神水运行不畅而滞留于目。

2. 肝郁气滞，气郁化火，致目中脉络不利，玄府郁闭，神水瘀滞。

3. 久病肝肾亏虚，目窍失养，神水滞涩。

【临床表现】

1. 自觉症状 患病早期，眼无不适，或偶有视物昏朦、目珠发胀。至晚期常视物不清，易撞人碰物，甚者失明。

2. 眼部检查

（1）视力：视力多无明显改变，或有所下降，或已失明。

（2）白睛无红赤，或轻度抱轮红赤。黑睛透明，前房深浅多正常，前房角开放，瞳神大小正常或稍偏大。

（3）视盘变化：典型患者视盘生理凹陷加深扩大，杯/盘比加大（C/D 之比 >0.6）；或双眼视盘比值不等，双眼 C/D 差值 >0.2；最后视盘色苍白，视盘血管向鼻侧移位，在视盘缘呈屈膝状（见彩图 12－3）。病变早期可见视盘缘变窄，特别是颞上、颞下象限处明显，若疑为本病，应追踪随访。

（4）眼压：病变早期眼压不稳定，时有升高，随病变发展眼压渐高，但多为中等度升高。检测 24 小时眼压可发现眼压高峰及较大波动值。一般以清晨、上午较高，午后渐降。

（5）视野：①中心视野改变：早期可见典型的孤立的旁中心暗点（图 12－4－①）和鼻侧阶梯（图 12－4－②）；中期可见旁中心暗点渐渐扩大，多个暗点融合成弓形暗点（图 12－4－③），逐渐发展形成较大的鼻侧阶梯，若上方和下方弓形暗点相接即成环形暗点。②周边视野改变：通常在出现旁中心暗点后就有改变，视野缩小常开始于鼻上方，渐次为鼻下方、颞侧，进行性向心性缩小，最后视野仅存中央部 5°~10°的管状视野（见图 12－4－④）。

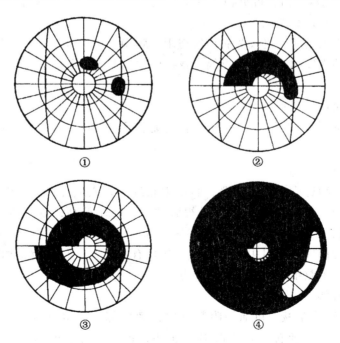

①　　　　　　　②

③　　　　　　　④

图 12－4　青风内障视野变化示意图

3. 实验室及特殊检查

（1）视野检查：定期检查、对比，有助于诊断本病。

（2）对比敏感度检查：多有空间/时间对比敏感度下降。

（3）房角检查：房角无粘连，为宽角。

（4）视觉电生理检查：图形 VEP 峰潜时延迟，波幅下降；图形 ERG 振幅下降。

（5）共焦激光扫描检眼镜检查：分析、计算视盘生理凹陷扩大加深的量。

（6）激光扫描偏振仪（神经纤维分析仪）检查：较视野检查更客观、敏感。

【诊断依据】

1. 视野缺损。

2. 眼压升高，或眼压在正常范围。

3. 视盘特有的形态改变，有视网膜神经纤维层缺损。

4. 尽可能作特殊检查以协助诊断。

【治疗】

本病初发症轻，病势缓，极易忽视。在防治过程中，应加强各项检查，随访追踪，尽早确诊，以便进行中西医结合治疗。

1. 辨证论治

（1）痰湿泛目证

症状：早期偶有视物昏矇，或瞳神稍大，眼底视盘杯盘比增大，或两眼视盘杯盘比差值大于 0.2；严重时视盘苍白，可见视野缺损，甚或成管状，眼压偏高；全身可伴头昏眩晕，欲呕恶；舌淡苔白腻，脉滑。

辨证要点：先天禀赋不足或久病耗气伤阳，脾阳失于温养，气机凝滞，水湿运化无力，痰湿犯目，有碍神光发越，故辨证以偶有视物昏矇，眼无红赤胀痛，渐至视野缺损及全身症状为要点。

治法：温阳化痰，利水渗湿。

方药：温胆汤[123]合五苓散[16]加减。若痰湿上泛，头眼胀痛者，可加川芎、车前草、通草以利水渗湿。

（2）肝郁气滞证

症状：时有视物昏矇，目珠微胀，轻度抱轮红赤，或瞳神稍大，眼底视盘杯盘比大于 0.6，或两眼视杯盘比差大于 0.2；可见视野缺损，眼压偏高；或兼情志不舒，心烦口苦，舌红苔黄，脉象弦细。

辨证要点：肝郁气滞，目中脉络不畅，除具有上述眼症外，辨证以情志不舒、心烦口苦、舌红苔黄、脉象弦细等全身症状为要点。

治法：疏肝解郁。

方药：逍遥散[104]加减。可加香附行气以助解气郁，加川芎活血祛瘀以理血郁，加半夏、竹茹利水渗湿以治痰郁。若头眼时有胀痛，视力渐降，可加丹皮、菊花以清肝明目止痛。

（3）肝肾亏虚证

症状：患病时久，视物不清，瞳神稍大，视野缺损或呈管状，视盘苍白；可伴头晕失眠，精神倦怠，腰膝无力，舌淡苔薄，脉细沉无力；或面白肢冷，精神倦怠，舌淡苔白，脉细沉。

辨证要点：病至后期，精血不养目窍，神光衰微，故辨证以视物不清、视盘苍白等眼症及全身症状为要点。

治法：补益肝肾。

方药：加减驻景丸[26]加减。视力日减，视野渐窄者，加党参、白芍、川芎、当归等以益气养血；若见面白肢冷，精神倦怠，偏肾阳虚者，可用肾气丸加减。

2. 急救治疗 参见"绿风内障"。

3. 其他治法

（1）中成药治疗：根据证型，选用五苓散、逍遥丸等。

（2）针刺治疗：主穴同"绿风内障"的治疗，配穴：痰湿泛目证选脾俞、肺俞、三阴交、丰隆；肝郁气滞证选三阴交、丰隆、内关、太冲；肝肾亏虚证选肝俞、肾俞、太溪、三阴交。根据虚实选用补泻手法，每日1次，留针30分钟，10日为1个疗程。

（3）若上述各法治疗不理想者，可考虑小梁切除术或氩激光小梁成形术等。

【预防与调护】

1. 积极参加青光眼普查，一旦发现眼压偏高、视野有改变及眼底 C/D 值较正常为大时，尽量作相关检查，以明确诊断或排除此病。

2. 若已确诊为本病，应寻求控制病变发展的治疗方案，不能轻易放弃治疗，否则会造成患眼失明。

3. 注意休息，不宜长时间熬夜。

第四节　圆翳内障

圆翳内障是指随年龄增长而晶珠逐渐混浊，视力缓慢下降，终致失明的眼病。最早记载见于《外台秘要·出眼疾候》，书中描述了本病的发生和漫长的发展过程及后果，说："眼无所因起，忽然膜膜，不痛不痒，渐渐不明，久历年岁，遂致失明。令观容状，眼形不异，唯正当眼中央小珠子里，乃有其障，作青白色，虽不辨物，犹知明暗三光，知昼知夜"。在《证治准绳·杂病·七窍门》中，对晶珠完全混浊的圆翳内障记载尤为准确，说："瞳神中白色如银也……重则瞳神皆雪白而圆亮。"古人还根据晶珠混浊的部位、形态、程度及颜色等不同，分别命名为浮翳、沉翳、冰翳、横翳、散翳、枣花翳、偃月翳、白翳黄心、黑水凝翳等。本病多见于50岁以上的老年人，随年龄增长患病率增高且晶珠混浊加重。可一眼或两眼先后或同时发病，病程一般较长。

此外，若晶珠混浊为与生俱来，称为胎患内障；外伤致晶珠混浊，又称为惊震内障；还有因其他眼病引起的晶珠混浊，如金内障、金花内障等。

圆翳内障相当于西医学的老年性白内障，或称年龄相关性白内障。

【病因病机】

古代医籍中认为本病的发生与"肝风上冲"、"肝气冲上"、"肝肾俱虚"等因素有关。结合临床归纳如下：

1. 肝热上扰，晶珠逐渐混浊。

2. 年老体弱，肝肾不足，精血亏损，不能滋养晶珠而混浊。

3. 年老脾虚气弱，运化失健，精微输布乏力，不能濡养晶珠而混浊；或水湿内生，上泛晶珠而混浊。

【临床表现】

1. 自觉症状

自觉视物模糊，或视近尚明而视远模糊，或眼前可见固定不动的黑影，或视一为二，或可有虹视等。

2. 眼部检查

视力下降，与病程长短及晶珠混浊部位密切相关。病程越长视力下降越明显，混浊在瞳神部位视力多有下降。最终视力仅为手动或光感。晶珠可见不同形态、部位、颜色和程度的混浊。在病变早期，用药物散大瞳神可见晶珠周边呈点状或冰棱状混浊，后渐向中心发展而全混浊（见彩图 12-5）。或如"四边皆白，中心一点微黄色"，即古称白翳黄心内障，今之晶状体核混浊，所谓核性白内障（见彩图 12-6）。瞳神展缩正常，正如古称瞳神"阴看则大，阳看则小"。

【诊断依据】

晶珠不同部位、不同形态及不同程度的混浊。

【治疗】

初患圆翳内障者，可用药物治疗，尚能控制或减缓晶珠混浊的发展。晶珠混浊程度较甚或完全混浊者，应行手术治疗。

1. 辨证论治

（1）肝热上扰证

症状：视物不清，视力缓降，晶珠混浊，或有眵泪，目涩胀；时有头昏痛，口苦咽干，便结；舌红苔薄黄，脉弦或弦数。

辨证要点：肝热上扰头目，热灼晶珠，故辨证以晶珠混浊、头时昏痛等全身症状及舌脉为要点。

治法：清热平肝，明目退障。

方药：石决明散[35]加减。因邪热为患，口苦便结者去方中性味辛温的羌活；肝热不甚，无口苦便结者，可去方中栀子、大黄；肝热夹风，头昏痛者，可酌加黄芩、桑叶、菊花、蔓荆子、钩藤、刺蒺藜以助清热平肝、明目退障之功；若口苦咽干甚者，加生地、玄参以清热生津。

（2）肝肾不足证

症状：视物昏花，视力缓降，晶珠混浊；或头昏耳鸣，少寐健忘，腰酸腿软，口干；舌红苔少，脉细。或见耳鸣耳聋，潮热盗汗，虚烦不寐，口咽干痛，小便黄少，大便秘；舌红少津，苔薄黄，脉细弦数。

辨证要点：肝肾亏虚，精血不足，晶珠失于充养而渐渐混浊；或阴亏虚火内生，上炎晶珠而致晶珠渐渐混浊。故辨证当以晶珠混浊及全身症状为要点。

治法：补益肝肾，清热明目。

方药：杞菊地黄丸[63]加减。用于肝血不滋，阴精不荣于上，少寐口干者，宜加女贞子、旱莲草；若阴亏虚火上炎，潮热虚烦，口咽干燥者，可用知柏地黄丸加地骨皮。

（3）脾气虚弱证

症状：视物模糊，视力缓降，或视近尚明而视远模糊；晶珠混浊；伴面色萎黄，少气懒言，肢体倦怠；舌淡苔白，脉缓弱。

辨证要点：脾虚运化失健，水谷精微输布乏力，不能上营晶珠，晶珠失养而混浊；或脾虚水湿不运，上犯晶珠而混浊。故辨证以晶珠混浊及全身症状为要点。

治法：益气健脾，利水渗湿。

方药：四君子汤[36]加减。若大便稀溏者，宜加薏苡仁、扁豆、车前子以利水渗湿；纳差食少者，加山药、神曲、鸡内金、薏苡仁等以补脾和胃渗湿。

2. 外治

（1）滴眼药水：用于滴眼的药物如白内停、法可林、卡他林、卡林－U眼药水等，选用其中之一即可。

（2）手术治疗：①中医眼科传统的手术方法是在翳定障老，瞳神不欹不侧，阴看则大，阳看则小，唯见三光时行白内障针拨术。该手术方法在古代"金针拨内障"的基础上有一定的改进，手术优点是切口小，手术时间短，患者手术时体位可坐可仰卧，尤其对于年老多病不能平卧，无法施行白内障囊内、外手术的患者较为适合。手术时用特制的拨障针等简单手术器械，将完全混浊的晶状体的悬韧带划断，然后转移到靠近视网膜周边部的玻璃体腔内的一种手术方法。其缺点是混浊晶状体存留在玻璃体腔内，易继发青光眼等并发症。随着白内障手术的发展，现已很少选用此种手术方法。②白内障囊内摘除术。③白内障囊外摘除联合人工晶体植入术、超声乳化白内障吸出联合人工晶体植入术等为目前临床常用的主要手术方法。

（3）后发性白内障手术治疗：圆翳内障术后晶状体后囊混浊，在影响视力时可用YAG激光将瞳孔区的晶状体后囊切开，若后囊膜太厚可行手术切开治疗。

3. 其他治法

（1）中成药治疗：根据不同证型，可选用复明片、杞菊地黄丸、知柏地黄丸及石斛夜光丸等。

（2）针灸治疗：本病初中期可行针刺治疗。主穴：太阳、攒竹、百会、四白、完骨、风池、足三里。配穴：肝热上扰证选蠡沟、太冲；肝肾不足证选肝俞；脾气虚弱证选脾俞、三阴交。根据虚实施以补泻。每日1次，留针30分钟，30日为1个疗程。虚象明显者可在肢体躯干穴加施灸法。

【预防与调护】

1. 发现本病应积极治疗，以控制或减缓晶珠混浊的发展。

2. 若患有糖尿病、高血压等全身疾病者，应积极治疗全身病，对控制或减缓晶珠混浊有一定意义，同时也有利于以后手术治疗。

3. 注意饮食调养，慎用辛燥煎炸食品。若为阴亏精血虚少者，可采用沙参、黄精、熟地等食疗。

附：白内障的分类、术前检查及主要手术方法

【分类】

白内障是常见的主要致盲眼病，分类方法较多。

1. 根据发病年龄进行分类 分为先天性、婴儿性、青年性、成年性、老年性白内障等。

2. 根据病因进行分类 分为老年性、外伤性、并发性、代谢性、药物性及中毒性、发育性、后发性白内障等。

3. 根据混浊部位进行分类 分为皮质性白内障、核性白内障、囊膜下白内障等。

4. 根据混浊的形态进行分类 分为点状白内障、冠状白内障、板层状白内障、绕核白内障等。

5. 根据混浊程度进行分类 分为未成熟期白内障、肿胀期白内障、成熟期白内障、过熟期白内障。

【白内障的术前常规检查】

1. 眼部检查

（1）视力：0.3 以下。若仅有手动/眼前或光感者，应检查光定位是否准确，色觉是否正常。若光定位不准确及色觉不正常者，术后视力难以保障。

（2）眼前段检查：无泪囊炎，结膜无充血，角膜透明，房水闪光阴性，虹膜无炎症者方可行手术治疗。若有泪囊炎者必先行泪囊手术。

（3）晶状体核硬度的分级：一般核为白色或浅黄色为 1 度硬化，称 1 级核；核为黄色为 2 度硬化，称 2 级核；核为琥珀色为 3 度硬化，称 3 级核；核为棕黄或棕黑色为 4 度硬化，称 4 级核。

（4）眼压在正常范围。

（5）角膜曲率及 A 型超声波检查眼轴长度，计算人工晶体度数。

（6）视觉电生理检查，初步预测术后视力的恢复情况。

2. 全身检查

（1）血压：在正常范围内。若长期患高血压者不宜降得太低，但亦应在 180/90mmHg 以下。

（2）血常规、尿常规及出、凝血时间检查。

（3）血糖：血糖应在正常范围（6.1mmol/L 以下）。糖尿病患者应在其所适应的范围内尽可能地控制血糖，最好在 8.3mmol/L（150mg%）以下。

（4）心电图、胸部 X 光透视、肝肾功能等检查以确定是否适应手术，必要时请相关科

室会诊或术中监护。

【白内障的主要手术方法】

1. 白内障囊内摘除术 该手术方法多用于晶状体完全混浊者。是将整个混浊晶状体完全摘除，术后无后囊膜残留，不会出现后发性白内障，瞳孔区始终透明。该手术不用在显微镜下进行。其缺点是患者常会发生玻璃体疝、继发青光眼及角膜的损伤，有的还会发生视网膜脱离，加之术后需配戴高度的凸透镜，镜片厚重，且视野范围受限，因此目前已少采用。

2. 白内障囊外摘除联合人工晶体植入术 该手术是在手术显微镜下将晶状体前囊膜作环行撕开，呈直径约 4~5mm 的圆孔，取出混浊核并吸净混浊皮质，然后将人工晶体植入囊袋内的一种方法。该手术方法因保留了后囊膜，克服了白内障囊内摘除术后的一些并发症，而且能迅速恢复视力，临床应用极为广泛。缺点是易出现后发性白内障。

3. 超声乳化白内障吸出联合人工晶体植入术 该手术是在手术显微镜下，于角膜缘后作 6~7mm 长的与角膜缘平行或与角膜缘呈反弧形的巩膜板层切口，撕开晶状体前囊膜 4~5mm 的圆孔，水分离核，用超声乳化仪将晶状体核粉碎并吸出，吸净皮质，然后将人工晶体植入囊袋内。该手术方法切口小，手术时间短，创伤小，保留了后囊膜，迅速恢复视力，是目前临床积极推崇的手术方法之一。

第五节 云雾移睛

云雾移睛是指患眼外观端好，自觉眼前有蚊蝇蛛丝或云雾样飘浮物的眼病。又名蝇翅黑花、眼风黑花、飞蚊症等。本病名见于《证治准绳·杂病·七窍门》，书中对其症状作了形象的描述，说："自见目外有如蝇蛇、旗（旌）旆、蛱蝶、条环等状之物，色或青黑粉白微黄者，在眼外空中飞扬撩乱。仰视则上，俯视则下。"可单眼或双眼发病。

云雾移睛相当于西医学的玻璃体混浊，由玻璃体液化、变性、后脱离或眼内炎症、出血等引起。

【病因病机】

《证治准绳·杂病·七窍门》认为："玄府有伤，络间精液耗涩，郁滞清纯之气而为内障之证。其原皆属胆肾。黑者，胆肾自病；白者，因痰火伤肺，金之清纯不足；黄者，脾胃清纯之气有伤其络。"结合临床归纳为：

1. 肝肾亏损，气血亏虚，目窍失养。

2. 痰湿内蕴，郁久化热，湿热浊气上泛，目中清纯之气被扰。

3. 气滞血瘀，血溢络外，滞于神膏。

【临床表现】

1. 自觉症状 自觉眼前有云雾飘动，或为黑色，或为红色，在明亮白色背景下更明显，可伴"闪光"感。视力可正常或有不同程度障碍。

2. 眼部检查 眼外观如常。玻璃体内可见细尘状、絮状、团块状混浊或为灰白色、黑色、红色等。

3. 实验室及特殊检查

（1）必要时作 B 形超声检查，以了解玻璃体混浊性质。

（2）视觉电生理检查，对无法看清眼底者可了解其视功能状况。

【诊断依据】

自感眼前有云雾飘浮，且随目珠转动而呈无规律飘动。

【鉴别诊断】

本病应与圆翳内障相鉴别。二者均可出现眼前有黑影遮挡。主要区别在于病位不同，云雾移睛病位在玻璃体，黑影随眼球转动而在眼前飘动；圆翳内障病位在晶状体，黑影不随眼球转动而在眼前飘动。

【治疗】

1. 辨证论治

（1）肝肾亏损证

症状：眼前黑影飘动，如蚊翅，如环状、半环状，或伴闪光感，可伴近视，视物昏矇，眼干涩，易疲劳；全身可见头晕耳鸣，腰酸遗泄；舌红苔薄，脉细。

辨证要点：肝肾两亏，精血虚衰，神膏失养，故辨证以眼前黑影飘动，近视及头晕耳鸣等全身症状为要点。

治法：补益肝肾。

方药：明目地黄汤[74]加减。若玻璃体混浊较重，酌加牛膝、丹参以助补肝肾、养血活血，虚火伤络者加知母、黄柏、旱莲草以养阴清热凉血。

（2）气血亏虚证

症状：自觉视物昏花，眼前黑影飘动，时隐时现，不耐久视，睛珠涩痛；全身症见面白无华，头晕心悸，少气懒言；唇淡舌嫩，脉细。

辨证要点：久病气血亏损，气虚不能生血，血虚不能化气，神膏失于濡养，故辨证以眼前黑影飘动，不耐久视，睛珠涩痛及全身症状为要点。

治法：益气补血。

方药：八珍汤[1]或芎归补血汤[55]加减。八珍汤气血双补，适用于眼前黑影飘动，视物昏花，不耐久视之气血两亏者；芎归补血汤重在养血滋阴且清虚热，适用于眼前黑影飘动，时隐时现，睛珠涩痛之血虚生内热者。气虚甚者加黄芪以助补气。

（3）湿热蕴蒸证

症状：自觉眼前黑影浮动，多呈尘状、絮状混浊，视物昏矇；胸闷纳呆，或头重、神疲；苔黄腻，脉滑。

辨证要点：形体肥胖，素嗜肥甘，脾胃湿热内蕴，浊邪上泛，故辨证以黑影为尘絮状及全身症状为要点。

治法：宣化畅中，清热除湿。

方药：三仁汤[9]加减。食少纳呆者加白术、淮山药、白扁豆以健脾益气；混浊呈絮状者加浙贝母、苍术；有心烦口苦、苔黄腻者酌加黄芩、栀子、车前子以助清热除湿。

（4）气滞血瘀证

症状：自觉眼前黑花，呈絮状、块状红色混浊，视力不同程度下降；或有情志不舒，胸胁胀痛；舌有瘀斑，脉弦涩。

辨证要点：情志不舒，肝郁气滞，致脉络瘀阻，血溢络外，滞于神膏，故辨证以眼前团块状或红色、灰白色飘浮物混浊及全身症状为要点。

治法：行气活血。

方药：血府逐瘀汤[56]加减。混浊物鲜红者，宜去桃仁、红花而酌加生蒲黄、生三七以止血化瘀；混浊物呈灰白色者，可加三棱、莪术、鳖甲、牡蛎以助化瘀散结；久瘀伤正，应选加黄芪、党参等扶正祛瘀。

2. 外治

（1）滴眼药水：安酰碘眼药水，滴眼，每次 1 滴，每天 3 ~ 4 次。

（2）手术：对玻璃体混浊久不吸收（一般半年以上），明显影响视力，特别是形成机化膜牵引，易引起视网膜脱离，应采用玻璃体切割术治疗。

3. 其他治法

（1）中成药治疗：根据证型，可选用香砂六君丸、石斛夜光丸、茵陈云茯丸、复方血栓通胶囊等口服。

（2）碘剂、钙剂的应用：可用安妥碘针剂肌肉注射。钙剂一般采用口服法补充。

（3）理疗：选用三七、丹参、安妥碘等作电离子透入。每日 1 次，10 次为 1 个疗程。但对新近出血所致本病者应避免使用。

【预防与调护】

1. 情志调畅，避免急躁、沮丧。并向患者说明病情。

2. 高度近视者，应避免过用目力和头部震动。

3. 出血引起者，饮食宜清淡，少食辛辣炙煿之品。

4. 眼前黑影短期内增加或"闪光"频发时，应详查眼底，防止视网膜脱离。

第六节　络阻暴盲

络阻暴盲是指患眼外观正常，猝然一眼或双眼视力急剧下降，视衣可见典型的缺血性改变为特征的致盲眼病。本病以"暴盲"为名首见于《证治准绳·杂病·七窍门》。又名"落气眼"。对本病特点记载较为准确的当推《抄本眼科》，书中说"不害疾，忽然眼目黑暗，不能视见，白日如夜"。本病发病急骤，多为单眼发病，以中老年多见，无性别差异，多数患者伴有高血压等心脑血管疾病。

本病相当于西医学视网膜动脉阻塞。因视网膜中央动脉的主干或分支阻塞后，引起其所供应区域的视网膜发生急性缺血，导致视功能急剧损害或丧失。

【病因病机】

《证治准绳·杂病·七窍门》中谓："乃否塞关格之病。病于阳伤者，缘忿怒暴悖，恣酒嗜辣好燥腻，及久患热病痰火人，得之则烦躁秘渴。病于阴伤者，多色欲悲伤，思竭哭泣太频之故，患则类中风，中寒之起。"《抄本眼科》指出其病机为"元气下陷，阴气上升"所致，结合临床可归纳为：

1. 忿怒暴悖，气机逆乱，气血上壅，血络瘀阻。
2. 偏食肥甘燥腻，或恣酒嗜辣，痰热内生，血脉闭塞。
3. 年老阴亏，肝肾不足，肝阳上亢，气血并逆，瘀滞脉络。
4. 心气亏虚，推动乏力，血行滞缓，血脉瘀塞。

【临床表现】

1. 自觉症状　突然视力急剧下降，甚至失明，或部分视野缺损。部分患者起病前可有一时性视物模糊、头痛头昏等。

2. 眼部检查　外眼如常，眼底检查可见视网膜动脉显著变细，甚则呈线状；静脉亦变细，血柱呈节段状或念珠状；视网膜后极部灰白色混浊水肿，黄斑区呈圆形或椭圆形红色，临床称之为"樱桃红"；如有视网膜睫状动脉存在则其供血区域呈红色舌状区。分支动脉阻塞时，病变限于该分支营养区域。日久视网膜混浊水肿可消退，但可见视盘色淡白（见彩图 12－7）。

3. 实验室及特殊检查

荧光素眼底血管造影：在病变发生时很难及时进行造影检查，多在病变发生后数小时、数日甚至数周后才进行此项检查，因此差异较大，其常见的变化有以下几种：① 中央动脉主干无灌注或动脉小分支无灌注；② 动脉及静脉充盈迟缓，视网膜循环时间延长；③ 检眼镜下所见的血流"中断"部位仍有荧光素通过；④ 毛细血管无灌注区形成；⑤ 部分血管壁的荧光素渗漏；⑥ 晚期患者可能见不到阻塞的荧光征象。

【诊断依据】

1. 突然视力下降或丧失。
2. 视网膜动脉极细，血柱呈节段状。
3. 视网膜中央动脉阻塞时，后极部广泛性灰白水肿混浊，黄斑樱桃红。
4. 眼底荧光血管造影有助于诊断。

【治疗】

本病为眼科急重症，抢救应尽早、尽快，以通为要，兼顾脏腑之虚实。辅以益气、行气。

1. 辨证论治

（1）气血瘀阻证

症状：眼外观端好，骤然盲无所见，眼底表现同眼部检查；急躁易怒，胸胁胀满，头痛眼胀；舌有瘀点，脉弦或涩。

辨证要点：肝性失制，忿怒暴悖，气逆血壅，气血滞塞而瘀阻目中脉络，致目中脉络闭阻，故辨证以忿怒暴悖之因及舌脉为要点。

治法：行气活血，通窍明目。

方药：通窍活血汤[106]加减。失眠者加夜交藤、酸枣仁以宁心安神；胸胁胀满甚者，加郁金、青皮以行气解郁；视网膜水肿甚者，加琥珀、泽兰、益母草之类活血化瘀、利水消肿。头昏痛者加天麻、牛膝以平肝、引血下行。

（2）痰热上壅证

症状：眼部症状及检查同前；形体多较胖，头眩而重，胸闷烦躁，食少恶心，口苦痰稠；舌苔黄腻，脉弦滑。

辨证要点：过嗜肥甘，聚湿生痰，郁而化热，痰热互结，上壅目中脉络。故辨证以形体较胖或目眩头重及舌脉为要点。

治法：涤痰通络，活血开窍。

方药：涤痰汤[98]加减。方中酌加地龙、川芎、郁金、牛膝、泽兰、麝香以助活血通络开窍之力；若热邪较甚，方中去人参、生姜、大枣，酌加黄连、黄芩以清热涤痰。

（3）肝阳上亢证

症状：眼部症状及眼底检查同前，目干涩；头痛眼胀或眩晕时作，急躁易怒，面赤烘热，心悸健忘，失眠多梦，口苦咽干；脉弦细或数。

辨证要点：久病肝肾阴亏，水不涵木，肝阳失潜，或肝郁气火内生而阴液暗耗，阴不制阳，肝阳亢逆，气血上冲，瘀阻目中脉络，故辨证以年老久病或头晕耳鸣、面赤烘热等症及舌脉为要点。

治法：滋阴潜阳，活血通络。

方药：镇肝熄风汤[128]加减。可于方中加石菖蒲、丹参、丝瓜络、地龙、川芎以助通络活血；心悸健忘、失眠多梦者，宜加夜交藤、珍珠母镇静安神；五心烦热者，加知母、黄柏、地骨皮降虚火；视网膜水肿混浊明显者，加车前子、益母草、泽兰、郁金以活血利水。

（4）气虚血瘀证

症状：发病日久，视物昏矇，动脉细而色淡红或呈白色线条状，视网膜水肿，视盘色淡白；或伴短气乏力，面色萎黄，倦怠懒言；舌淡有瘀斑，脉涩或结代。

辨证要点：气虚血行乏力，血不充脉，目窍失养。故辨证以视盘色淡及全身症状为要点。

治法：补气养血，化瘀通脉。

方药：补阳还五汤[59]加减。心慌心悸，失眠多梦者，加酸枣仁、夜交藤、柏子仁以养心宁神；视衣色淡者，加枸杞子、楮实子、菟丝子、女贞子等益肾明目；情志抑郁者，加柴胡、白芍、青皮、郁金以疏肝解郁。

2. 急救治疗

（1）亚硝酸异戊酯0.2ml吸入，每隔1~2小时再吸1次，连用2~3次。舌下含化三硝酸甘油酯片，每次0.3~0.6mg，每日2~3次。

（2）球后注射妥拉苏林12.5mg或阿托品1mg。

（3）间歇性按摩眼球，以降低眼压。

（4）吸入95%氧及5%二氧化碳混合气体。

3. 其他治法

（1）中成药治疗：根据证型选用复方丹参滴丸、葛根素注射液等口服或静脉给药。

（2）针灸治疗：①主穴组1：睛明、风池、球后；配穴：外关、合谷、光明。②主穴组2：风池、大椎、攒竹；配穴：合谷、阳白、内关。③主穴组3：鱼腰、攒竹、球后；④配穴：合谷、太冲、翳风。方法：各组穴位可轮流交替使用，每天1次，平补平泻，留针20～30分钟，远端配穴左右交替。经紧急处理后继续针灸治疗，可坚持1～3个月。

【预防与调护】

1. 平素应保持心情愉快，避免恼怒、紧张及烦躁暴怒。

2. 饮食宜清淡，忌肥甘油腻之品及烟酒刺激之物。

3. 如一旦发现视力骤降时，应及时去医院诊治，以免延误病情。

第七节　络损暴盲

络损暴盲是指因眼底脉络受损出血致视力突然下降的眼病。该病以"暴盲"症为名载于《证治准绳·杂病·七窍门》。可单眼或双眼发病。

络损暴盲类似于西医学之视网膜中央或分支静脉阻塞、视网膜血管炎等因血管壁渗漏或破损引起出血而视力骤降的眼病，如视网膜出血、玻璃体积血等。

【病因病机】

《银海指南·肾经主病》提出其病因为"属相火上浮，水不能制"的见解。本病是多种原因致眼底脉道瘀阻、损伤而血溢脉外，结合临床可归纳为：

1. 情志内伤，肝气郁结，肝失调达，气滞血郁，血行不畅，瘀滞脉内，瘀久则脉络破损而出血。

2. 肝肾阴亏，水不涵木，肝阳上亢，气血上逆，血不循经而外溢。

3. 过食肥甘厚味，痰湿内生，痰凝气滞，血脉瘀阻出血。

4. 劳瞻竭视，阴血暗耗，心血不足，无以化气则脾气虚弱，血失统摄，血溢脉外。

【临床表现】

主要临床表现是视力下降和眼内出血。症状与病种、病程及部位有关。

1. 自觉症状　视力突然减退，或有眼前黑影飘动，严重者可骤降至眼前手动。

2. 眼部检查　视网膜静脉阻塞者，可见视网膜静脉粗大迂曲，隐没于出血及水肿之中，视网膜火焰状出血及水肿，重者可见视盘充血、水肿，稍久则有黄白色硬性渗出或棉絮状白斑，或黄斑囊样水肿，视网膜动脉可有反光增强等硬化征象；视网膜静脉周围炎则多见周边部小血管出血及新生血管，静脉旁出现白鞘或机化膜。眼底出血量多并进入玻璃体者，眼底无法窥清（见彩图12－8）。

3. 实验室及特殊检查　荧光素眼底血管造影早期，可见视网膜静脉荧光素回流缓慢，出血区遮蔽荧光，阻塞区毛细血管扩张或有微动脉瘤；造影后期可见毛细血管的荧光素渗漏、静脉管壁染色。或可见毛细血管无灌注区、黄斑区水肿、新生血管的荧光表现。视网膜血管炎者前述表现多在视网膜周边部。

【诊断依据】

1. 中老年发病者常有高血压等病史，青年发病者常有反复发作的眼前黑影及视力障碍史。

2. 有上述典型之眼底临床表现。

3. 荧光素眼底血管造影，对本病诊断有重要参考价值。

【治疗】

络损暴盲可见眼底脉络受损出血，治疗时应注意止血勿使留瘀，消瘀避免再出血。

1. 辨证论治

（1）气滞血瘀证

症状：眼外观端好，视力急降，眼底表现同眼部检查；全身可有眼胀头痛，胸胁胀痛，或情志抑郁，食少嗳气，或忿怒暴悖，烦躁失眠；舌红有瘀斑，苔薄白，脉弦或涩等。

辨证要点：情志不舒，肝郁气滞，日久化火，迫血妄行，血溢络外，故辨证以胸胁胀痛等症及舌脉为要点。

治法：理气解郁，化瘀止血。

方药：血府逐瘀汤[56]加减。出血初期，舌红脉数者，宜加荆芥炭、血余炭、白茅根、大蓟、小蓟以凉血止血；眼底出血较多，血色紫暗，加生蒲黄、茜草、三七以化瘀止血；视盘充血水肿，视网膜水肿明显，为血不利化为水，宜加泽兰、益母草、车前子以活血利水；失眠多梦者，加珍珠母、夜交藤以镇静安神。

（2）阴虚阳亢证

症状：眼症同前；兼见头晕耳鸣，面热潮红，头重脚轻，失眠多梦，烦躁易怒，腰膝酸软；舌红少苔，脉弦细。

辨证要点：肝肾阴亏，阴不制阳，肝阳上亢，络损血溢，故辨证以头晕耳鸣，面热潮红等症及舌脉为要点。

治法：滋阴潜阳。

方药：天麻钩藤饮[13]加减。潮热口干明显者，可加生地、麦冬、知母、黄柏以滋阴降火；头重脚轻者，宜加龟板、首乌、白芍以滋阴潜阳。

（3）痰瘀互结证

症状：眼症同前，或是病程较长，眼底水肿渗出明显，或有黄斑囊样水肿；形体肥胖，兼见头重眩晕，胸闷脘胀；舌苔腻或舌有瘀点，脉弦或滑。

辨证要点：痰、湿、热上壅，目中脉络不畅，血瘀脉络破损，故辨证以眼底出血、水肿、渗出明显及头重眩晕，胸闷脘胀，舌脉等症状为要点。

治法：清热除湿，化瘀通络。

方药：桃红四物汤[101]合温胆汤[123]加减。若视网膜水肿、渗出明显者，可加车前子、益母草、泽兰以利水化瘀消肿。

（4）心脾两虚证

症状：病程较久，视网膜静脉反复出血，其色较淡；常伴有面色萎黄或㿠白，心悸健忘，肢体倦怠，少气懒言，月经量少或淋漓不断，纳差便溏；舌淡胖，脉弱。

辨证要点：劳瞻竭视，阴血亏损，虚热内生，久则虚火上炎，损伤脉络或心血不足，无以化气则脾气虚弱，血失统摄，血溢脉外。故辨证以病程较久，反复出血，心悸健忘及舌脉等症状为要点。

治法：养心健脾，益气摄血。

方药：归脾汤[23]加减。纳差腹胀者，去大枣、龙眼肉，宜加神曲、陈皮、砂仁以理气和中；视网膜出血色较淡者，可加阿胶以补血止血。

2. 其他治法

（1）中成药治疗：根据临床证型选用云南白药、复方血栓通胶囊、血栓通注射液等口服或静脉滴注。

（2）原发病治疗：如有血管炎症，可结合糖皮质激素治疗。

（3）应用尿激酶等纤溶剂：使用前应检查纤维蛋白及凝血酶原时间，低于正常值者不宜用。

（4）直流电离子导入：选用丹参或血栓通注射液作眼局部电离子导入，每天1次，10次为1个疗程。

（5）视网膜激光光凝术及玻璃体切除术：视网膜激光光凝可减少视网膜水肿，促进出血吸收，预防新生血管的发生，病程的不同阶段有不同的治疗目的和方法，应根据荧光素眼底血管造影结果而选择。如玻璃体积血经积极治疗半年以上仍不能吸收，或经B型超声检查有机化膜形成甚或有视网膜脱离者，应考虑行玻璃体切除术。

【预防与调护】

1. 在出血发作期应适当休息，有新鲜玻璃体积血者，应半卧位，使积血下沉。

2. 饮食宜清淡而富有营养，少食辛辣煎炸之物及肥甘厚味，并戒烟慎酒。

3. 本病有可能反复性出血，应坚持长期治疗和观察，当病情反复时，勿急躁、悲观，忌忿怒，心情宜舒畅，积极配合治疗。

第八节　目系暴盲

目系暴盲是指目系因六淫外感、情志内伤或外伤等致患眼倏然盲而不见的眼病。该病以"暴盲"症为名见于《证治准绳·杂病·七窍门》。本病可单眼或双眼发病，无明显季节性，亦无地域及性别差异，起病多急重，可造成严重的视功能障碍。

目系暴盲类似于西医学之急性视神经炎、严重的前部缺血性视神经病变等引起视力突然下降的视神经病。前者因发病部位不同又分视盘炎及球后视神经炎，是由感染性疾病、眶周或眼内炎症或脱髓鞘疾病等多种因素引起的视神经炎症，好发于儿童及青壮年；后者为供应视盘的睫状后血管分支缺血引起的局部梗塞所致，好发于中老年人。由外伤所致目系暴盲参看第十五章。

【病因病机】

《审视瑶函·暴盲症》中谓本病若"……病于阳伤者，缘忿怒暴悖，恣酒嗜辣，好燥腻，及久患热病痰火人得之，则烦躁秘渴；病于阴伤者，多色欲悲伤，思竭哭泣太频之故；伤于神者，因思虑太过，用心阃极，忧伤至甚。元虚水少之人，眩晕发而盲瞀不见。能保养者，治之自愈，病后不能养者，成痼疾。"后世多沿此说。结合临床归纳为：

1. 六淫外感或五志过极，肝火内盛，循肝经上扰，灼伤目系而发病。

2. 悲伤过度，情志内伤，或忿怒暴悖，肝失条达，气机郁滞，上壅目系，神光受遏。

3. 热病伤阴或素体阴亏，阴精亏耗，水不济火，虚火内生，上炎目系。

4. 久病体虚，或素体虚弱，或产后血亏，气血亏虚，目系失养。

【临床表现】

1. 自觉症状 突然视力下降，甚或失明。部分患者伴转动眼球时疼痛或感眼球深部疼痛。儿童可伴头痛、呕吐。

2. 眼部检查 视力很差者，瞳孔对光反射迟钝；双眼失明者，瞳孔散大，瞳孔直接及间接光反射均消失；单眼患者患侧或双眼患者受累程度严重的一侧可有相对性传入性瞳孔障碍。眼底检查：若为视盘炎，可见视盘充血，边界模糊，严重时视盘充血肿胀，但一般不超过2～3个屈光度，视网膜中央静脉充盈、迂曲，视盘及其周围可见少许出血和渗出、水肿（见彩图12－9）；急性球后视神经炎早期眼底多正常，晚期出现视盘颞侧苍白；前部缺血性视神经病变者，视盘轻度肿胀、淡红色，表面毛细血管扩张，有局限性灰白水肿、盘周线状出血。

3. 实验室及特殊检查

（1）视野检查：急性视神经炎者中心暗点、旁中心暗点或周边视野缩小；缺血性视神经病变者常见水平性、象限性缺损等视野异常。

（2）视觉电生理检测：视觉诱发电位（VEP）检测，可见闪光 VEP 和图形 VEP 的 P 波振幅下降、峰潜时延长。

（3）荧光素眼底血管造影：急性视盘炎者，可见视盘上毛细血管扩张及荧光渗漏；缺血性视神经病变表现为视盘荧光充盈迟缓或荧光缺损。

【诊断依据】

1. 视力突然下降甚至短期内失明。

2. 视盘炎及缺血性视神经病变者，眼底有相应改变；球后视神经炎者，眼球转动时感球后疼痛，内、外眼检查常无异常改变。

3. 急性者有瞳孔改变。

4. 视野检查有中心暗点等损害。视觉诱发电位检查有异常。

5. 荧光素眼底血管造影有助于诊断。

【治疗】

本病对视力危害极大，属眼科急重症，宜早期中西医结合治疗以及时抢救视力。

1. 辨证论治

（1）肝经实热证

症状：视力急降甚至失明，伴眼球胀痛或转动时作痛，眼底可见视盘充血肿胀，边界不清，视网膜静脉扩张，迂曲，颜色紫红，视盘周围水肿、渗出、出血，或眼底无异常；全身症见头胀耳鸣，胁痛口苦；舌红苔黄，脉弦数。

辨证要点：肝之经脉与目系直接相连，肝火内盛循经直灼目系，故辨证以视力骤降，眼球转动时球后牵拽疼痛，或视盘充血肿胀等眼症及全身症状为要点。

治法：清肝泻热，兼通瘀滞。

方药：龙胆泻肝汤[29]加减，可于方中加夏枯草、决明子以增强清肝泻火之功；若视盘充血肿胀等，可加桃仁、丹皮以助活血散瘀、利水消肿；若头目胀痛者，酌加菊花、蔓荆子、青葙子、石决明以清利头目止痛；烦躁失眠者，加黄连、夜交藤清心宁神。

（2）肝郁气滞证

症状：患眼自觉视力骤降，眼球后隐痛或眼球胀痛，眼部检查同前；患者平素情志抑郁或妇女月经不调，喜叹息，胸胁疼痛，头晕目眩；口苦咽干；舌质暗红，苔薄白，脉弦细。

辨证要点：情志抑郁，气机滞塞，目系郁闭，故辨证以视力骤降及胸闷胁痛、舌脉等全身症状为要点。

治法：疏肝解郁，行气活血。

方药：逍遥散[104]合桃红四物汤[101]加减。若视盘充血明显或视网膜静脉迂曲粗大者，宜加丹皮、栀子以清热凉血散瘀；头目隐痛者加石决明、菊花以清肝明目。

（3）阴虚火旺证

症状：眼症同前；全身症见头晕目眩，五心烦热、颧赤唇红，口干；舌红苔少，脉细数。

辨证要点：劳瞻竭视或热病伤阴致虚火上炎，灼伤目系，故辨证以视物不明及头晕目眩、舌脉等全身症状为要点。

治法：滋阴降火，活血祛瘀。

方药：知柏地黄丸[75]加减。方中加丹参、毛冬青以助活血化瘀。若耳鸣耳聋较重者，酌加龟板、玄参、旱莲草以增强滋阴降火之力；若口渴喜冷饮者宜加石斛、天花粉、生石膏以生津止渴。

（4）气血两虚证

症状：病久体弱，或失血过多，或产后哺乳期发病。视物模糊，兼面白无华或萎黄，爪甲唇色淡白，少气懒言，倦怠神疲；舌淡嫩，脉细弱。

辨证要点：目得血而能视，气血虚则目系失养，故辨证以视力急降，面色无华，少气懒言，舌脉等全身症状为要点。

治法：补益气血，通脉开窍。

方药：人参养荣汤[7]加减，可在方中加丹参、石菖蒲、鸡血藤以活血养血。心悸失眠者，加酸枣仁、柏子仁、夜交藤以养心宁神。

2. 其他治法

（1）中成药治疗：根据临床证型，可选用清开灵注射液、醒脑静注射液、川芎嗪注射液等静脉滴注。

（2）针刺治疗：选太阳、攒竹、睛明、风池、球后、足三里、肝俞、肾俞、三阴交等。

每次选局部穴、远端穴各 2 ~ 4 个，轮流使用。每日 1 次，留针 30 分钟，10 日为 1 个疗程。

（3）应用糖皮质激素：地塞米松 10 ~ 15mg，或氢化可的松 100 ~ 300mg 溶于 5% 葡萄糖注射液 500ml 中，静脉滴注，每日 1 次，3 ~ 5 日后逐渐减量，或改口服强的松。亦可配合地塞米松 5mg 球后注射，隔日 1 次。

（4）抗生素治疗：如考虑由感染引起者应根据病情选择抗生素全身应用。

（5）支持疗法：补充维生素 B 类及应用血管扩张剂。

（6）病因治疗：针对病因进行治疗。

【预防与调护】

1. 避免悲观和急躁情绪，以免因病而郁，因郁而影响疗效加重病情。

2. 病后还应静心养息，惜视缄光，以免阴血耗损。

3. 要坚持系统的及时的治疗，忌随意中断或改换用药。

第九节　消渴目病

消渴目病是指由消渴病引起的内障眼病。本节主要针对消渴病中晚期引起的眼底出血性病变进行讨论，所致的其他眼病参见有关章节。本病多为双眼先后或同时发病，对视力造成严重影响。

本节讨论的消渴目病相当于西医学之糖尿病性视网膜病变，为糖尿病的严重并发症之一，是以视网膜血管闭塞性循环障碍为主要病理改变特征的致盲性眼病。

【病因病机】

《秘传证治要诀·三消》认为："三消久之，精血既亏，或目无视，或手足偏废如风疾……。"结合临床归纳如下：

1. 病久伤阴或素体阴亏，虚火内生，火性炎上，灼伤目中血络，血溢络外。

2. 气阴两亏，目失所养，或因虚致瘀，血络不畅而成内障。

3. 饮食不节，脾胃受损，或情志伤肝，肝郁犯脾，致脾虚失运，痰湿内生，上蒙清窍。

4. 禀赋不足，脏腑柔弱，或劳伤过度，伤耗肾精，脾肾两虚，目失濡养。

【临床表现】

1. 自觉症状　早期眼部常无自觉症状，随着病变加重可有视力减退、眼前有黑影飞动及视物变形等，严重者可视力丧失。

2. 眼部检查　根据眼底表现可分为单纯期和增殖期。单纯期可见微血管瘤、视网膜毛细血管闭塞，有斑点状出血、硬性渗出、棉绒斑、视网膜、黄斑水肿；增殖期还可见视网膜新生血管及视网膜大片出血，出血量多还可引起玻璃体混浊、积血，玻璃体可有灰白增殖条索，或与视网膜相牵，或可出现视网膜脱离，视网膜可见纤维增殖膜等（见彩图 12 - 10、12 - 11）。

3. 实验室及特殊检查

（1）荧光素眼底血管造影：在荧光素眼底血管造影下可出现多种异常荧光形态。如微血管瘤呈点状高荧光，毛细血管扩张、渗漏，出血的遮蔽荧光、毛细血管的无灌注区以及视网膜新生血管；荧光素血管造影对毛细血管无灌注区的范围可作出定量估计；对黄斑病变（水肿、囊样变性、缺血等）的性质、范围、程度作出诊断；对新生血管的部位、活动程度进行估计。因此可对本病的诊断、治疗、疗效评估提供根据。

（2）视网膜电图振荡电位：视网膜电图振荡电位（OPs）为视网膜电图的亚成分，OPs能客观而敏锐地反映视网膜内层血循环状态，特别是糖尿病性视网膜病变的早期，在检眼镜未能发现视网膜病变时，OPs就能出现有意义的改变。

【诊断依据】

1. 确诊为糖尿病患者。

2. 眼底查见视网膜微血管瘤、出血、渗出、水肿、新生血管形成，或发生增殖性玻璃体视网膜病变。

3. 荧光素眼底血管造影及视觉电生理检查有助于诊断。

【鉴别诊断】

本病需与络损暴盲进行鉴别，详见表 12 - 2。

表 12 - 2　消渴目病与络损暴盲鉴别表

病名	消渴目病	络损暴盲
病因	消渴（糖尿病）	血管硬化、高血压、结核等
眼别	双眼	多为单眼
视力	多缓慢下降，部分突然下降	多突然下降
视网膜	斑点状或大片出血水肿、渗出、增殖膜	火焰状出血、渗出
视网膜血管	微血管瘤、毛细血管闭塞，后期新生血管	静脉扩张迂曲明显，亦可出现新生血管

【治疗】

本病应采取综合治疗，如内服中药、激光光凝及玻璃体切割等。

1. 辨证论治

（1）阴虚燥热证

症状：眼底查见微血管瘤、出血、渗出等；兼见口渴多饮，消谷善饥，或口干舌燥，腰膝酸软，心烦失眠；舌红苔薄白，脉细数。

辨证要点：久病伤阴，肾阴不足，阴愈虚则燥热愈盛，燥热甚则阴愈虚。故辨证以微血管瘤、口渴多饮及舌脉为要点。

治法：滋阴润燥，凉血化瘀。

方药：玉泉丸[45]合白虎加人参汤[19]加减。方中可加丹皮、赤芍以凉血化瘀。口渴甚者酌加天冬、麦冬、元参、石斛等以润燥生津；尿频者加山药、枸杞子、桑螵蛸以滋阴固肾；视网膜出血鲜红可加白茅根、槐花、大蓟、小蓟以凉血止血。

（2）气阴两虚证

症状：视力下降，或眼前有黑影飘动，眼底可见视网膜、黄斑水肿，视网膜渗出、出血等；面色少华，神疲乏力，少气懒言，咽干，自汗，五心烦热；舌淡，脉虚无力。

辨证要点：气虚则推动乏力，水停血瘀，故辨证以视网膜水肿、渗出及面色萎黄，五心烦热，舌脉等全身症状为要点。

治法：益气养阴，利水化瘀。

方药：六味地黄汤合生脉散[32]加减。自汗、盗汗加黄芪、生地、牡蛎、浮小麦以益气固表；视网膜水肿、渗出多者，宜加猪苓、车前子、益母草以利水化瘀；视网膜出血者，可加三七、旱莲草以活血化瘀。

（3）脾肾两虚证

症状：视力下降，或眼前黑影飘动，眼底可见视网膜水肿、棉绒斑、出血；形体消瘦或虚胖，头晕耳鸣，形寒肢冷，面色萎黄或浮肿，阳痿，夜尿频、量多清长或混如脂膏，严重者尿少而面色㿠白；舌淡胖，脉沉弱。

辨证要点：脾肾阳虚不能温煦形体，阴寒内盛，气机凝滞，不能温化水湿，故辨证以视网膜出现水肿、棉绒斑及形寒肢冷、夜尿频多，舌脉等全身症状为要点。

治法：温阳益气，利水消肿。

方药：加味肾气丸[28]加减。视网膜水肿明显者，加猪苓、泽兰以利水渗湿；视网膜棉绒斑多者，宜加法夏、浙贝、苍术以化痰散结；夜尿频、量多清长者酌加巴戟天、淫羊藿、肉苁蓉等以温补肾阳。

（4）瘀血内阻证

症状：视力下降，眼前有黑影飘动，眼底可见视网膜新生血管，反复发生大片出血、视网膜增殖膜；兼见胸闷，头昏目眩，肢体麻木；舌质暗有瘀斑，脉弦或细涩。

辨证要点：瘀血内阻、脉络不畅，脉络破损，故辨证以视网膜有新生血管或反复出血及肢体麻木，舌脉等全身症状为要点。

治法：化瘀通络。

方药：血府逐瘀汤[56]加减。视网膜新鲜出血者，可加大蓟、小蓟、生蒲黄、生三七粉以止血通络；陈旧出血者，加牛膝、葛根、鸡血藤以活血通络；有纤维增殖者，宜加生牡蛎、僵蚕、浙贝、昆布以除痰软坚散结。

（5）痰瘀阻滞证

症状：视力下降，眼前有黑影飘动，眼底视网膜水肿、渗出，视网膜有新生血管、出血，玻璃体可有灰白增殖条索或与视网膜相牵、视网膜增殖膜；形盛体胖，头身沉重，身体某部位固定刺痛，口唇或肢端紫暗；舌紫有瘀斑，苔厚腻，脉弦滑。

辨证要点：痰瘀互结，有形之物阻滞，脉络不利，故辨证以玻璃体可有灰白增殖条索或与视网膜相牵、视网膜增殖膜及舌脉等全身症状为要点。

治法：健脾燥湿，化痰祛瘀。

方药：温胆汤[123]加减。方中加丹参、郁金、山楂、僵蚕以祛痰解郁，活血祛瘀；玻璃体有灰白增殖条索、视网膜增殖膜者，酌加浙贝、昆布、海藻、莪术以活血软坚散结。

2. 外治

（1）激光光凝治疗：可根据病情选用局部或全视网膜光凝。光凝的原理是破坏缺氧的视网膜，使其耗氧量减少，避免产生新生血管，并使其消退，同时封闭渗漏的病变血管及微动脉瘤以减轻视网膜水肿。

（2）玻璃体切割手术：主要用于玻璃体出血以及机化条索牵拉致视网膜脱离。

3. 其他治法

（1）中成药治疗：根据临床证型，可选用复方血栓通胶囊等口服。

（2）内科治疗消渴病。

（3）针刺治疗：除有新鲜出血和视网膜脱离者外，可行针刺治疗。局部穴：太阳、攒竹、四白、承泣、睛明、球后、阳白；全身穴：百会、风池、完骨、合谷、外关、光明、足三里、肝俞、肾俞、阳陵泉、脾俞、三阴交。每次局部取穴 2～3 个，全身穴 2～3 个，根据辨证虚实施以补泻。每日 1 次，留针 30 分钟，10 日为 1 个疗程。

【预防与调护】

1. 严格而合理地控制血糖、血压、血脂是防治糖尿病视网膜病变发生发展的基础。

2. 定期作眼科检查，早期采取针对性治疗。

3. 在日常生活中要慎起居、调情志、戒烟限酒，合理饮食，适当运动。

第十节　视瞻有色

视瞻有色是指外眼无异常，唯视物昏朦不清，中心有灰暗或棕黄色阴影遮挡，或视物变形的内障眼病。又名"视直如曲"、"视小为大"等，该病名见于《证治准绳·杂病·七窍门》，书中载："视瞻有色证，非若萤星、云雾二证之细点长条也，乃目凡视物有大片甚则通行（有色阴影）……"。本病多见于 20～45 岁的青壮年男性，多为单眼发病，但亦有双眼先后发病者，易复发。

视瞻有色类似于西医学的中心性浆液性脉络膜视网膜病变。

【病因病机】

《证治准绳·杂病·七窍门》中对其病因病机记载较详，认为："……当因其色而别其证以治之。若见青、绿、蓝、碧之色，乃肝肾不足之病，由阴虚血少，精液衰耗，胆汁不足，气弱而散，……若见黄赤者，乃火土络有伤也……"。结合临床归纳如下：

1. 饮食不节，或思虑过甚，内伤于脾，脾不健运，水湿上泛；或湿聚为痰，郁遏化热，上扰清窍。

2. 肝肾两亏，精血不足，目失所养。

【临床表现】

1. 自觉症状　视力不同程度下降，视物如隔纱幕，自感视野中心部有灰色、黄色的暗影；或视物变小、变形。

2. 眼部检查　眼底后极部可见一圆形或椭圆形水肿之反光轮，黄斑中心凹光反射减弱或消失；可有灰白或灰黄色视网膜下渗出物沉着。在双目间接镜或三面镜下，可见黄斑区呈圆顶状盘状脱离区（见彩图 12－12）。

3. 实验室及特殊检查

（1）Amsler 方格表检查：可见中心暗点、方格变形。

（2）视野检查：可见中心暗点。

（3）眼底荧光素血管造影：在静脉期于黄斑部有 1 个或数个荧光素渗漏点，逐渐呈喷射状或墨渍样扩大。

【诊断依据】

1. 眼前灰黄暗影，视物变色、变形。

2. 视力下降，但常不低于 0.2。

3. 眼底黄斑部视网膜水肿呈圆形反光轮，中心凹反光消失，有黄白色点状渗出。

4. 眼底荧光血管造影等检查有助于诊断。

【治疗】

1. 辨证论治

（1）水湿上泛证

症状：视物模糊，眼前出现有色阴影，视物变小或变形，眼底可见视网膜反光晕轮明显，黄斑水肿、中心凹光反射减弱或消失；胸闷，纳呆呕恶，大便稀溏；舌苔滑腻，脉濡或滑。

辨证要点：饮食不节，脾失健运，水湿上泛，故辨证以视物变形模糊，眼前棕黄色阴影及纳呆便溏、舌脉等全身症状为要点。

治法：利水渗湿。

方药：四苓散[37]加减。黄斑区水肿明显者，宜加车前子、琥珀末以利水化痰；纳呆便溏者，加莲米、芡实、苡仁以健脾除湿。

（2）痰湿化热证

症状：视物模糊，眼前棕黄色阴影，视物变小或变形，眼底可见黄斑水肿及黄白色渗出；脘腹痞满，纳呆呕恶，小便短赤；舌红苔黄腻，脉濡数。

辨证要点：偏嗜肥甘，或嗜食烟酒，聚湿生痰，郁而化热，痰热为患，故辨证以眼前棕黄色阴影，黄斑水肿、黄白色点状渗出及舌脉等全身症状为要点。

治法：健脾化湿，清热除痰。

方药：温胆汤[123]加减。黄斑区黄白色点状渗出较多者，可加丹参、郁金、山楂以理气化瘀；脘腹痞满者，宜加鸡内金、莱菔子以消食散结；小便短赤者，加车前草、泽泻、黄柏以助清热利湿。

（3）肝肾不足证

症状：视物模糊，眼前可见暗灰色阴影，视物变小或变形，眼底可见黄斑区色素紊乱，少许黄白色渗出，中心凹光反射减弱；或兼见头晕耳鸣，梦多滑遗，腰膝酸软；舌红少苔，脉细。

辨证要点：肝肾亏虚，精血不足，目失濡养，故辨证以眼底黄斑区色素紊乱，中心凹光反射减弱及舌脉等全身症状为要点。

治法：滋补肝肾，活血明目。

方药：四物五子丸[39]加减。黄斑区渗出较多、色素紊乱者，加山楂、昆布、海藻以软坚散结。

2. 其他治法

（1）中成药治疗：根据证型选用杞菊地黄丸、陈夏六君丸等口服。

（2）针刺治疗：主穴可选瞳子髎、攒竹、球后、晴明；配穴可选合谷、足三里、肝俞、肾俞、脾俞、三阴交、光明。每次选主穴2个，配穴2~3个。根据辨证选择补泻法，每日1次，留针30分钟，10日为1个疗程。

（3）激光光凝：适用于有明显荧光渗漏，且渗漏点位于视盘－黄斑纤维束外，离中心凹250μm以外，病程3个月以上仍见到荧光渗漏，并有持续存在的浆液性脱离者。

（4）药物离子导入法：选用昆布、丹参、三七注射液作电离子导入，每日1次，每次15分钟，10次为1个疗程，间隔2~5天再进行第二个疗程。

【预防与调护】

1. 应避免情绪激动及精神过度紧张，注意不熬夜及过度劳累。

2. 戒烟慎酒，限食辛辣、油腻食品。

第十一节　视衣脱离

视衣脱离相当于西医学的视网膜脱离，是视网膜内九层与其色素上皮层之间的分离而引起视功能障碍的眼病。因脱离的部位、范围、程度及伴发症状之不同，中医将本病分别归入神光自现、云雾移睛、视瞻昏渺、暴盲中。视网膜脱离有原发性与继发性两大类。

【病因病机】

1. 禀赋不足或劳瞻竭视，精血暗耗，肝肾两虚，神膏变性，目失所养。

2. 脾胃气虚，运化失司，固摄无权，水湿停滞，上泛目窍。

3. 头眼部外伤，视衣受损。

【临床表现】

1. 自觉症状　发病前常有黑影飘动或闪光感；视物可有变形、弯曲，不同程度视力下降或有幕状黑影逐渐扩大，甚者视力突然下降。

2. 眼部检查　可见玻璃体混浊，或液化；脱离的视网膜呈灰白色隆起，血管爬行其上；严重者可见数个半球状隆起，或呈宽窄不等的漏斗形，甚则漏斗闭合不见视盘；裂孔大小不一，形状各异（见彩图12－12）。

3. 实验室及特殊检查

（1）超声检查：①A超图像在玻璃体平段内出现一个垂直于基线的单高波；②B超图像显示视衣脱离处有一条强光带凹面向前，一端与视盘相连，另一端止于周边部。

（2）荧光素眼底血管造影检查：如查不到裂孔可作本项检查，鉴别脉络膜渗漏、泡状视网膜脱离等病变。

【诊断依据】

1. 突然视力下降或视野缺损。

2. 眼底检查见视网膜灰白隆起及裂孔。

【治疗】

对原发性孔源性视网膜脱离，应尽早手术治疗。可根据病情采取巩膜外垫压术、巩膜环扎术或玻璃体手术。术前术后应辅以中药治疗。

1. 辨证论治

（1）脾虚湿泛证

症状：视物昏朦，玻璃体混浊，视网膜脱离；或术后视网膜下仍有积液者，伴倦怠乏力，面色少华，或有食少便溏；舌淡胖有齿痕，苔白滑，脉细或濡。

辨证要点：脾虚失运，湿浊停聚，故辨证以视衣脱离及倦怠乏力等全身症状为要点。

治法：健脾益气，利水化浊。

方药：补中益气汤[60]合四苓散[37]加减。积液多者加苍术、苡仁、车前子以除湿利水。

（2）脉络瘀滞证

症状：头眼部外伤或术后视网膜水肿或残留视网膜下积液，结膜充血、肿胀；伴眼痛头痛；舌质暗红或有瘀斑，脉弦涩。

辨证要点：头眼部外伤或术后脉络受损，气血失和，故辨证以外伤或术后出现上述眼症及舌脉为要点。

治法：养血活血，祛风止痛。

方药：桃红四物汤[101]加减。可于方中加泽兰、三七以加强祛瘀活血之功；残留积液者，宜加茯苓、赤小豆、白茅根以祛湿利水；头目胀痛甚者，加蔓荆子、菊花、石决明以祛风镇痛。

（3）肝肾阴虚证

症状：久病失养或手术后视力不升，眼见黑花、闪光；伴头晕耳鸣，失眠健忘，腰膝酸软；舌红少苔，脉细。

辨证要点：肝肾阴虚，目失濡养，故辨证以术后视力不升，眼见黑花及舌脉等全身症状为要点。

治法：滋补肝肾。

方药：驻景丸加减方[84]加减。眼前黑花及闪光者，宜加麦冬、太子参、当归、川芎、赤芍以滋阴益气补血。

2. 外治

根据视网膜脱离的具体情况，选择不同的手术方法，使视网膜复位。

（1）选用激光光凝、冷凝或透热电凝，使裂孔周围的视网膜、脉络膜产生炎症，从而令裂孔封闭。

（2）在经上述治疗的同时，可采用巩膜外硅胶垫压、巩膜环扎、玻璃体腔内充填惰性气体或硅油，或行玻璃体切割等。

【预防与调护】

1. 预防性激光治疗适用于周边部视网膜格子样变性、囊样变性或干性裂孔者。
2. 术后患者应戒烟慎酒，少吃刺激性食物，保持大便通畅。
3. 手术前后应避免剧烈运动。

第十二节　视瞻昏渺

　　视瞻昏渺是指眼外观无异常，视物昏朦，随年龄增长而视力减退日渐加重，且终致失明的眼病。该病名始见于《证治准绳·杂病·七窍门》，书中明确指出发病年龄及视力随年龄增加而降低，直至失明，曰："若人年五十以外而昏者，虽治不复光明，其时犹月之过望，天真日衰，自然目光渐谢"。该病多发生于 50 岁以上的中老年人。

　　根据《证治准绳》对视瞻昏渺的论述，本节主要针对西医学的年龄相关性黄斑变性（age related macular degeneration，ARMD）进行讨论。该病又称老年性黄斑变性，临床上根据其眼底的病变分为干性和湿性两种类型。

【病因病机】

　　《证治准绳·杂病·七窍门》认为本病"有神劳、有血少、有元气弱、有元精亏而昏渺者"，结合临床归纳如下：

　　1. 饮食不节，脾失健运，不能运化水湿，聚湿生痰，浊气上泛，或脾气虚弱，气虚血瘀，视物昏朦。

　　2. 老年人肝肾亏虚，精血不足，目失濡养或阴虚火炎，灼烁津液以致神光暗淡。

　　3. 劳思竭视，耗伤心血或素体气血不足，以致目昏不明。

【临床表现】

　　1. 自觉症状　初起视物昏朦，如有轻纱薄雾遮挡。随年龄增长，病情发展，视物模糊逐渐加重，眼前出现固定暗影，视物变形。或可一眼视力骤降，眼前暗影遮挡，甚至仅辨明暗。

　　2. 眼部检查　眼外观无异常，视力下降，不能矫正。①干性者（或称萎缩性、非新生血管性）：早期可见后极部视网膜有散在、边界欠清的玻璃膜疣，可见黄斑区色素紊乱，呈现色素脱失的浅色斑点和色素沉着小点，如椒盐状，中心凹光反射减弱或消失；后期视网膜色素紊乱或呈地图状色素上皮萎缩区（见彩图 12 - 13）；②湿性者（或称渗出性、新生血管性）：初期可见后极部有污秽之灰白色稍隆起的视网膜下新生血管膜，其周围深层或浅层出血，及残留的出血块和玻璃膜疣。病变范围小者约 1 个视盘直径，大者波及整个后极部（见彩图 12 - 15）。出血多者可见视网膜前出血，甚而达玻璃体内，成玻璃体积血。

　　3. 实验室及特殊检查

　　（1）荧光素眼底血管造影检查：干性者早期可见后极部视网膜玻璃膜疣或呈地图状强的透见荧光；后期脉络膜毛细血管萎缩、闭塞而呈低荧光区。湿性者于动脉期可见脉络膜新生血管呈花边状、辐射状或绒球状的形态，后期呈现一片荧光素渗漏区，出血区则显遮蔽荧光。病变晚期视网膜下新生血管形成一片机化瘢痕。

（2）吲哚青绿脉络膜血管造影检查：可显示荧光素眼底血管造影发现不了的脉络膜新生血管，能扩大适于激光光凝的脉络膜新生血管范围及提高激光光凝的成功率。

【诊断依据】

1. 视物昏朦，视物变形。
2. 眼底检查可见干性或湿性老年性黄斑变性的眼底表现。
3. 荧光素眼底血管、吲哚青绿脉络膜血管造影检查有助于诊断。

【鉴别诊断】

本病应与视瞻有色相鉴别，其内容详见表12-3。

表12-3　视瞻昏渺与视瞻有色鉴别表

症状	视瞻昏渺（年龄相关性黄斑变性）	视瞻有色（中心性浆液性脉络膜视网膜病变）
视力	初期轻度下降，后期明显下降不能矫正	中度下降，能用凸透镜部分矫正视力
年龄	50岁以上中老年多见	青壮年多见
眼底	黄斑区可见出血、水肿机化物或玻璃疣样改变	黄斑区水肿、渗出，中心光反射消失
FFA	可见玻璃膜疣或有视网膜下新生血管	色素上皮及神经上皮脱离荧光表现

【治疗】

1. 辨证论治

（1）痰湿蕴结证

症状：嗜食偏好，视物昏朦，视物变形，眼底表现同眼部检查之干性者；全身可伴胸膈胀满，眩晕心悸，肢体乏力；舌苔白腻或黄腻，脉沉滑或弦滑。

辨证要点：嗜食偏好，脾胃受损，痰湿聚结，浊气上犯，故辨证以后极部视网膜多个玻璃膜疣及全身症状和舌脉为要点。

治法：燥湿化痰，软坚散结。

方药：二陈汤[2]加减，方中加浙贝母、生牡蛎以软坚散结。

（2）瘀血阻络证

症状：视力下降，视物变形，眼底同眼部检查之湿性者；可伴头痛失眠；舌质黯红，有瘀斑，苔薄，脉沉涩或弦涩。

辨证要点：年老气虚不足以推动血行，瘀血阻滞致出血，或气虚不摄血，溢于络外，故辨证以黄斑区大片出血、色暗红，并有渗出和水肿及舌脉为要点。

治法：活血化瘀，行气消滞。

方药：血府逐瘀汤[56]加减。可于方中加泡参、黄芪、郁金以助益气活血、化瘀消肿；若出血日久不吸收者可加丹参、泽兰、浙贝母等活血消滞。若为新近出血者，可用生蒲黄汤[33]加减。

（3）肝肾阴虚证

症状：视物模糊，视物变形，眼底可见黄斑区少量出血或陈旧渗出，中心凹光反射减弱或消失；常伴有心烦失眠，手足心潮热；舌红少苔，脉细数。

辨证要点：肝肾亏虚，精亏血少或虚火灼络，故辨证以后极部色素紊乱或出血、渗出及全身症状为要点。

治法：滋养肝肾。

方药：杞菊地黄丸[63]加减。若因虚火灼络而出血者，酌加生蒲黄、旱莲草、女贞子、知母、黄柏以滋阴降火、凉血止血。

2. 外治

可选用施图伦滴眼液滴眼，每次1滴，每日2~3次。

3. 其他治法

（1）中成药治疗：根据证型选用知柏地黄丸、生脉饮、血府逐瘀口服液及杞菊地黄丸等。

（2）针刺治疗：主穴选睛明、球后、承泣、瞳子髎、攒竹、风池；配穴选完骨、百会、合谷、肝俞、肾俞、脾俞、足三里、三阴交、光明。每次选主穴2个，配穴2~4个，根据辨证补泻，每日1次，留针30分钟，10日为1个疗程。

（3）支持疗法：适用于本病干性者，补充微量元素及维生素，可口服维生素C、维生素E等，以保护视细胞。

（4）激光治疗：①适用于本病湿性者，视网膜下新生血管膜位于黄斑中心凹200μm以外，封闭新生血管膜，以免病变不断发展、扩大而影响中心视力。②光动力疗法及经瞳孔温热疗法，均适用于封闭黄斑脉络膜新生血管膜的治疗。

【预防与调护】

1. 饮食合理，戒除烟酒。

2. 因太阳辐射、可见光均可致黄斑损伤，日光下应戴遮阳帽，雪地、水面应戴滤光镜以保护眼睛免受光的损害。

3. 一眼已患老年性黄斑变性的病人，应严格监测其健眼，一旦发现病变，立即就诊。

附：年龄相关性黄斑变性（ARMD）临床诊断标准

ARMD临床诊断标准

	萎缩型（干性）	渗出型（湿性）
年龄	多为50岁以上	多为50岁以上
眼别	双眼发生	双眼先后发生
视力	下降缓慢	下降较急
眼底表现	早期：黄斑区色素脱失 中心反射不清或消失 多为散在玻璃膜疣 晚期：病变加重，可有金箔样外观，地图状色素上皮萎缩，囊样变性或板层裂孔	早期：黄斑区色素脱失 中心反射不清或消失 玻璃膜疣常有融合 中期：黄斑区出现浆液性或出血性盘状脱离、重者视网膜下血肿，视网膜内出血，玻璃体出血 晚期：瘢痕形成

续表

	萎缩型（干性）	渗出型（湿性）
荧光素血管造影	黄斑区有透见荧光或弱荧光，无荧光素渗漏	黄斑区有脉络膜新生血管，荧光素渗漏，出血的遮蔽荧光

注：1. 有早期眼底改变但视力正常，为可疑患者，应定期观察

2. 注意病史，排除其他黄斑病变

3. 视力下降者应排除屈光不正和屈光间质混浊

第十三节　高风内障

高风内障是以夜盲和视野逐渐缩窄为特征的眼病。该病名见于《证治准绳·杂病·七窍门》，又名高风雀目、高风障症、阴风障等。病至后期，视野极窄，尤如《秘传眼科龙木论·高风雀目内障》所形容的"惟见顶上之物"，同时书中对其并发症也有一定的认识，说："多年瞳子如金色。"而《目经大成·阴风障》中对夜盲和视野缩窄的记载更为形象，说："大道行不去，可知世界窄，未晚草堂昏，几疑大地黑。"本病多从青少年时期开始发病，均为双眼罹患。

高风内障相当于西医学的原发性视网膜色素变性。

【病因病机】

《杂病源流犀烛·目病源流》对其病因病机的认识与现代极为一致，说："有生成如此，并由父母遗体"，结合临床归纳如下：

1. 禀赋不足，命门火衰，阳虚无以抗阴，阳气陷于阴中，不能自振，目失温煦所致。

2. 素体真阴不足，阴虚不能济阳，阴精亏损，阳气不能为用而病。

3. 脾胃虚弱，气血不足，养目之源匮乏，目不能视物。

【临床表现】

1. 自觉症状　初发时白昼或光亮处视物如常，但入暮或在黑暗处视物不清，行动困难；病久则常有撞人碰物之现象；最终可致失明。

2. 眼部检查　初发时眼外观无异常；眼底早期可见赤道部视网膜色素稍紊乱，随之在赤道部视网膜血管旁出现骨细胞样色素沉着；随着病情发展，色素沉着逐渐增多，并向后极部及锯齿缘方向进展（见彩图 12-15）。晚期眼底可见视盘呈蜡黄色萎缩，血管变细，视网膜呈青灰色，黄斑色暗。有的无骨细胞样色素沉着，仅见视网膜和色素上皮萎缩，或在视网膜深层出现白点。此外，可查见晶状体后囊下混浊的并发性白内障。

3. 实验室及特殊检查

（1）视野检查：早期见环形暗点，晚期视野进行性缩小，最终成管状。

（2）荧光素眼底血管造影：病程早期显示斑驳状强荧光，病变明显时，显现大片的透见荧光，色素沉着处为遮蔽荧光，晚期因脉络膜毛细血管萎缩而表现为大面积的弱荧光并见脉络膜血管。

（3）视觉电生理检查：①EOG 峰谷比明显降低或熄灭，这是早期最灵敏的指标。②ERG b 波消失是本病的典型改变。

（4）暗适应检查：暗适应能力差。

【诊断依据】

1. 夜盲。

2. 视野进行性缩小，晚期呈管状视野。

3. 眼底视网膜白点状或骨细胞样或不规则状色素沉着。

4. 视觉电生理检查以及暗适应检查有助于本病的早期诊断。

【鉴别诊断】

本病应与疳积上目相鉴别。两者相同的是均有夜盲。不同的是疳积上目为后天所致，常见黑睛、白睛干燥斑，无视野缩窄，眼底检查无异常；高风内障为与生俱来，外眼正常，但有视野缩窄，眼底检查可见视网膜血管旁出现骨细胞样色素沉着，视盘呈蜡黄色，血管变细等，终致失明。

【治疗】

1. 辨证论治

（1）肾阳不足证

症状：夜盲，视野进行性缩窄，眼底表现同眼部检查；伴腰膝酸软，形寒肢冷，夜尿频频，小便清长；舌质淡，苔薄白，脉沉弱。

辨证要点：肾阳不足，命门火衰，无力温煦，故辨证以形寒肢冷等症及舌脉为要点。

治法：温补肾阳。

方药：右归丸[41]加减。方中酌加川芎、鸡血藤、牛膝等以增活血通络之功。

（2）肝肾阴虚证

症状：眼症同前；伴头晕耳鸣；舌质红少苔，脉细数。

辨证要点：肝肾阴虚，精亏血少，失于濡养，故辨证以失眠多梦等症及舌脉为要点。

治法：滋补肝肾。

方药：明目地黄丸[72]加减。于方中加用川芎、丹参、牛膝以增活血化瘀通络之功。如多梦盗汗者，加知母、丹皮、黄柏等以滋阴清热；眼干涩不适者可加花粉、玄参以养阴清热活血。

（3）脾气虚弱证

症状：眼症同前；兼见面色无华，神疲乏力，食少纳呆；舌质淡，苔白，脉弱。

辨证要点：脾胃虚弱，气血生化乏源，故辨证以面色无华，神疲乏力等症及舌脉为要点。

治法：健脾益气。

方药：参苓白术散[73]加减。方中可加川芎、丹参、三七、鸡血藤等以助通络活血之功。

2. 其他治法

（1）中成药治疗：根据证型可选用金匮肾气丸、明目地黄丸、复方丹参注射液等口服或静脉给药。

（2）针灸治疗：主穴选睛明、上睛明、球后、承泣、攒竹、太阳；配穴选风池、完骨、百会、合谷、肝俞、肾俞、脾俞、足三里、三阴交、关元。每次选主穴 2 个，配穴 2~4 个，根据辨证补泻，每日 1 次。本病为退行性变，可每 3~6 个月针刺 20~30 日。

【预防与调护】

1. 注意避光，平时可戴太阳镜。

2. 禁止近亲结婚。

第十四节 青 盲

青盲是指眼外观正常，视盘色淡，视力渐降，甚至盲无所见的内障眼病。小儿罹患者称小儿青盲。该病名首见于《神农本草经》。《诸病源候论·目病诸候》对其病症有所记载，书中曰："青盲者，谓眼本无异，瞳子黑白分明，直不见物耳。"后世文献多宗此说。本病与性别、年龄无关。可由高风内障、络阻暴盲、目系暴盲等失治或演变而成，亦可由其他全身疾病或头眼外伤引起。可单眼或双眼发病。

青盲相当于西医学之视神经萎缩。视神经萎缩分原发性视神经萎缩（又名下行性视神经萎缩）、继发性视神经萎缩、上行性视神经萎缩三种。

【病因病机】

《证治准绳·杂病·七窍门》中谓：本病可因"玄府幽邃之源郁遏，不得发此灵明耳。其因有二：一曰神失，二曰胆涩。须询其为病之始。若伤于七情则伤于神，若伤于精血则损于胆。"结合临床归纳如下：

1. 肝肾两亏，或禀赋不足，脾肾阳虚，精虚血少，不得荣目，目窍萎闭，郁遏不畅，神光遂没。

2. 情志抑郁，肝气不舒，经络郁滞，目窍郁闭，神光不得发越。

3. 头眼外伤，目系受损，或脑部肿瘤压迫目系，致脉络瘀阻，目窍闭塞而神光泯灭。

【临床表现】

1. 自觉症状　视力渐降，或视野窄小，逐渐加重，终致失明。

2. 眼部检查　眼外观如常，检查眼底可有如下改变：①原发性视神经萎缩可见视盘色苍白，边界清楚，血管正常或变细，筛板明显可见；②继发于视盘或视网膜炎症的视神经萎缩可见视盘色灰白，边界不清，筛板不显，视网膜动脉变细，静脉充盈或变细，视盘附近血管可伴有鞘膜；③继发于视网膜变性之视神经萎缩可见视盘色蜡黄，边界稍模糊，血管变细，视网膜色素沉着或散在萎缩病灶（见彩图 12－17）。

3. 实验室及特殊检查

（1）视觉诱发电位检查：P 波峰时延长或振幅严重下降。

（2）头颅 CT 检查：排除或确诊有无颅内占位性病变压迫视神经等。

【诊断依据】

1. 视力逐渐下降，视野逐渐缩小。

2. 视盘色泽变淡或蜡黄或苍白。

3. 视觉电生理检查或头颅 CT 检查有助于诊断。

【治疗】

若有头眼外伤、肿瘤以及其他全身性疾病引起本病者，应针对病因治疗。

1. 辨证论治

（1）肝肾不足证

症状：眼外观正常，视力渐降，视物昏朦，甚至失明；眼底表现同眼部检查；全身症可见头晕耳鸣、腰膝酸软；舌质淡，苔薄白，脉细。

辨证要点：禀赋不足或久病过劳，肝肾两亏，精虚血少，失于滋养，故辨证以眼底症状、全身症状及舌脉为要点。

治法：补益肝肾。

方药：左归饮[44]加减。方中加麝香、石菖蒲以增开窍明目之功，加丹参、川芎、牛膝以增活血化瘀之力。

（2）气血不足证

症状：眼症同前；全身可见头晕心悸，失眠健忘，面色少华，神疲肢软；舌质淡，苔薄白，脉沉细。

辨证要点：久病过劳或失血过多，气血不足，失于荣润，故辨证以眼底症状、全身症状及舌脉为要点。

治法：益气养血。

方药：八珍汤[1]加减。方中加石菖蒲以通络开窍。

（3）肝气郁结证

症状：视物昏朦，视盘色淡白或苍白，或视盘生理凹陷扩大加深如杯状，血管向鼻侧移位，动静脉变细；兼见情志抑郁，胸胁胀痛，口干口苦；舌红，苔薄白或薄黄，脉弦或细弦。

辨证要点：情志不舒，肝气郁结，气滞血瘀，脉道不利，辨证以视盘生理凹陷扩大加深如杯状，血管向鼻侧移位及全身症状为要点。

治法：疏肝解郁，开窍明目。

方药：丹栀逍遥散[11]加减。方中酌加枳壳、香附以助疏肝理气；加丹参、川芎、郁金以助行气活血；加菟丝子、枸杞子、桑椹以助滋养肝肾明目；加远志、石菖蒲以开窍明目；郁热不重者，去丹皮、栀子。

（4）气血瘀滞证

症状：多因头眼外伤，视力渐丧，视盘色苍白，边界清，血管变细；全身兼见头痛健忘，失眠多梦；舌质暗红，或有瘀斑，苔薄白，脉涩。

辨证要点：头眼外伤，脉络受损，脉道阻塞，气滞血瘀，故辨证以头眼外伤，视盘色苍白等眼症及舌脉为要点。

治法：行气活血，化瘀通络。

方药：通窍活血汤[106]加减。方中加石菖蒲、苏合香以增芳香开窍之功；加丹参、郁金、地龙以助化瘀通络。

3. 其他治法

（1）针灸治疗

①体针：以局部穴为主，配合躯干肢体穴；根据辨证虚实施以补泻手法。主穴选攒竹、太阳、睛明、上睛明、四白、球后、承泣、丝竹空等；配穴选风池、完骨、天柱、百会、合谷、肝俞、肾俞、血海、足三里、三阴交、光明等。每次选主穴 2～3 个，配穴 3～5 个，补法为主，每日 1～2 次，30 日为 1 个疗程。

属虚证者可在肢体躯干穴施灸法。

②头针：取视区，两侧均由上向下平刺 3～4cm，快速捻转，使有较强胀、痛、麻等感觉。每日或隔日针 1 次。

③ 穴位注射：取肝俞、肾俞，用复方丹参注射液或维生素 B_1 作穴位注射。亦可用复方樟柳碱注射液穴位或皮下注射。

（2）可用神经营养药物及血管扩张药物配合治疗。

（3）若视神经萎缩由视神经管骨折或颅内肿瘤等所致者，应行原发病的治疗。

【预防与调护】

1. 慎用对视神经有毒害作用的药物，如乙胺丁醇、奎宁等。

2. 调情志，慎起居，戒烟酒，做好劳动保护。

第十三章 眼外肌疾病和弱视

眼外肌疾病是指眼外肌本身或其支配神经、神经中枢发生病变，使眼球运动发生障碍的一类眼病。眼外肌专司眼球运动，双眼 12 条眼外肌之间力量的平衡及密切合作是维持双眼运动协调并保持双眼单视的必要条件。双眼球协同运动是由大脑中枢所管制，如果中枢管制失调，眼外肌力量不平衡，两眼不能同时注视目标时，视轴呈分离状态，其中一眼注视目标，另一眼偏离目标称为斜视。由于一眼的偏斜，使外界物象不能落在双眼底的同一对应点上，当融合力不足时，就会发生复视。为克服这种视觉紊乱的干扰，大脑中枢抑制斜视眼的物象，对正处于视觉发育中的婴幼儿，日久该眼则形成弱视。此外，由于屈光不正、先天性白内障等，无法使视觉细胞获得充分刺激，视觉发育受到影响，也可形成弱视。西医学将斜视分为共同性斜视与非共同性斜视（即麻痹性斜视）两大类。

斜视在中医学统称为目偏视。其中通睛、风牵偏视分属于西医学之共同性斜视与非共同性斜视范畴。

眼外肌在中医称眼带，因脾主肌肉，故眼外肌与脾密切相关，脾胃互为表里，故眼外肌的疾病与脾胃均有一定的关系。脾气虚弱、中气不足或气血不足可使眼带转动无力；脾胃失调，聚湿生痰，风痰阻络或风邪侵袭经络使筋脉拘急均可致目珠转动失灵；头面部外伤、气血瘀阻或肝肾不足、目失濡养亦可导致目珠偏斜。因此，治疗眼外肌疾病多用健脾益气、除湿化痰、祛风散邪、活血化瘀、滋补肝肾等法。此外，临床常配合多种其他治疗方法。

第一节　通　睛

通睛是指双眼同时注视时目珠偏于内眦的眼病。病名见于《幼幼近编》，又名小儿通睛外障、双目通睛、睅目等，《目经大成·天旋》中称为"天旋"，书中说："此症通睛偏戾，白眼斜觑，盖乾廓下倾，幼时所患者也，故曰天旋。"多自幼发病。

通睛类似于西医学的共同性内斜视，是指眼球向各方向转动或用任何眼注视时，其偏斜程度（斜视角）相等。共同性内斜视可分为调节性与非调节性两类，前者临床常见，多为患有屈光不正，眼过度调节而引起过强的集合力所致；后者原因甚多，与眼外肌发育异常、集合力过强、分散力过弱、融合功能不良等有关。

【病因病机】

《证治准绳·杂病·七窍门上》谓："……有因小儿眠之牖下亮处，侧视久之，遂致筋脉滞定而偏者。"结合临床归纳如下：

1. 先天禀赋不足，眼带发育不良而目偏斜与生俱来，或眼珠发育异常，致能远怯近、日久目珠偏斜。

2. 婴幼儿期长期逼近视物或头部偏向一侧，视之过久致筋脉挛滞而致目偏视。

【临床表现】

1. 自觉症状 多由他人发现而就诊。

2. 眼部检查 角膜映光法检查，斜视眼偏向鼻侧，可伴有视力下降。眼球向各方向运动均不受限，用任何一眼注视时其偏斜程度基本相等。

3. 实验室及特殊检查

（1）弧形视野计斜视角检查：第一斜视角等于第二斜视角。

（2）同视机检查：可确定斜视度、视功能级别、融合力等。

（3）三棱镜遮盖法：可确定斜视度。

【诊断依据】

1. 眼珠偏斜于内侧，第一斜视角等于第二斜视角。

2. 眼珠运动不受限。

3. 无复视。

【治疗】

有屈光不正者应及时配戴适度眼镜；经保守治疗眼位不能完全矫正者，需手术治疗；有弱视者应配合弱视治疗。

1. 辨证论治

（1）禀赋不足证

症状：目珠偏斜向内侧，与生俱来或幼年逐渐形成，或伴目珠发育不良，能远怯近，视物模糊；舌淡红，苔薄白，脉弱或缓。

辨证要点：先天精血不足则筋脉失养，故辨证以斜视与生俱来为要点。

治法：补益肝肾。

方药：杞菊地黄丸[63]加减。若体弱气虚者加党参、黄精以益气养阴；伴能远怯近者加何首乌、龙眼肉、肉苁蓉以增滋补肝肾之功。

（2）筋络挛滞证

症状：小儿长期仰卧，或长期逼近视物，或偏视灯光及亮处，眼珠逐渐向内偏斜；全身及舌脉无异常。

辨证要点：以长期逼近视物致筋脉凝滞而眼珠偏斜为辨证要点。

治法：舒筋通络。

方药：正容汤[46]加减。酌加白芍、天冬、当归等以滋阴养血通络。

2. 外治

小儿通睛目珠偏斜日久，经针刺、服药及配戴眼镜均无效者可考虑手术矫正眼位。根据斜视的眼位，可行内直肌的后退或外直肌缩短手术。

3. 其他治法

（1）针灸治疗：取瞳子髎、承泣、太阳、风池，右眼配左合谷、足三里，左眼配右合谷、足三里，每日1次，10次为1个疗程。

（2）矫正屈光不正以帮助消除调节性内斜视，纠正眼位。

（3）三棱镜矫治：可消除抑制异常视网膜对应，增强融像功能。

（4）缩瞳剂治疗：用于婴幼儿内斜视。

（5）有弱视者，参照弱视治疗。

【预防与调护】

1. 婴幼儿时期不可让其逼近视物，仰卧时避免让头经常侧视一侧光亮处，以免久后形成斜视。

2. 通睛患儿宜早期散瞳验光配镜。

3. 患儿应注意增加饮食营养，增强体质，认真坚持治疗。

第二节　风牵偏视

风牵偏视是以眼珠突然偏斜，转动受限，视一为二为临床特征的眼病。又名目偏视、坠睛、坠睛眼。坠睛之记载首见于《太平圣惠方·治坠睛诸方》，书中称："坠睛眼者，由眼中贼风所吹故也……则瞳人牵拽向下"，而《诸病源候论·目病诸候》谓："人脏腑虚而风邪入于目，而瞳子被风所射，睛不正则偏视。"均视眼珠偏斜为其主症。

风牵偏视类似于西医学之麻痹性斜视。分为先天性、后天性两类，前者由先天发育异常、产伤等引起；后者可由外伤、炎症、血管性疾病、肿瘤和代谢性疾病等引起。

【病因病机】

《证治准绳·杂病·七窍门》谓："目珠不正……乃风热攻脑，筋络被其牵缩紧急，吊偏珠子，是以不能运转。"《太平圣惠方·治坠睛诸方》认为是"风寒入贯瞳人，攻于眼带，则瞳人牵拽向下"，结合临床归纳为：

1. 气血不足，腠理不固，风邪乘虚侵入经络，使其眼目筋脉弛缓而致。

2. 脾胃失调，津液不布，聚湿生痰，复感风邪，风痰阻络，致眼带转动不灵；或热病伤阴，阴虚生风，风动挟痰上扰而致。

3. 因头面部外伤或肿瘤压迫，致使脉络受损而致。

【临床表现】

1. 自觉症状　猝然发病，视一为二，常伴有视物模糊，眩晕，恶心，步态不稳等。

2. 眼部检查　眼珠斜向麻痹肌作用方向的对侧，运动受限。外展肌群麻痹时眼位向鼻侧偏斜，产生同侧性复视；内转肌群麻痹时，眼位向颞侧偏斜，产生交叉性复视。一般头向麻痹肌作用方向偏斜，可伴有瞳孔散大，视力下降。

3. 实验室及特殊检查

（1）周边弧形视野计检查：第二斜视角大于第一斜视角，即麻痹眼注视时，健眼的偏斜度大。

（2）同视机检查：可确定斜视度数。

（3）影像学检查：X光眶片、颅脑CT或MRI检查，以排除眶骨折、颅脑出血及占位性病变。

【诊断依据】

1. 复视。

2. 眼球斜向麻痹肌作用方向的对侧，出现不同程度的转动受限。

3. 第二斜视角大于第一斜视角。

【鉴别诊断】

本病应与通睛相鉴别：两者相同之处是均有目偏斜。不同之处是通睛一般无复视，第一斜视角等于第二斜视角，无眼球运动障碍；风牵偏视则有复视，第二斜视角大于第一斜视角，并有不同程度的眼球转动受限。

【治疗】

本病早期应针药并用，疗效更佳。若经 6 个月以上治疗而麻痹肌功能仍无恢复者，可考虑手术治疗；若有颅内、眶内病变者，应及早针对病因治疗。

1. 辨证论治

（1）风邪中络证

症状：发病急骤，可见目偏斜，眼珠转动失灵，倾头瞻视，视物昏花，视一为二；兼见头晕目眩，步态不稳；舌淡，脉浮数。

辨证要点：气血不足，腠理不固，风邪乘虚侵入，致筋脉弛缓，故辨证以骤然眼珠偏斜，视一为二及头晕目眩等全身症状为要点。

治法：祛风散邪，活血通络。

方药：羌活胜风汤[64]合牵正散[90]加减。兼肝虚血少者，可加当归、白芍、熟地以补血养血；头晕目眩者，酌加当归、白芍、天麻、菊花以养血祛风通络。

（2）风痰阻络证

症状：眼症同前；兼见胸闷呕恶，食欲不振，泛吐痰涎；舌苔白腻，脉弦滑。

辨证要点：脾虚痰聚，复感风邪，风痰阻络，故辨证以胸闷呕恶及舌脉等全身症状为要点。

治法：祛风除湿，化痰通络。

方药：正容汤[46]加减。可酌加赤芍、当归以活血通络；恶心呕吐甚者，可加竹茹以涤痰止呕；痰湿偏重者，酌加苡仁、石菖蒲、佩兰以芳香化浊，除湿祛痰。

（3）脉络瘀阻证

症状：多系头部外伤、眼部直接受伤或中风后，出现目珠偏位，视一为二；舌脉无特殊。

辨证要点：以外伤或中风后发病为要点。

治法：活血行气，化瘀通络。

方药：桃红四物汤[101]加减。病变早期可于方中加防风、荆芥、白附子、僵蚕、全蝎以增祛风散邪之功；后期可于方中加党参、黄芪等以益气扶正。

2. 外治

手术治疗：保守治疗 6 个月（或病情好转停止、稳定 4～6 个月）无效时，可用分腱术治疗。

3. 其他治法

（1）中成药治疗：根据临床证型，可选用复方丹参注射液、血府逐瘀胶囊等静脉滴注或口服。

（2）针灸疗法：主穴常选风池、完骨、天柱、太阳、百会、肝俞、肾俞、足三里、阳陵泉；配穴选眼局部与麻痹肌相对应的穴位，如内直肌麻痹选睛明，外直肌麻痹选瞳子髎，下直肌麻痹选承泣，上直肌麻痹选鱼腰。轮流选穴，平补平泻手法，每日针1~2次，留针30分钟。

（3）眼肌直接针刺法：结膜囊表面麻醉后，以针灸针直接针刺相应麻痹肌之眼球附着点后1~3mm处，每条肌肉可轻轻推刺数十下，刺后点抗生素眼药，每日或隔日1次。

（4）穴位敷贴治疗：复方牵正膏敷贴患侧太阳、下关、颊车穴，先太阳后下关再颊车，每次1穴，每穴间隔7~10天。适用于风痰阻络证。

（5）推拿法：患者仰卧位，医者坐于患者头侧，用双手拇指分别按揉百会、睛明、攒竹、鱼腰、太阳、瞳子髎、丝竹空、风池等穴。再用双手拇指指腹分抹眼眶周围，上述手法反复交替使用，每次治疗约20分钟。然后患者取坐位，医者在患者背部点揉肝俞、胆俞及对侧合谷、下肢光明穴约5~10分钟。全套手法治疗时间30分钟，每日1次，10天为1个疗程。

（6）病因治疗：全身应用抗炎药物或治疗外伤。

（7）支持疗法：可配合用能量合剂、维生素B族及促进神经功能恢复药。

【预防与调护】

1. 遮盖麻痹眼，以消除复视。

2. 本病忌食肥甘厚腻，以免渍湿生痰加重病情。

4. 慎起居，避风寒，以避免或减少本病的发生，或减轻症状。

第三节 弱 视

弱视为西医学病名，多指视觉发育期间，由于各种原因使视觉细胞的有效刺激不足，从而造成单眼或双眼矫正视力低于同龄正常儿童，检查黄斑中心凹无明显异常改变。本病分为斜视性弱视、屈光参差性弱视、屈光不正性弱视、形觉剥夺性弱视及其他类型弱视五大类。中医对本病的论述散见于小儿通睛、能远怯近、胎患内障等眼病中。我国在青少年人群中弱视发病率约为2%~4%。

【病因病机】

1. 先天禀赋不足，目中真精亏少，神光发越无力。

2. 小儿喂养不当，日久则脾胃虚弱，气血生化乏源，可致目失濡养，视物不明。

【临床表现】

1. 自觉症状 视物昏矇，因患儿年幼而不能自述，多因目偏视而为细心的家长所发现或在体检时查出。

2. 眼部检查 矫正视力≤0.8。或伴有目偏视；或先天性白内障术后及不恰当地遮盖眼睛等。视力检查中对单个字体的辨认能力比对同样大小排列成行字体的辨认能力高（拥挤现象），对比敏感功能降低，立体视功能障碍。眼底检查常有异常固视。

3. 实验室及特殊检查

（1）视觉电生理检查：图形视觉诱发电位（P-VEP）P_{100}波潜伏期延长及振幅降低。

（2）同视机检查：用于双眼视觉功能检查。

【诊断依据】

1. 视力（包括矫正视力）≤0.8。

2. 常规检查无器质性病变。

【治疗】

重视斜视及屈光不正的矫治、黄斑固视和融合功能的训练等多方面综合治疗。

1. 辨证论治

（1）禀赋不足证

症状：胎患内障术后或先天远视、近视等致视物不清；或兼见小儿夜惊，遗尿；舌质淡，脉弱。

辨证要点：多以与生俱来的眼症为其要点。

治法：补益肝肾，滋阴养血。

方药：四物五子丸[39]加减。偏肾阳虚者，可加山茱萸、补骨脂以温补肾阳；偏肝肾阴虚者，宜加楮实子、桑椹子以滋补肝肾。

（2）脾胃虚弱证

症状：视物不清，或胞睑下垂；或兼见小儿偏食，面色萎黄无华，消瘦，神疲乏力，食欲不振，食后脘腹胀满，便溏；舌淡嫩，苔薄白，脉缓弱。

辨证要点：脾胃虚弱，气血生化乏源，辨证主要以全身症状等为要点。

治法：补气健脾，渗湿和胃。

方药：参苓白术散[73]加减。兼食滞者可选加山楂、麦芽、神曲、谷芽、鸡内金。

2. 外治

伴有斜视者，在适当时机应考虑手术治疗。

3. 其他治法

（1）针灸治疗：眼部取睛明、承泣、攒竹、球后穴；头部及远端取风池、光明、翳明穴。若肝肾不足配肝俞、肾俞、三阴交；脾胃虚弱配足三里、关元、脾俞、胃俞。方法：每次于3组穴中各取1~2穴，年龄小的患儿不留针，年龄大的患儿留针10~20分钟。每日或隔日1次，12次为1个疗程。

（2）矫正屈光不正。

（3）中心注视弱视治疗：宜选用传统遮盖优势眼、光学和药物压抑疗法、光栅刺激疗法等进行治疗。

（4）旁中心注视弱视治疗：应选用后像疗法、红色滤光片疗法、三棱镜矫治、光刷治疗等方法进行治疗。

【预防与调护】

儿童弱视早期发现、及时治疗十分重要，年龄越小治疗效果越好，因此应做好以下几项工作：

1. 普及弱视知识的宣传教育工作，使家长和托幼工作者了解和掌握有关弱视防治基本知识。

2. 3岁前为儿童视觉发育关键期，此年龄前检查视力最为重要。3岁以上儿童视力检查发现双眼视力差异≥2行、双眼视力≤0.8者应及时到眼科就医。

3. 弱视治疗需要较长时间，因此需医患建立良好合作关系。医务人员应将弱视的危害性、可逆性、治疗方法、注意事项告知家长，取得合作。

第十四章
眼眶疾病

眼眶疾病在眼科临床并不少见。眼眶有眶上、下裂，还有眶上切迹、眶下沟、筛骨孔等骨性结构，均为血管、神经通过之处，各种原因引起眶部神经传导阻滞，均可引起眼眶疼痛。眼眶内主要容纳眼球，眼球在眶内的位置主要取决于眶内软组织的相互制约作用，一切增加眶内容的病变，或所有使眼外肌陷于弛缓或麻痹状态的病变，均可引起病理性眼球突出。由于眼眶与其附近的组织如鼻窦、颅骨和颅内组织有着密切的关系，来自鼻窦静脉的血液有一部分流入眼眶，经眼眶静脉而入颅内的海绵窦，且眼眶静脉丛与面部、鼻部静脉以及海绵窦均无有效瓣膜防止血液回流，故眼眶不但是附近组织病变的集合处，而且一旦发生病灶感染，极易向颅内及附近组织扩散。

根据眼眶疾病的特点，中医学多以自觉症状及局部体征，尤其是眼珠外突的征象为命名依据。认为本类疾病的病因主要为风热邪毒、痰湿、气滞、血瘀，以及脏腑经络失调，阴阳气血亏虚等。治疗以疏风清热、泻火解毒、理气通络、活血祛瘀、祛痰散结、滋阴养血等方法。局部配合敷药、针灸等治疗。

第一节 眉棱骨痛

眉棱骨痛是指眉棱骨部或眼眶骨疼痛的眼病。该病名见于《眼科阐微》。在《儒门事亲》"头痛不止"中已有"攒竹痛俗呼为眉棱骨痛者"的记述，《证治要诀》将眉棱骨痛包括在"眼眶骨痛"内。本病可单侧出现，亦可双侧发生。多见于成年人，女性多于男性。

本病类似于西医学之眶上神经痛，其病因较为复杂，可能与上呼吸道感染、鼻窦炎、神经衰弱、屈光不正或经期有关。

【病因病机】

《太平圣惠方·治眼眉骨及头痛诸方》认为是"风邪毒气……攻头目"而致；《古今医统大全·眼科·眉痛论》则提出"多为肝火上炎……其谓风证，亦火所致，热积生风是也"，亦可兼有"风痰"；《审视瑶函·眉骨痛》强调可由"肝虚"引起。结合临床归纳为如下几方面：

1. 风热之邪外袭，循太阳经脉上扰目窍而致。
2. 风痰上犯，阻滞目窍脉道，清阳不能升运于目而发。
3. 肝血不足，目窍脉络空虚，头目无所滋养而引发。
4. 肝郁气滞，郁久化火，形成肝火，上炎目窍而导致。

【临床表现】

1. 自觉症状　单侧或双侧眉骨疼痛，或痛连眶内，或痛连两颞，阵阵发作，时轻时重；常伴眼珠胀痛，并有不耐久视、畏光、喜闭目，以及阅读后和夜间疼痛加重。

2. 眼部检查　患眼眶上切迹处有压痛。

【诊断依据】

1. 眉棱骨疼痛，常伴眼珠胀痛。

2. 患眼眶上切迹处有压痛。

【治疗】

本病有虚有实，或虚实夹杂。论治时宜局部辨证与全身辨证相结合，必要时针药并施。

1. 辨证论治

（1）风热上扰证

症状：眉骨疼痛，突然发生，压之痛甚，且疼痛走窜；可兼发热恶风，鼻塞流涕；舌红苔黄，脉浮而数。

辨证要点：太阳主一身之表，其经脉经眉头之攒竹，风热外袭，上乘眼目，故辨证以眉骨疼痛且疼痛走窜及风热在表之全身症状等为要点。

治法：疏风清热，散邪止痛。

方药：驱风上清散[66]加减。可加蔓荆子、葛根、薄荷清利头目而止痛；鼻塞流涕明显者，加辛夷、青蒿以散邪开窍。

（2）风痰上犯证

症状：眉骨疼痛，眼珠发胀，不愿睁眼；可兼头晕目眩，胸闷呕恶；舌苔白，脉弦滑。

辨证要点：目为清阳之窍，清阳为风痰所扰，故辨证以眉骨痛而眼珠胀及全身症状等为要点。

治法：燥湿化痰，祛风止痛。

方药：防风羌活汤[58]加减。可加天麻、僵蚕祛风化痰；眩晕较甚者，加白蒺藜、钩藤以熄风定晕；目眩呕逆者，加牡蛎、珍珠母、代赭石等以平肝降逆止呕。

（3）肝血不足证

症状：眼眶微痛，目珠酸胀，不耐久视，目睫无力，羞明隐涩；可兼体倦神衰，健忘眠差；舌淡苔白，脉细。

辨证要点：肝血虚而循行目窍脉络之血亦亏乏，目窍供养不足，因虚所致，故辨证以有眼眶疼痛轻微，不耐久视及全身症状为要点。

治法：滋养肝血，温通目络。

方药：当归补血汤[49]加减。可加黄芪、桂枝、地龙以益气温经通络；失眠多梦者，加夜交藤、酸枣仁以养心安神。

（4）肝火上炎证

症状：眉棱骨、眼眶骨及前额骨皆痛，目珠胀痛，目赤眩晕；可兼口苦咽干，烦躁不宁，胁肋胀痛，小便短赤；舌红苔黄，脉弦数。

辨证要点：肝郁化火，循肝经上炎头目，故辨证以有眉棱骨、眼眶、前额多部位疼痛及全身症状等为要点。

治法：清肝泻火，解郁通窍。

方药：洗肝散[93]加减。可加青蒿、薄荷直入肝经以散其邪热；疼痛较甚者，加蔓荆子、夏枯草以泻热解郁止痛。

2. 其他治法

（1）针灸治疗：可取攒竹、鱼腰、丝竹空、阳白、太阳、风池等穴；全身取委中、承山、昆仑、阳陵泉等穴，均以泻法为主；亦可采用阳白透鱼腰、攒竹透丝竹空，捻转至局部有酸、胀、麻等得气感即止，留针 10~15 分钟，每日 1 次。

（2）穴位注射：取2%普鲁卡因注射液，或2%利多卡因注射液0.5ml加维生素B_{12}注射液0.5ml注射于攒竹穴。

（3）理疗：于眶上切迹压痛处作射频温控热凝，或取艾叶、生姜适量炒热温熨。

【预防与调护】

1. 有屈光不正者应及时矫正。

2. 避免过用目力及熬夜等。

第二节　突起睛高

突起睛高是指以眼珠突高胀起，转动受限，白睛红赤臃肿等为临床特征的眼病。该病名首见于《世医得效方·眼科》，又名突起睛高外障、目珠子突出。一般发病急，来势猛，治不及时，邪毒蔓延，可致毒入营血，邪陷心包而危及生命。故《银海精微·突起睛高》明确指出："突起睛高，险峻厉害之症也。……麻木疼痛，汪汪泪出，病势汹涌，卒暴之变莫测。"本病多见于单眼。

突起睛高类似于西医学之急性炎症性突眼，多为急性眶内炎症，如眼眶蜂窝组织炎、眶骨膜炎、眼球筋膜炎、全眼球炎等引发。病原体多为溶血性链球菌及金黄色葡萄球菌等。

【病因病机】

《太平圣惠方·治目珠子突出方》谓："夫人风热痰饮，渍于脏腑，则阴阳不和；肝气蕴结生热，热冲于目，使睛疼痛；热气冲击目珠子，故立突出也。"《世医得效方·眼科》认为本病是因"风毒流注五脏，不能消散，忽发突起痒痛，乃热极所致。"结合临床，可归纳为如下方面：

1. 风热邪毒侵袭，脏腑积热，外邪内热相搏，循肝经上攻于目，致眶内脉络气血郁阻而为。

2. 头面疖肿、丹毒、鼻渊、漏睛疮等病灶的毒邪蔓延至眶，火毒腐损血肉所致。

【临床表现】

1. 自觉症状　眼部疼痛，甚则跳痛难忍，泪热如汤，视力下降或骤降。全身常伴有头痛发热，重者恶心呕吐，甚则神志昏迷，烦躁谵语。

2. 眼部检查　眼珠向前突出，转动受限，甚至完全不能转动；胞睑肿胀，甚则红肿、皮肤紧张发亮；白睛红赤壅肿，严重者可嵌于眼睑之外；若病变侵及视神经，眼底可见视盘充血水肿，视网膜静脉迂曲扩张及出血等；若眼珠或眶内灌脓，最终可溃穿组织，脓液外流，甚则致其塌陷。

3. 实验室及特殊检查

（1）超声检查：可见眼外肌轻度肿大；球后脂肪垫扩大，光点分散；球筋膜囊积液，表现为球壁外弧形无回声区；如脓肿形成则可见不规则暗区，间杂回声光斑。

（2）CT扫描：可显示眶内脂肪区密度较高；脓肿形成后则为不规则高密度块影，均质而不增强。

【诊断依据】

1. 病前常有感冒或眼珠、眼眶周围或全身感染史。
2. 发病急速，眼痛剧烈，视力下降或骤降。
3. 眼珠突出，转动不灵；白睛红肿，甚则突出睑外。
4. 超声探查、CT扫描可协助诊断。

【治疗】

本病为眼科急重症，临证须循证求因，标本兼治；若病情危急者，宜中西医综合治疗。

1. 辨证论治

（1）风热毒攻证

症状：眼珠微突，眼睑肿胀，白睛红肿；头目疼痛，发热恶寒；舌红苔薄黄，脉浮数。

辨证要点：风热毒邪上攻，表热明显，病情尚在初期，故辨证以眼珠突出较轻及全身症状等为要点。

治法：疏风清热，解毒散邪。

方药：散热消毒饮子[121]加减。可于方中加野菊花、蒲公英、大青叶增强清热解毒之力；红肿疼痛较重者，加赤芍、丹皮、夏枯草以消肿散结止痛。

（2）火毒壅滞证

症状：眼珠高突，转动受限，眼睑红肿，白睛红赤壅肿；头目剧痛，壮热神昏烦渴，便秘溲赤；舌红苔黄，脉数有力。

辨证要点：热毒入里炽盛，火气燔灼，充斥上下，辨证以眼珠高突而剧痛及壮热烦渴而便秘等症状为要点。

治法：泻火解毒，消肿止痛。

方药：清瘟败毒饮[111]加减。方中可加大黄、芒硝以通腑泻热；加板蓝根、天花粉以解毒散结；若出现神昏谵语者，可用清营汤送服安宫牛黄丸。

2. 外治

（1）涂眼药膏：眼珠突出，黑睛暴露者，可涂抗生素眼膏，以保护黑睛。

（2）用野菊花、金银花、防风、桑叶、当归、黄连各30g水煎，取汁作眼部湿热敷，有物理及药物双重治疗作用。

（3）眼睑皮肤或穹窿部结膜若出现脓头者，应切开排脓，并放置引流条，至脓尽为止。

3. 其他治法

（1）中成药治疗：根据临床证型，可选用清开灵注射液静脉滴注，或牛黄千金散等口服。

（2）应用抗生素，可肌肉注射或静脉滴注。

（3）高热昏迷，病情危重者，可结合内科抢救治疗。

【预防与调护】

1. 面部若有疖肿等感染病灶，应积极治疗，并切忌挤压和过早切开，以免邪毒扩散。

2. 发病后应卧床休息，避风寒，多饮水，饮食宜清淡，忌食荤腥食物，保持大便通畅。

第三节　鹘眼凝睛

鹘眼凝睛是指以眼珠突出，红赤如鹘鸟之眼，呈凝视状为特征的眼病。该病名首见于《世医得效方·眼科》，又名鹘眼凝睛外障、鱼睛不夜。本病较为严重者的症状记载见于《证治准绳·杂病·七窍门》，书中说："目如火赤，绽大胀于睥间，不能敛运转动……犹鹘鸟之珠"。该病多伴有全身症状，可单眼或双眼发病。

鹘眼凝睛类似于西医学的甲状腺相关性免疫眼眶病，又称为 Graves 眼病。患者可表现为甲状腺功能亢进、甲状腺功能低下及甲状腺功能正常。若甲状腺功能正常而出现 Graves 眼病时，称为眼型 Graves 病。

【病因病机】

《秘传眼科龙木论·鹘眼凝睛外障》谓："此症皆因五脏热壅冲上，脑中风热入眼所致"，《银海精微·鹘眼凝睛》亦认为本病是"因五脏皆受热毒，致五轮振起，坚硬不能转运，气血凝滞"而引发。古医籍描述本病病因较广，但若因阳邪亢盛，风热壅阻所致者，其病机可参见突起睛高。结合临床，可归纳为如下：

1. 长期情志失调，肝气郁结，郁久化火，上犯于目，使目眶脉络涩滞所致。

2. 素体阴虚，或劳心过度，耗伤阴血，心阴亏虚，肝阴受损，以致阴虚阳亢，上犯目窍而为。

【临床表现】

1. 自觉症状　眼有异物感，羞明流泪，微痛，或视一为二；全身可伴有心跳加快，食欲亢进，消瘦多汗，烦躁失眠等。

2. 眼部检查　双眼眼珠渐进外突，眼珠转动受限，严重者不能转动而呈凝视状，白睛红赤，上睑活动滞缓，眼睑不能闭合（见彩图 14-1）；全身检查可伴甲状腺肿大，两手及舌伸出可有震颤现象。

3. 实验室及特殊检查

（1）超声波检查：早期眼外肌水肿明显时，内回声弱，光点少；随着病变发展，肌肉内出现纤维化，内回声增强，光点增多。同时由于眶内脂肪组织弥漫性肿胀，表现为回声光团增大；软组织水肿及炎性细胞浸润而使视神经侧后边回声向后延长。

（2）CT扫描检查：可显示多条眼外肌增粗，外形呈梭形肿胀；眶尖部眼外肌增厚常压迫视神经，使其水肿增粗；多条肿胀的眼外肌汇聚于眶尖部而使眶尖密度增高。同时由于眼外肌和眶脂体肿胀而使眶隔前移，眼球突出。

（3）MRI检查：可显示眼外肌增厚的中、高强度信号。

（4）全身检查：多数患者可有血清 T_3、T_4 升高，甲状腺吸[131]碘率增强。

【诊断依据】

1. 眼有异物感，羞明流泪，微痛。

2. 眼珠突出，呈凝视状。

3. 超声探查、CT扫描及MRI检查有助于诊断。

4. 基础代谢率检查有助于诊断。

【鉴别诊断】

本病须与突起睛高相鉴别，其内容详见表14-1。

表 14-1　鹘眼凝睛与突起睛高的鉴别表

鉴别点	鹘眼凝睛	突起睛高
病性	甲状腺相关性免疫眼眶病	急性炎症性
病势	起病缓，多双眼渐进突出	起病急，多单眼急剧外突
全身症状	常伴有心跳加快、消瘦多汗等症	常伴有发热头痛、烦躁神昏等症

【治疗】

本病多为全身疾病的局部症状之一，故应结合全身情况进行辨证施治。

1. 辨证论治

（1）气郁化火证

症状：眼珠进行性突出，不能转动，白睛红赤；全身可伴有性急易怒，怕热多汗，心悸失眠，口苦咽干；舌红苔黄，脉弦数。

辨证要点：肝火上炎目窠，火性暴烈，故辨证以眼珠呈进行性外突及全身症状等为要点。

治法：清肝泻火，解郁散结。

方药：丹栀逍遥散[11]加减。可加夏枯草、草决明入肝经而清泻郁火；若有胸闷胁痛者，加香附、郁金以疏肝解郁；两手及舌伸出有震颤者，加石决明、钩藤以平肝熄风。

（2）阴虚阳亢证

症状：眼珠微突，凝视不能动，白睛淡红；全身可伴有头晕耳鸣，怵惕不安，心烦不寐，消瘦多汗；舌红少苔，脉细数。

辨证要点：阴损血亏不能濡养目窍，因虚致病，故辨证以眼珠微突而白睛淡红及阴虚阳亢的全身症状等为要点。

治法：滋阴潜阳，平肝降火。

方药：平肝清火汤[31]加减。可加女贞子、麦冬增强养阴涵阳之力；心悸眠差较重者，加酸枣仁、夜交藤以养心安神；双手震颤者，加珍珠母、鳖甲以滋阴平肝熄风。

2. 外治

（1）涂眼药膏：可用抗生素眼膏涂眼，以防暴露赤眼生翳。

（2）湿热敷：用桑叶、荆芥、防风、菊花、大青叶、当归、赤芍各30g水煎，过滤取汁作眼部湿热敷。

（3）手术治疗：对于突眼严重或有视神经受压者，可行眼眶减压术。

3. 其他治法

（1）针刺治疗：选风池、天柱、百会、阳白、外关、内关、合谷、行间、太冲等穴，每次2～4穴，交替轮取，泻法为主，每日1次。

（2）抗甲状腺药物：如检查指标有异常者，可在专科指导下选用甲基或丙基硫氧嘧啶、他巴唑、甲亢平等。

（3）镇静及β受体阻滞剂：根据病情需要选用利眠宁、苯巴比妥、心得宁等。

【预防与调护】

1. 注意调节情志，不要急躁生气。

2. 勿食或少食辛辣燥热之品，以免加重病情。

第四节　珠突出眶

珠突出眶是指眼珠突出，并与头位改变有一定关系的眼病。该病名见于《证治准绳·杂病·七窍门》。《目经大成·睛凸》称之为"睛凸"，并指出："此症通睛突然凸出眶外，非鱼睛因滞而慢慢胀高者比。"本病多单眼为患，常有较为明显的诱因。

珠突出眶类似于西医学的血管性疾病引起的眼球突出，可分为搏动性和间歇性眼球突出。搏动性者多由创伤性颅底骨折或颈内动脉－海绵窦血管瘘引起；间歇性者则多为眶上静脉曲张所致。

【病因病机】

《证治准绳·杂病·七窍门》谓："有因怒甚、吼喊而闯出者……亦有因打仆而出者。"结合临床，可归纳为如下方面：

1. 眶内血脉异常，因暴怒气悖、高声吼叫、低头屏气等使气血并走于上，致眼珠外突。

2. 因头颅外伤，脉络受损，眶内血行异常，迫珠外突。

【临床表现】

1. 自觉症状　眼部胀痛，球后疼痛，视力有不同程度的下降，可有复视；全身可伴有头痛、眩晕、恶心等。

2. 眼部检查　多为单侧眼珠突出，时轻时重，在低头、弯腰、俯卧时加重；眼珠突出可随脉搏而搏动；发作时可有上睑肿胀下垂，白睛红肿，瞳神散大；患眼可见视盘水肿，视网膜静脉迂曲扩张或有出血。

3. 实验室及特殊检查

（1）超声检查：若眶内有血肿，可见液性暗区；若为颈内动脉 - 海绵窦瘘可在视神经与上直肌之间发现扩张而搏动的眼上静脉，呈圆形或管状无回声腔；若为眶内静脉曲张，直立或平卧可表现为正常超声图像，或有眶脂肪缩小，当压迫颈内静脉时，可见眶脂肪强回声光团内出现无回声区，此无回声区便是眶内异常静脉充血的影像。

（2）CT 扫描：若为眶内血肿，可见眶内有形状不规则的高密度占位改变；若为颈内动脉 - 海绵窦瘘，可见眼上静脉和海绵窦扩张，增强扫描更为明显；若为眶内静脉曲张，一般扫描可正常，当颈部加压眼球突出后则见不规则的高密度区，不均质，常伴有静脉石。

（3）MRI 检查：常作为诊断颈动脉 - 海绵窦瘘的手段，表现为无或低信号等。

【诊断依据】

1. 单眼眼珠外突，常有明显诱因。
2. 眼珠外突可随头位发生改变，低头、弯腰、俯卧时加重。
3. 超声检查、CT 扫描、MRI 检查有助于诊断。

【治疗】

本病属血管性疾病引起的眼珠突出，以疏通脉络为要旨，常需结合外治、手术等治疗。

1. 辨证论治

（1）脉络瘀滞证

症状：眼珠突出，低头、俯卧时加重；发作时眼胀不适，上睑下垂，白睛红肿，视盘水肿，视网膜静脉曲张；可伴有眩晕、头痛、恶心；舌紫暗或有瘀斑，脉涩或缓。

辨证要点：血瘀脉络，时通时阻，故辨证以眼珠突出多呈间歇性，体位改变时发作加重及目络瘀阻之全身症状为要点。

治法：活血化瘀，疏通脉络。

方药：通血散[107]加减。体质壮实者，可加三棱、莪术破血行瘀；头目胀痛者，加地龙、蔓荆子以通络止痛。

（2）瘀血内阻证

症状：眼珠突然外突，弯腰及俯卧时加重，可呈搏动性；眼珠发胀，球后疼痛，视力下降；视盘水肿，视网膜静脉曲张及出血；可伴有患侧头痛；舌淡红苔薄，脉缓。

辨证要点：眶内脉络扩张，或外伤损及脉络，眶内血行异常，占据眶内空间，故辨证以眼珠突出可呈搏动性及患侧头痛，球后疼痛等症状为要点。

治法：凉血止血为先，后宜活血化瘀。

方药：早期用十灰散[6]加减。眼胀而痛者，加草决明、郁金解郁通经；待血止之后，其离经之血又当消散，用复元活血汤[88]加减。视盘水肿明显者，加泽兰、牛膝利水通络。

2. 外治

（1）眼珠突出于眶外，可于眼部涂敷眼药膏后轻轻按摩眼球，使其纳入眶内。

（2）外伤所致者，早期可用生地黄捣烂外敷，并加压包扎。

（3）严重病例可行静脉切除或结扎术，或做瘘孔填塞术。

3. 其他治法

外伤有骨折者应与骨伤科协同治疗。

【预防与调护】

1. 有本病倾向者，尽量减少低头、弯腰以及大怒、屏气等加重脉络瘀滞的诱因。

2. 本病发作时，宜取平卧位，避免低头、扭颈以及用力动作。

第五节　眼眶假瘤

眼眶假瘤是一种非特异性慢性增殖性炎症的眼病，因具有真性眶肿瘤的症状而得名。本病多见于青壮年男性，单眼发病者多，但亦可为双侧性。起病较急，发展缓慢，屡有复发性炎症史。本病既往多归属于中医学"突起睛高"及"鹘眼凝睛"范畴。

【病因病机】

1. 多因风热毒邪侵袭，上犯于目，壅滞目眶，脉络瘀阻，致珠突出眶。

2. 因热毒日久不解，热盛伤阴，阴液亏耗，致目眶气血涩滞，使珠胀而欲出。

3. 由于七情内伤，肝气郁结，疏泄失常，气机阻滞，血行不畅为瘀，水湿停滞为痰，痰瘀互结，阻于眶内，致珠突眶外。

【临床表现】

1. 自觉症状　先兆期可有眼神经分布区域阵痛，伴有流泪；病情发展加重，可出现复视、视力下降。

2. 眼部检查　早期有结膜水肿和眼球突出，至发展期，眼球向正前方中度突出，运动障碍，同时眼睑和结膜水肿加剧；在眶下部、内下壁、沿眶上缘可触及肿块；在眼球受压时，偶见视网膜静脉扩张淤滞、视盘水肿及视网膜脉络膜炎的征象。

3. 实验室及特殊检查

（1）X线摄片：少有骨质破坏，但可见致密阴影或仅眶腔扩大。

（2）超声检查：眶内可见低回声区，若肿物纤维组织多，则回声衰减明显，后界往往不能显示。

（3）CT扫描：可见眶内有形状不规则的软组织块影，并常有眼外肌肿大、眼环增厚，纤维增生者，则眶内弥漫性密度增高，重要标志可被遮蔽。

【诊断依据】

1. 发病前多有眼睑、结膜水肿病史，起病急，发展慢。

2. 早期眼神经分布区疼痛，伴有流泪；随后有复视、视力下降。

3. 眼球向正前方突出，运动障碍。

4. 眶内可扪及肿块。

5. X线摄片、超声检查、CT扫描等检查有助于诊断。

【治疗】

本病以药物治疗为主，可采用中西医并举的方法。

1. 辨证论治

（1）风热毒壅证

症状：眼珠突出，转动不灵，胞睑及白睛轻度红赤水肿，复视，流泪；伴头痛；舌红苔薄黄，脉浮数。

辨证要点：风热毒邪上攻目窠清窍，故辨证以眼珠突出，胞睑及白睛红赤水肿尚轻及风热罹患之全身症状为要点。

治法：清热散风，解毒散结。

方药：疏风清肝汤[118]加减。可加大青叶、蒲公英、夏枯草以增强清热解毒散结之力；头痛重者，加僵蚕、蔓荆子以祛风止痛。

（2）血瘀气滞证

症状：眼珠突出，运动受限，眼睑肿胀，白睛红肿，复视；口苦而渴，便秘溲赤；舌质紫暗苔黄，脉涩。

辨证要点：气血瘀阻目窠，集聚成块，热毒未尽，故辨证以眼珠突出明显，眼睑、白睛红肿明显及全身症状为要点。

治法：活血化瘀，行气散结。

方药：血府逐瘀汤[56]加减。可加莪术、花粉、生牡蛎破气软坚散结；咽干口燥者，加玄参、麦冬养阴润燥；大便秘结者，加决明子、大黄通便泻热。

（3）痰瘀互结证

症状：眼珠外突，运转受限，白睛暗红，复视，流泪；胁肋胀满，胸闷不舒；舌暗苔黄，脉弦。

辨证要点：病起于情志内伤，痰瘀互结阻于目窠，故辨证以珠突转动受限及有胁胀胸闷、脉弦等肝经郁滞之象为要点。

治法：疏肝理气，化瘀祛痰。

方药：逍遥散[104]合清气化痰丸[112]加减。若热象不显著者，可去黄芩；加郁金、川芎、桃仁以行气活血化瘀；加生牡蛎、海浮石以软坚化痰散结。

2. 外治

（1）眼睑闭合不全者可涂抗生素眼膏并加压包盖。

（2）慎重施行开睑术。

3. 其他治法

（1）应用广谱抗生素合并皮质类固醇激素以及抗凝剂、碘剂等治疗。

（2）深部 X 线放射治疗，用于早期细胞结构尚未纤维化者。

【预防与调护】

1. 在眼珠尚未突出的炎症阶段应积极治疗，以防止病变进一步发展。

2. 复视严重者可遮盖患眼以减轻复视造成的眩晕。

第十五章

眼 外 伤

眼外伤是指眼组织因意外而致损伤的一类眼病。在古代医籍中常统称为"为物所伤之病"。根据致伤物不同，可分为机械性眼外伤和非机械性眼外伤两大类。

眼居高位，暴露于外，易受外伤，造成形态和功能的损害。眼珠脉道幽深细微，经络分布周密，气血纵横贯目，若有损伤，既可伤血，又可伤气，伤血则易致瘀滞，伤气则气机失调；外伤有隙，邪气易乘虚而入；致伤物大多污秽，受伤处易被感染；导致视功能障碍。眼外伤的临床表现及其预后与致伤因素、部位、程度及处理措施正确与否等密切相关。眼珠不同部位的组织对外伤的抵抗力与敏感性有较大的差异，如黑睛边缘易发生裂伤，黄仁根部易断裂，晶珠易混浊和脱位。此外，真睛破损还可感伤健眼等。

眼外伤的治疗常需内外兼治。若伤眼红肿疼痛、羞明流泪、黑睛生翳，多为风热之邪乘伤侵袭所致，治宜祛风清热，兼以活血；若伤眼赤肿疼痛、抱轮红赤或白睛混赤、黑睛溃烂、黄液上冲，则为邪毒炽盛之候，治当清热解毒，兼以凉血；若胞睑青紫、白睛溢血、血灌瞳神，可按"离经之血，虽清血鲜血，亦是瘀血"来辨证，治宜先凉血止血，后活血化瘀；若眼胀头痛、胸闷纳呆、口苦咽干，多为七情内伤、气郁化火，则宜在以上治疗的基础上酌加疏肝理气泻火之品。

眼外伤是眼科常见病、多发病，是常见的致盲因素之一，其预防十分重要。

第一节 异物入目

异物入目是指沙尘、金属碎屑等细小异物进入眼内，黏附或嵌顿于白睛、黑睛表层或胞睑内面的眼病。该病名见于《中医临证备要》。又名眯目飞扬、飞丝入目、物偶入睛、飞尘入目、眯目飞尘外障等。

本病相当于西医学的结膜、角膜异物。

【病因病机】

多由于日常生活、工作中防护不慎或回避不及，尘埃沙土、煤灰粉渣、金属碎屑、麦芒、谷壳或昆虫之类进入眼内所致。

【临床表现】

1. 自觉症状 异物黏附于胞睑内面或白睛表面者，碜涩疼痛、流泪等症相对较轻；若黏附或嵌顿在黑睛表层，则碜涩疼痛、羞明流泪等症较重。

2. 眼部检查 若异物黏附于胞睑内面或白睛、黑睛表层，可见白睛红赤，在胞睑内面或白睛表层、黑睛表层查见异物；若异物嵌于黑睛，可见抱轮红赤或白睛混赤，时间较长则在黑睛异物周围有边缘不清的翳障，异物若为铁屑，则其周围可见棕色锈环；若邪毒入侵，可变生凝脂翳，出现神水混浊、黑睛后壁沉着物、瞳神紧小等变症。

【诊断依据】

1. 有明确的异物入目史。

2. 伤眼碜涩疼痛，羞明流泪。

3. 在白睛、黑睛表层或胞睑内面查见异物。

【治疗】

以及时清除异物、防止感染为要。

1. 黏附于睑内、白睛表层的异物，可用氯化钠注射液冲洗，或用无菌盐水棉签或棉球粘出；异物在黑睛表层，可滴0.5%～1%地卡因液1～2次后，用无菌棉签粘出，并涂抗生素眼膏或眼药水。

2. 嵌于黑睛表层的异物，采用角膜异物剔除术，须按无菌操作施行。先用氯化钠注射液冲洗结膜囊，再滴0.5%～1%地卡因液1～2次后，头部固定不动，双眼睁开，注视一固定目标，术者用左手分开患者上下睑，右手持消毒异物针或注射针头从异物一侧呈15°剔除异物，针尖朝

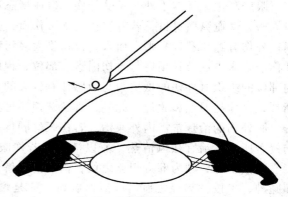

图15-1 角膜异物剔除术

向角膜缘方向（图15-1），切忌针头垂直伸入，以免刺穿角膜。若有铁锈应剔除，注意勿损伤正常组织。术毕涂抗生素眼膏，症状重者可在结膜下注射抗生素，以眼垫封盖。

3. 次日复查，观察有无异物残留，以及创面愈合情况。若见并发凝脂翳者，按凝脂翳处理。

【预防与调护】

1. 在异物入目机会较多的场地工作时，须戴防护眼镜。

2. 若有异物入目，需及时正确处理，切勿乱施揉擦或随意挑拨，以免加重病情或变生他症。

第二节　撞击伤目

撞击伤目是指眼部受钝力撞击但无穿破伤口的眼病。古典医籍中虽无"撞击伤目"的病名记载，但有关眼部外伤的记载较多，因撞伤部位的不同，有"被物撞打"、"振胞瘀痛"、"惊震外障"、触伤其气等病名。其临床表现和预后与钝力的大小、受伤的部位等因素有关。

本病相当于西医学的机械性非穿通性眼外伤。

【病因病机】

《证治准绳·杂病·七窍门》指出本病的病因病机为："偶被物撞打，而血停滞于睑眦之间，以致胀痛也。"以及"盖打动珠中真气，络涩滞而郁遏，精华不得上运，损及瞳神而为内障之急。"结合临床归纳为：

1. 多因球类、拳头、棍棒、石块、金属制品、皮带等钝性物体撞击眼部。

2. 高压液体、气体冲击眼部。

3. 头面部突然撞击墙体等硬性物。

4. 眼部邻近组织损伤或头面部受到强烈震击，亦可伤及眼珠。

总之，钝力撞击，损伤眼珠，可致气血受伤，组织受损，以致血溢络外、血瘀气滞，此为本病的主要病机。

【临床表现】

1. 自觉症状 伤及胞睑、白睛，轻则微感胀痛，重则疼痛难睁；伤及黑睛，则畏光流泪、视力下降，且有刺痛；伤及晶珠、神膏、视衣，则视力下降；伤及眼眶，则伤处及头部疼痛；伤及眼外肌，可见复视、头晕等症。

2. 眼部检查

（1）胞睑受伤：轻则胞睑青紫；重则胞睑青紫高肿，状如杯覆，有时对侧胞睑亦可青紫肿胀，或伴见上胞下垂。

（2）白睛受伤：可见白睛溢血。量少者则呈片状分布，色如胭脂；量多者布满整个白睛，色泽暗红。

（3）黑睛受伤：可见黑睛条状、片状混浊，伴有抱轮红赤；若邪毒外袭，重者可变生凝脂翳等。

（4）黄仁受伤：可见瞳神散大；若黄仁断裂，可见瞳神不圆，呈"D"形或新月形；若黄仁脉络受损，可见血灌瞳神，血量少则沉于瞳神以下，多则漫过瞳神，若日久不散，可致黑睛血染，失去晶莹明澈；也可致眼珠胀硬、黑睛混浊等多种变症。

（5）晶珠受伤：可见晶珠半脱位或全脱位，或脱于神膏中，或倚于瞳孔之间；或见晶珠日渐混浊，变生惊震内障。

（6）眼底受伤：可见视网膜水肿；或见视网膜出血，甚则玻璃体积血，眼底不能窥见；或见视网膜脱离；或视神经挫伤；或见脉络膜视网膜破裂等。

（7）眼眶受伤：可表现为眼眶骨折，或眶内瘀血。若眶内瘀血较多者，可致眼珠突出而为物伤睛突；若合并颅骨骨折者，常伴口、鼻、耳出血，12小时后围绕眼眶缘之胞睑皮下和白睛下有瘀血出现。

（8）眼外肌受伤：可见眼珠转动失灵，视一为二。

3. 实验室及特殊检查 眼眶受伤时，还需用 X 线或 CT 检查排除是否有眶骨和颅骨骨折。

【诊断依据】

1. 有钝物撞击头目史。

2. 眼部有肿胀、疼痛、视力下降等症状和体征。

【治疗】

根据伤情，结合必要的手术治疗。

1. 辨证论治

（1）撞击络伤证

症状：胞睑青紫，肿胀难睁；或白睛溢血，色如胭脂；或眶内瘀血，目珠突出；或血灌瞳神，视力障碍；或眼底出血，变生络损暴盲、目系暴盲。

辨证要点：外物伤目，血络受损，血溢络外，因所伤部位不同，故表现不一。辨证以不同部位出血为要点。

治法：早期止血，后期化瘀。

方药：止血用十灰散[6]加减，用于受伤早期，若出血较多，可加血余炭、仙鹤草以加强止血之功；化瘀用祛瘀汤[91]加减，用于受伤后期，若目中积血较多者，可加三棱、莪术、枳壳以增强行气祛瘀之力；若有化热倾向、大便秘结者，可加大黄泻下攻积。

（2）血瘀气滞证

症状：上胞下垂，目珠偏斜，瞳神紧小或散大不收；或视衣水肿，视物不清；或眼珠胀痛，眼压升高。

辨证要点：外物伤目，组织受损，气血失和，血瘀气滞，水湿停聚，故辨证以各组织受损的症状表现为要点。

治法：行气活血，化瘀止痛。

方药：血府逐瘀汤[56]加减。上胞下垂、眼珠偏斜者，可酌加防风、葛根、白芷、白附子、僵蚕以祛风散邪、缓急通络；瞳神散大者，宜去柴胡、川芎，加香附、五味子以顺气敛瞳；视衣水肿者，加茯苓、泽兰、薏苡仁、茺蔚子以祛瘀利水。

2. 外治

（1）滴眼药水：黑睛混浊者，可用0.5%熊胆眼药水，每日4~6次。亦可选抗生素眼药水。

（2）外敷法：胞睑肿胀青紫者，24小时内宜冷敷，或用鲜生地、鲜赤芍等量捣碎加鸡蛋清外敷；24小时后则改为热敷。眼珠疼痛者，可用生地、芙蓉叶、红花等量捣烂，鸡蛋清调匀，隔纱布敷患眼。

（3）手术：前房积血，经药物治疗4~5天无吸收迹象且眼压持续上升时，可行前房穿刺术；晶珠混浊，视力严重障碍者，可做白内障囊外摘除联合人工晶体植入术；若合并眶骨、颅底骨折者，需速请有关科室会诊手术。

3. 其他治法

（1）中成药治疗：根据临床证型，可选用丹红化瘀口服液、复方血栓通胶囊等口服。亦可选血栓通注射液静脉滴注。

（2）电离子导入：血灌瞳神者，可选用丹参、血栓通注射液电离子导入。

（3）高压氧疗法：若发生目系暴盲者，可配合高压氧疗法。

【预防与调护】

1. 加强宣传教育，严格执行安全操作制度，做好安全防护。

2. 患者饮食以清淡为宜，保持大便通畅。

3. 血灌瞳神者，宜用眼垫遮盖双眼，半卧位休息。

第三节 真睛破损

真睛破损是指眼珠为物所伤且有穿透伤口的眼病。可伴眼内异物，甚至可影响健眼，是一种严重的眼外伤。《证治准绳·杂病·七窍门》称其为物损真睛，又名偶被物撞破外障、被物撞破。《目经大成·物损真睛》对其预后有所记载，谓："其为细尖之物所触，浅小可治，若伤大而深，及内损神膏、外破神珠者，纵然急治，免得枯凸，明终丧尔。"该病预后主要与损伤的严重程度和部位、有无眼内异物有关。本病相当于西医学的机械性穿透性眼外伤。

【病因病机】

《审视瑶函·为物所伤之病》认为："今为物之所伤，则皮毛肉腠之间，为隙必甚，所伤之际，岂无七情内移，而为卫气衰惫之原，二者俱召，风安不从。"结合临床归纳如下：

1. 锐器刺破眼珠。

2. 高速飞溅之金石铁屑、碎石破片穿破眼珠。

3. 过猛钝力碰撞挤压致真睛破损。

真睛破损易招风邪乘虚而入，致伤物又多污秽，则致邪毒入侵，热毒炽盛，化腐成脓。因此，真睛破损不仅使气血、经络、组织受伤，而且常出现邪毒为患之候。

【临床表现】

1. 自觉症状 伤眼多有疼痛剧烈，牵及头部，畏光流泪，眼睑难开，视力骤降；若感伤健眼，则健眼亦出现畏光流泪，头目疼痛，视力下降等症。

2. 眼部检查 伤眼可见大小、形状不一的伤口，有的可合并胞睑穿透伤。伤口可在白睛里层、黑睛、黑白睛交界之处，可见神水溢出，或黄仁脱出、状如蟹睛，或晶珠脱出、神膏外溢，甚至眼珠塌陷变软，睛毁珠坏。

若致伤物污秽，邪毒入侵，热毒炽盛，则伤后1～2日见胞睑肿胀，白睛混赤肿胀，神水混浊，黄液上冲，瞳神难辨，眼珠突出，转动失灵，头痛及寒热往来等症，或眼珠变软、塌陷或呈突起睛高之症。

若伤口不大或伤口经正规处理、治疗后，眼部症状仍不减轻甚或加重者，应考虑伴有眼内异物。

若感伤健眼，则可见健眼视力急剧下降，抱轮红赤或白睛混赤，黑睛后壁附有细小沉着物，瞳神紧小，神水混浊，神膏混浊，视盘水肿，视衣出现黄白色点状渗出等改变，此为真睛破损的一种严重并发症，相当于西医学的交感性眼炎。

3. 实验室及特殊检查

（1）影像学检查：若考虑有眼内异物，应作眼部X线拍片或超声波检查，必要时行MRI检查，以明确异物属性和部位。

（2）血常规：可见白细胞总数及中性粒细胞比例增高。

【诊断依据】

1. 有外伤史及眼珠破损伤口。

2. 伤眼视力障碍，并有相应症状。

3. 部分患者可有眼内异物。

【治疗】

真睛破损是眼科的急症，应以手术治疗为主，术后加强中医辨证治疗。

1. 辨证论治

（1）风邪乘袭证

症状：伤眼疼痛，胞睑难睁，畏光流泪，视力骤降，白睛、黑睛破损，或眼珠内容物脱出；舌苔薄白或薄黄，脉弦紧或弦数。

辨证要点：目为物伤，腠理失密，风邪乘隙而入，故辨证以畏光流泪，伤眼疼痛为要点。

治法：除风益损。

方药：除风益损汤[86]加减，可加红花、苏木、郁金以增散瘀止痛之功；加金银花、黄芩以清热解毒。

（2）热毒壅盛证

症状：伤眼剧痛，视力骤降，伤口污秽浮肿，胞睑肿胀，白睛混赤，瞳神紧小，神水混浊，黄液上冲，眼珠突出，转动失灵；头痛；舌红苔黄，脉弦数。

辨证要点：真睛破损，邪毒内聚，蓄腐成脓，故辨证以白睛混赤，黄液上冲及全身症状为要点。

治法：清热解毒，凉血化瘀。

方药：经效散[71]合五味消毒饮[15]加减，常以生地、玄参、丹皮代替方中犀角。若便秘溲赤者，可加芒硝、木通、车前子以通利二便，使邪热下泄；伤眼剧痛者，可加没药、乳香以化瘀止痛。

（3）感伤健眼

症状：伤眼白睛或黑睛破损，迁延难愈，红赤难退，或反复发作；健眼出现视物模糊，或视力剧降，羞明流泪；抱轮红赤或混赤，黑睛后壁附有细小沉着物，瞳神紧小，神水混浊，神膏混浊，视盘充血水肿，视衣出现黄白色点状渗出等症。

辨证要点：一眼受伤，邪毒入侵，同气相感，故辨证以伤眼迁延难愈，健眼又现视物模糊等上述眼症为要点。

治法：清热解毒，平肝泻火，凉血化瘀。

方药：泻脑汤[82]加减。若见抱轮红赤、瞳神紧小诸症，加栀子、龙胆草、蒲公英等以助清热解毒；而以神膏混浊和眼底改变为主者，可加丹参、郁金、泽兰、牛膝以增强凉血行滞之功。

2. 外治

（1）清创缝合：用 0.9% 氯化钠注射液轻轻冲洗伤眼，清除一切污物。若伤口小于

3mm，对合良好，无眼内容物脱出，前房存在者，可不缝合，治以散瞳、涂抗生素眼膏、包扎伤眼；伤口大于 3mm，应尽早缝合。

（2）滴眼药水：抗生素眼药水，每日 6 次，症状严重者可 1 小时 2 次；用 1% 阿托品眼药水散瞳。同时根据病情选用糖皮质激素眼液。

3. 其他治法

（1）中成药治疗可根据病情选用双黄连注射液或清开灵注射液静脉滴注。

（2）全身用足量的广谱抗生素和糖皮质激素。

（3）注射破伤风抗毒素。

【预防与调护】

1. 建立健全生产和操作过程的规章制度，遵守操作规程，加强劳动保护，避免眼外伤的发生。

2. 加强儿童、学生的安全教育，避免玩弄锐利、有弹伤性、爆炸性的物品。

3. 饮食以清淡为宜，保持大便通畅。

第四节　化学性眼损伤

化学性眼损伤是指化学性物质进入或接触眼部并引起眼部组织损伤的眼病。本节重点介绍酸碱入目而引起眼部组织损伤的眼病，即酸碱化学伤。本病为眼科急重症，其病情的轻重和预后与化学物质的性质、浓度、量的多少，以及与眼接触时间的长短、急救措施是否恰当等因素有关。

【病因病机】

1. 碱性化学伤　致伤物主要有氢氧化钾、氢氧化钠、石灰、氨水等。此类物质与眼组织接触后，除与组织蛋白结合外，还可与组织中的类脂质发生皂化反应而向深部组织渗透，故伤势常较严重。

2. 酸性化学伤　致伤物主要有硫酸、硝酸、盐酸，以及某些有机酸。酸与眼组织接触后，与组织蛋白发生凝固反应，可以阻挡酸继续向深部组织渗透、扩散，因此造成的损害相对较轻。但若量多，浓度高，作用时间长，同样可造成严重损害。

【临床表现】

1. 自觉症状　轻者仅感眼部灼热刺痛，畏光流泪；重者伤眼剧烈疼痛，畏光难睁，热泪如泉，视力急剧下降。

2. 眼部检查　轻者白睛微红，黑睛轻度混浊，表层点状脱落；重者胞睑红肿或起泡糜烂，白睛混赤壅肿或显苍白，失去弹性，黑睛广泛混浊，甚至完全变白坏死，并可伤及深部组织，出现黄液上冲、瞳神变小、干枯、晶珠混浊，甚或眼珠萎陷等症。病至后期，可形成黑睛厚翳，或有赤脉深入，或成血翳包睛之势，严重影响视力。

酸性损伤与碱性损伤的鉴别主要根据病史。其临床表现：酸性损伤的创面边界清楚且浅，可不扩大加深，坏死组织容易分离脱落，眼内组织反应较小而轻；碱性损伤的创面边界不清且较深，易扩大加深，坏死组织不易分离，眼内组织反应重，易引起瞳神紧小、晶珠混浊、绿风内障等。

【诊断依据】

1. 有明确的化学物质与眼部接触史。

2. 眼部刺痛，畏光流泪，视力下降。

3. 白睛红赤或混赤，黑睛混浊或坏死等症。

【治疗】

本病治疗的关键在于急救冲洗；以彻底清除化学物质、减轻眼部组织损伤、预防并发症、提高视力为原则。

1. 外治

（1）急救冲洗：最迫切和有效的急救措施是伤后立即就地用清水彻底冲洗，冲洗越迅速、彻底，预后越好。最好就地用氯化钠注射液或自来水冲洗；若条件不具备，也可用其他清洁干净水冲洗；或让患者将眼部浸于水中，反复开合眼睑。应注意充分暴露穹隆部结膜，冲洗清除残余的化学物质。

（2）中和冲洗：在急救处理后，应进行中和冲洗。若为酸性伤，用 2%～3% 碳酸氢钠液冲洗；碱性伤用 3% 硼酸液冲洗；石灰致伤用 0.37% 依地酸二钠液冲洗。

（3）结膜下注射：病情较重者，在中和冲洗后还可作结膜下注射。若为酸性伤，用 5% 磺胺嘧啶钠 2ml；碱性伤用 10% 维生素 C 0.5～1ml。

（4）滴眼药水：伤后应频滴抗生素眼药水。石灰致伤者，还应用 0.37% 依地酸二钠溶液滴眼；如出现瞳神紧小或干缺，须用 1% 阿托品眼药水或眼膏散瞳；碱性伤后黑睛发生溃烂时，滴用半胱氨酸眼药水等。

（5）手术治疗：病情严重者，应根据病情选择球结膜切开冲洗术、前房穿刺术、结膜囊成形术及角膜移植术。

2. 内治

以清热解毒、凉血散瘀为主，方用黄连解毒汤[108]合犀角地黄汤[124]加减。后期可加木贼、密蒙花、青葙子以退翳明目。若见瞳神紧小等变证者治疗参阅有关章节。

3. 其他治法

（1）每日用玻璃棒在睑内和白睛之间分离 2～3 次，并涂抗生素眼膏，以预防睥肉黏轮。

（2）全身应用抗生素预防感染。

【预防与调护】

1. 建立健全规章制度，加强防护措施，避免发生化学性眼损伤。

2. 少食辛辣刺激性食品，注意眼部卫生。

第五节 辐射性眼损伤

辐射性眼损伤是指电磁波谱中除可视光线外，眼被其他电磁波所伤而引起的眼病。其作用原理可分为物理的热作用，如红外线、微波损害；化学的光化学作用，如紫外线损害；电离的生物作用，如 X 线、γ 射线、镭、中子流等损害。本节重点介绍紫外线造成的辐射性眼损伤，其病变的轻重与紫外线的强度、照射时间的长短以及与接受紫外线的距离有关。症状一般持续 6～8 小时，在 1～2 天内逐渐消失。

【病因病机】

1. 多由电焊、气焊时，电弧、乙炔焰、熔化金属产生的紫外线照射后引起。

2. 用紫外线灯防护不佳而受伤。

3. 在雪地、冰川、海洋、沙漠等环境工作，紫外线反射所伤。

眼被紫外线照射后，可引起胞睑、白睛、黑睛浅层病变。其病症似风火之邪外袭，猝然伤目之患。

【临床表现】

1. 自觉症状 受紫外线照射后，经过一定的潜伏期（最短半小时，最长不超过 24 小时，一般为 3～8 小时）而出现症状。轻者沙涩不适，畏光流泪，灼热疼痛；重者，眼内剧痛，睑肿难睁，热泪如汤，视物模糊，或有虹视、闪光幻觉等。

2. 眼部检查 胞睑红肿或有小红斑，瘙痒难睁，白睛红赤或混赤，黑睛微混，荧光素钠液染色可见点状着色，部分患者可见瞳神缩小。

【诊断依据】

1. 有接受紫外线照射病史。

2. 潜伏期一般为 6～8 小时，不超过 24 小时。

3. 眼部异物感、畏光、流泪、剧烈疼痛。

4. 胞睑痉挛、白睛混赤、水肿，黑睛点状星翳。

【治疗】

发作时应以止痛为要，主要依靠自身组织的修复。

1. 内治 病之初期，多为风火外袭，猝犯于目所致，故以祛风清热、退翳止痛之法治之，方选新制柴连汤[127]加减，可加蝉衣、木贼以散翳明目。

病之后期，多为风火伤津耗液，津液不能上荣于目；故以养阴退翳明目之法治之，方选消翳汤[102]加减。若白睛红赤未尽者，可加菊花、黄芩以清解余邪。

2. 外治

（1）滴用抗生素眼药水或眼膏，以防感染。胞睑有水泡者亦可用眼膏外涂。

（2）若剧烈疼痛者，可滴用 0.25%～0.5% 地卡因眼液，但不宜多滴。

（3）局部冷敷可止痛。

3. 其他治法

针刺合谷、太阳、风池、四白穴，有针感后留针 15 分钟，或针耳穴肝、眼区。

【预防与调护】

1. 焊接操作者和 10m 范围以内的工作人员应戴防护面罩，车间可用吸收紫外线涂料粉刷墙壁。

2. 在雪地、冰川、沙漠、海面作业的人员，应戴好防护眼镜。

附：其他辐射伤

1. 红外线辐射伤　红外线属波长较长的热辐射线，能造成眼损害的是波长 8000 ~ 12000A 之间的短红外线，以及无防护下观察日蚀或突遇强烈电弧光等。高强度的红外线有灼热感，能使组织坏死，蛋白质凝固；低强度的红外线无灼热感，但若长期照射眼部可引起晶珠混浊，混浊常开始于后极部，呈灰白色不均匀状，边界不整齐，逐渐扩大后完全混浊。红外线若透过眼组织，聚焦于视网膜，可造成视网膜灼伤，早期视网膜后极部水肿，并可出现小出血点或轻度视网膜脱落，重者黄斑区形成裂孔，视力急降或失明。本病关键在于预防，工作人员和观察日蚀者应戴好防护镜。

2. 激光辐射伤　激光作为一种新型光源，目前已被广泛用于科研、生产和医疗活动中。但若使用不当或激光从光洁表面反射进入眼内，均可造成辐射伤。对角膜和虹膜的损害是烧伤，损伤可局限于角膜上皮或扩展到实质形成白斑；或在虹膜形成穿孔和瞳孔变形，对晶状体的损害可引起混浊；对视网膜的损害，轻则造成视网膜灼伤，重则可见出血、渗出，甚则穿孔。预防的关键是严格遵守激光设备的操作规程和必要防护。

3. 电离性辐射伤　主要是指 X 线、γ 射线、镭、中子流等对眼组织的损伤，这些放射物质的主要危害是造成 H_2O 的电离产生多个自由基，与体内有机物相互作用形成氧化物，使细胞的代谢过程受到破坏，产生细胞畸形裂变等变化，同时还能造成组织血管的损伤，引起眼睑红斑、水泡，睫毛和眉毛脱落，球结膜水肿、坏死，虹膜萎缩，晶状体混浊，暗适应功能下降，视网膜出血等病变。预防关键是使用防护隔离屏使射线不能穿透，在施行眼部放射治疗时，要用铅板等保护好眼球。

第六节　热　烧　伤

因致病物不同，热烧伤分为火烧伤和接触性烧伤两大类，直接接触高热固体、液体和气体的接触性烧伤中，通常由液体所致者称为烫伤。热烧伤中以火烧伤和烫伤多见。病情轻重及预后与致伤物的温度、数量及接触时间长短有密切关系。

【病因病机】

日常生活和工业生产中不慎被火焰烧伤，或被开水、沸油、钢水烫伤，造成眼睑、白睛、黑睛损害。

【临床表现】

1. 自觉症状 轻者仅觉畏光流泪，重者眼内剧痛，多泪难睁，视力下降或视物不见。

2. 眼部检查 眼睑皮肤发红，浮肿或起水泡，白睛红赤或呈灰白坏死，甚则成脓或见瘢痕形成，终成睥肉粘轮。黑睛可见局部或大面积翳障形成，或见翳障坏死脱落，形成凝脂翳，其则直接形成厚翳或斑脂翳。

【诊断依据】

有明确的热烧伤史和发生在眼睑、白睛或黑睛的病证。

【治疗】

轻者外治为主，重者内外兼治。

1. 辨证论治

火毒犯目证

症状：眼内剧痛，多泪难睁，视力骤降，白睛混赤或成灰白坏死，黑睛大片新翳或呈凝脂翳状；心情烦躁，口干便秘，小便短赤；舌质红而干，苔薄或光，脉数或弦细而数。

辨证要点：热烧伤乃火热毒邪骤犯于目，不仅腐烂皮肉，还可伤及眼内真液。

治法：清解热毒，养阴散邪。

方药：银花解毒汤[116]合石决明散[35]加减，常去龙胆草加元参以增养阴增液之力。

2. 外治

（1）滴眼药水：可滴用抗生素眼药水。若疼痛剧烈，可在医师指导下滴用0.25%~0.5%地卡因眼药水，以缓解疼痛。

（2）局部敷药：眼睑部轻度热烧伤可涂红花油，注意勿进入眼内。

（3）手术：胞睑深度热烧伤，可作早期皮片覆盖；睥肉粘轮者，可作结膜囊成形术；黑睛有坏死穿孔或大片白斑形成时，可考虑角膜移植术。

3. 其他治法

根据病情可酌用抗生素以预防和控制感染。为预防睥肉粘轮，可涂抗生素眼膏，并用玻璃棒在睑内和白睛间每日分离2~3次。

【预防与调护】

加强劳动保护和自我防犯意识，患者心情保持平静，清淡饮食，预防便秘。

第十六章

眼 视 光 学

第一节　眼的屈光与调节

一、眼的屈光状态

　　眼球如同一件精密的光学仪器，其屈光系统的组成，从前向后包括角膜、房水、晶状体和玻璃体。外界物体发出或反射出来的光线，经过眼的屈光系统将产生折射，在视网膜上形成清晰缩小的倒像，这种生理功能称为眼的屈光。眼的屈光系统相当于一组复合透镜，它的状态与各屈光面（角膜、晶状体前后面）的曲率半径，房水、晶状体和玻璃体的屈光指数及各屈光间质彼此间的位置有关。

　　屈光力（Diopter，D）的单位是屈光度（D）。角膜屈光系统（包括角膜和房水）的屈光力为43.05D；晶状体屈光系统（包括晶状体和玻璃体）的屈光力为19.11D；眼球总屈光力非调节状态下为58.64D，最大调节时为70.57D。

二、眼的调节与集合

　　正视眼（emmetropia）是指眼球在调节松弛的状态下，来自外界的平行光线（一般认为自5m以外），经过眼屈光系统折射后，恰好聚集于视网膜上。即正视眼的远点为无限远。若不能把正向投向眼球的平行光束聚集于视网膜上，将不能产生清晰的像，称为非正视眼（ametropia）或屈光不正（refrctrieerror）。屈光不正可分为远视、近视和散光三大类。

　　为了看清近距离的目标，眼球具有自动改变屈光力的能力，使来自近处散开光线在视网膜上形成焦点。眼球的这种调节焦点距离的能力称为眼的调节作用（accommodation）。眼的调节作用主要依靠晶状体的弹性及睫状肌功能两个因素。当看远处目标时，睫状肌处于松弛状态，睫状肌使晶状体悬韧带保持一定的紧张度，晶状体在悬韧带的牵引下，其形状相对扁平。当看近目标时，睫状肌收缩，晶状体悬韧带松弛，晶状体由于自身的弹性而变凸。调节主要是晶状体前表面的曲率增加而使眼屈光力增强。

　　眼能产生最大的调节力称为调节幅度（amplitude of accommodation），调节幅度与年龄有着密切的关系，青少年调节力最强，随着年龄的增加，调节力逐渐减退而出现老视。

　　调节范围：眼在放松调节状态下所能看清最远的一点称为远点，眼在最大调节时所能看清的最近的一点称为近点。近点与远点之间的距离为调节范围。

　　双眼注视远处目标时，调节处于松弛状态。注视近处目标时则需调节，同时为保持双眼单视，双眼还需要内转，称为集合。调节力越大集合也越大，二者保持密切的协同关系。调节时还将引起瞳孔缩小。因此调节、集合和瞳孔缩小为眼的三联动现象。

正视眼的调节与集合相互协调，非正视眼的调节与集合不协调，眼对调节与集合的不协调的耐受有一定的限度，如果超过限度将会引起视力疲劳，甚至可发生内斜视或外斜视。

第二节 近 视

近视是眼在调节松弛状态下，平行光线经眼的屈光系统的折射后焦点落在视网膜之前。古代医籍对本病早有认识，称为目不能远视，又名能近怯远症，至《目经大成》始称近视。由先天生成，近视程度较高者又称近觑。近视的发生与遗传、发育、环境等诸多因素有关，但确切的发病机理仍在研究中。

【病因病机】

《诸病源候论·目病诸候》中谓："劳伤肝腑，肝气不足，兼受风邪，使精华之气衰弱，故不能远视。"在《审视瑶函·内障》中称："肝经不足肾经病，光华咫尺视模糊"及"阳不足，病于少火者也。"结合临床归纳如下：

1. 过用目力，久视伤血，血伤气损，以致目中神光不能发越于远处。

2. 肝肾两虚，禀赋不足，神光衰弱，光华不能远及而仅能视近。

【临床表现】

1. 自觉症状 远距离视物模糊，近距离视物清晰，常移近所视目标，且眯眼视物。近视度数较高者，除远视力差外，常伴有夜间视力差、飞蚊症、闪光感等症状。部分患者可有视疲劳症状。

2. 眼部检查 远视力减退，近视力正常。可伴有外隐斜或外斜视或眼球突出；高度近视可发生程度不等的眼底退行性改变如近视弧形斑、豹纹状眼底。

【诊断依据】

1. 远视力减退，近视力正常。

2. 验光检查为近视。

【治疗】

1. 辨证论治

（1）气血不足证

症状：视近清楚，视远模糊，眼底或可见视网膜呈豹纹状改变；或兼见面色㿠白，神疲乏力；舌质淡，苔薄白，脉细弱。

辨证要点：久视耗血，血为气之母，血虚气亦虚，神光不能发越于远处，辨证以过用目力、视远模糊为要点。

治法：补血益气。

方药：当归补血汤[49]加减。若有眼胀涩者可加白芍、木瓜以养血活络。

（2）肝肾两虚证

症状：能近怯远，可有眼前黑花飘动，眼底可见玻璃体液化混浊，视网膜呈豹纹状改变；或有头晕耳鸣，腰膝酸软，寐差多梦；舌质淡，脉细弱或弦细。

辨证要点：禀赋不足，阳衰过阴以致光华不能远及，故视近而不能视远。辨证以自幼视远模糊为要点。

治法：滋补肝肾。

方药：驻景丸加减方[84]加减。若眼底视网膜呈豹纹状改变者，可选加太子参、麦冬、五味子以助益气之功。

2. 外治

（1）滴眼药水：可选用0.25%托品酰胺眼药水点眼，每晚临睡前点眼1次。

（2）屈光手术：见本章第六节。

3. 其他治法

（1）针灸治疗：按局部取穴（即眼部穴位）为主，全身取穴为辅的取穴原则，根据患者体质与病情的需要，选出2~3个穴位组，定期轮换使用穴位。①体针：常用下列数组穴位：承泣、翳明，四白、肩中俞、头维、球后，睛明、光明、太冲，照海、丝竹空等，每天针刺1组，轮换取穴，10次为1个疗程。②耳针：常取穴神门、肝、脾、肾、眼、目$_1$、目$_2$或在耳区寻找痛点，或用王不留行籽等压穴，每天自行按摩3~4次。③梅花针：用梅花针轻轻打刺太阳穴；或打刺背部脊椎两侧（华佗夹脊穴），每日1次，10次为1个疗程。

（2）推拿法：主穴取攒竹下3分，配穴取攒竹、鱼腰、丝竹空、四白、睛明，可自我推拿或相互推拿，即以食指指端按住穴位，先主穴，后配穴，对准穴位作小圆圈按摩，共10分钟。通常1个月为1个疗程。

（3）验光配镜：配镜的原则是选用使病人获得正常视力的最低度数镜片。

【预防与调护】

1. 养成良好的用眼习惯，阅读和书写时保持端正的姿势，眼与书本应保持30cm左右的距离，不在走路、乘车或卧床情况下看书。

2. 学习和工作环境照明要适度，照明应无眩光或闪烁，黑板无反光，不在阳光照射或暗光下阅读或写字。

3. 定期检查视力，对近期远视力下降者应查明原因，积极治疗，对验光确诊的近视应配戴合适的眼镜以保持良好的视力及正常调节与集合。

4. 加强体育锻炼，注意营养，增强体质。

第三节 远 视

远视是眼在调节松弛状态下，平行光线经眼的屈光系统的折射后焦点落在视网膜之后，在视网膜上形成一个弥散环，不能形成清晰的物像。古称能远怯近症，至《目经大成·远视》始名远视，书中载："此症……其则秉烛作书，举头落笔。出入非杖藜熟路，莫敢放步"，本病轻者视远较视近清楚，重者视远亦不清楚。

【病因病机】

《审视瑶函·能远怯近症》中谓："盖阴精不足，阳气有余"，"故光华发见散乱，而不能收敛近视。"而在《目经大成·远视》中谓："阴不配阳，病于水者"，"淫泣劳极，斫耗风力，则元神飞越，命门少火。"结合临床归纳如下：

禀赋不足，阳不生阴，阴精不能收敛，目失濡养则目中光华不能收敛视近。

【临床表现】

1. 自觉症状　轻度远视，远近视力均可正常；如为高度远视者，视远视近均不清楚，而且近视力比远视力更差。严重者可伴有眼球、眼眶隐痛，看书模糊，眩晕、恶心、泛呕等视疲劳症状。

2. 眼部检查　中度以上远视，视盘较小、色红、边缘不清，稍隆起；远视程度大的儿童易诱发内斜视。

【治疗】

1. 辨证论治

肝肾不足证

症状：视远尚清，视近模糊，或用眼后感眼球酸痛；或兼见头晕耳鸣，腰膝酸软，口咽干燥；舌红少苔，脉细数。

辨证要点：先天不足或肝肾俱亏，致使目中光华散漫不收，故辨证以自幼视近模糊为要点。

治法：补益肝肾。

方药：地芝丸[52]或杞菊地黄丸[63]加减。前方宜用于阴虚有热者，后方适于肝肾不足者。

2. 外治

屈光手术：见本章第六节。

3. 其他治法

（1）验光配镜：轻度远视如无症状则不需矫正，如有视疲劳和内斜视，即使远视度数低也应戴镜。中度远视或中年以上远视者应戴镜矫正视力，消除视疲劳及防止内斜视的发生。

（2）针灸治疗：取主穴百会、风池、颈三段，配合肝俞、肾俞、心俞、脾俞、睛明、阳白、承泣、合谷、光明等，针刺取主穴及配穴各3～4个。

第四节　视　疲　劳

视疲劳是指久视后出现眼胀、头痛、头晕、眼眶胀痛等自觉症状及眼或全身器质性因素与精神（心理）因素相互交织的综合征。引起视疲劳的原因包括环境因素、眼部因素、体质因素和精神因素，并非独立的眼病，属于心身医学范畴。中医学称之为肝劳，《医学入门·杂病分类·眼》谓："读书针刺过度而（目）痛者，名曰肝劳，但须闭目调护。"

【病因病机】

《审视瑶函·内外二障论》中提出："心藏乎神，运光于目……凡此皆以目不转睛而视，又必留心内营。心主火，内营不息，则心火动，心火一动，则眼珠隐隐作痛。"结合临床归纳如下：

1. 久视劳心伤神，耗气损血，目中经络涩滞所致。
2. 肝肾精血亏损不足，筋失所养，调节失司。

【临床表现】

1. 自觉症状　长时间近距离用眼后视物模糊、复视、字行重叠，看远后看近或看近后看远，需注视片刻后才逐渐看清。甚者眼睑困倦沉重难以睁开，眼球或眶周围酸胀感、疼痛、流泪、异物感、眼干涩等，或伴有头痛、偏头痛、眩晕、肩颈酸痛、思睡、乏力、注意力难以集中、多汗、易怒、食欲不佳等。

2. 眼部检查　有屈光不正，或无明显异常。

【诊断依据】

1. 久视后有视物模糊、眼胀、头痛、眼眶胀痛、睑沉重、眼干涩等症状，休息后可缓解或消失。
2. 有屈光不正或老视。

【治疗】

1. 辨证论治

（1）气血亏虚证

症状：久视后出现视物模糊、眼胀、头晕；眼部检查可有近视、远视等屈光不正或老视；全身可兼见心悸、健忘、神疲、便干；舌淡苔白，脉沉细。

辨证要点：气血亏虚，目中经络涩滞，失于濡养，故辨证以不能近距离久视，心悸、健忘、神疲等全身症状为要点。

治法：补养气血，养心安神。

方药：天王补心丹[14]合柴葛解肌汤[96]加减。常去方中石膏；大便干结者可加火麻仁以润肠通便；头眼胀痛加蔓荆子、菊花以清利头目、止痛。

（2）肝肾不足证

症状：久视后出现视物模糊、眼胀痛、干涩，眼部检查可有近视、远视等屈光不正或老视；全身可兼见头晕目眩、耳鸣、腰膝酸软；舌质淡，苔少，脉细。

辨证要点：肝肾精血亏损不足，筋失所养，调节失司，故辨证以不能近距离久视，腰膝酸软及舌脉等全身症状为要点。

治法：滋养肝肾，益精明目。

方药：杞菊地黄丸[63]合柴葛解肌汤[96]加减。方中去生石膏。眼干涩者加北沙参、麦冬以益气养阴。

2. 外治

滴眼药水：珍视明滴眼液，每日3~5次，每次1~2滴。或用双星明眼药水，每晚睡前滴用，每次1~2滴。

3. 其他治法

（1）矫正屈光不正：对屈光不正或老视者均配戴合适的眼镜，定期复查。

（2）针灸疗法：选用攒竹、肝俞、肾俞、心俞、膏肓俞、照海、神门、风池、阳白、行间、太阳穴、丝竹空、瞳子髎，每次用4~6穴，10天为1个疗程，可行2~3个疗程。

（3）推拿按摩：选用眼周穴位如攒竹、承泣、睛明、丝竹空、阳白、鱼腰，用手指按摩穴位，轻揉、指压。

【预防与调护】

1. 凡有近视、远视、老视者宜先验光，若配镜后症状不减，可先检查配镜度数是否恰当，柱镜片轴向是否准确，屈光参差是否缩小，尽量使眼镜度数配得合适。

2. 常闭目调护。

3. 久视近物后可眺望远目标以缓解调节。

附：老视

老视是指随着年龄增加而导致晶状体的生理性调节力减退而发生近视力减退的现象。俗称老花眼。老视是一种生理性衰老现象，大约在40~45岁以后发生，与年龄、体质、性别、工作性质及屈光状态有关。

【治疗】

1. 验光配镜　首先应进行远视力检查和验光，矫正屈光不正，同时了解被检者的工作性质和阅读习惯，选择合适的阅读距离进行老视验配。老视矫正应用凸透镜，可选择单光眼镜、双光眼镜或渐变多焦点眼镜。

2. 如出现视疲劳症状，则参照视疲劳治疗。

【预防与调护】

1. 老视度数一般40岁左右正视眼用+1D镜片，以后每5年增加+0.5D，应适时验光调整度数。

2. 若老视度数提高较快而频换眼镜也难得到满意视力者，应及时排除圆翳内障等眼疾。

第五节　屈光的检查方法

屈光检查法分为客观检查法和主觉检查法两种，通过验光求得患者准确的屈光状态，以此给患者开出合适的眼镜处方。

一、客观检查法

1. 检影法　检影镜光线投射入眼，通过观察瞳孔区的影动来判断眼的屈光状态，是一种比较客观准确的测量屈光不正的方法。被检查者注视远处目标，以放松调节。检影工作距离可选择1m，检查者手持平面检影镜把光投进患眼的瞳孔，轻轻转动镜面，并注意观察患者眼瞳孔区的光和影的表现以及运动方向来判断其屈光状态，即看光影是顺动或逆动来了解反射出来的光线是平行、集合或散开。如光影为顺动，则被检眼的远点位于检查者眼的后方，该眼的屈光状态可能是正视、-1.00D以内的近视或为远视，将凸球镜片置于眼前，逐渐增加度数至瞳孔区光影不动，即达到中和点（neutral point）。如光影为逆动，则表明被检眼的远点位于1m以内，即表示为 - 1.00D 以上的近视，应加凹球镜，渐增度数至瞳孔区光影不动。在达到中和点之后，如再增加镜片度数，光影可由原来的移动方向转为相反方向，即由顺动变为逆动，或由逆动变为顺动。

$$被检眼的屈光度 = 中和所需透镜度数 - \frac{1}{工作距（m）}$$

如在检影中两主径线上的中和点不同，则表明有散光，两条主径线是互相垂直的，则可分别找出两个主径线的中和点，其屈光度数之差即为散光的度数。

2. 自动验光仪　目前较多应用电脑验光仪，其操作简便，可迅速测定眼的屈光度数，是一种快速和有价值的屈光筛选方法。

3. 睫状肌麻痹验光　对于一些特殊情况的患者，如儿童、内斜视患者以及有视疲劳症状的远视成人，需要睫状肌麻痹验光。常用的药物有 0.5% ~ 1% 阿托品眼药水或眼膏。

二、主觉验光法

1. 插片验光法　是用镜片置于患眼之前，靠患者的判断力寻求最佳视力。插片前先测远视力和近视力，以便了解被检眼的可能屈光情况而选择所用矫正镜片。

2. 综合验光仪法　是将各种测试镜片组合在一起，不仅用于验光，而且用于隐斜等视功能的检测。从而达到矫正视力的最佳状态，即：清晰、舒适、持久，并获得双眼调节平衡。规范程序如下：

（1）首次 MPMVA（maximum puls to maximum visual acuity，最正球镜时的最佳视力），在检影或电脑验光的基础上进行。

（2）首次红绿测试；因红绿光波长不同，折射率不同，红光波长长，成像于视网膜后，绿光波长短，成像于视网膜前，依此矫正镜片的过强或过弱。

（3）交叉柱镜或使用散光表调整散光轴位和度数，使散光得到很好的矫正。

（4）二次 MPMVA，在精确散光调整基础上进行。

（5）二次红绿测试。

（6）双眼平衡。

第六节　屈光不正的矫治方法

多少年来，治愈近视远视，摘掉眼镜成为广大屈光不正患者的心愿。比如曾经试用治疗近视的方法有针灸疗法、梅花针法、耳针法、电针、低频电流法、超声波法、穴位激光照射法、点眼药水、磁疗、使用视力保健仪等。有些方法对于近视的预防和假性近视的治疗有一定的效果，但对于真性近视疗效不够确切，现代眼视光学屈光不正的矫治方法主要有 3 种：框架眼镜、角膜接触镜和屈光手术。

一、框架眼镜

框架眼镜由于其安全、简便、经济，仍为目前应用最为广泛的矫治方法。框架眼镜主要使用球镜、柱镜或球柱镜。球镜用于矫正单纯远视或近视，柱镜或球柱镜用于矫正散光。框架眼镜片材料主要有玻璃和树脂。玻璃镜片透光率高、耐磨性好、化学性质稳定、折射率稳定，但较重、易碎。树脂镜片较轻、抗紫外线、不易破碎，但易磨损，镀膜工艺可克服这一问题。

眼镜处方的基本内容包括：眼别、远用或近用、镜片性质、屈光度、轴位、三棱镜基底、瞳孔距离等。具体为：

姓名_____ 日期_____年_____月_____日_____ 年龄_____

		球面镜	圆柱镜	轴	三棱镜	底	矫正视力
远用	右眼						
	左眼						
近用	右眼						
	左眼						

瞳孔距离 远
　　　　 近

_____医师

配戴框架眼镜时，通常需将镜片的光学中心对准瞳孔中心，否则将产生棱镜效应，由于框架眼镜镜片与角膜顶点存在一定距离，高度数镜片存在放大率问题，尤其是屈光参差者因双眼像放大率差异而难以适应。

二、角膜接触镜

角膜接触镜（contact lens）又称隐形眼镜，是直接戴在角膜的泪液层表面的镜片，在角膜与镜片之间存在着泪液构成的液体镜，这样就由镜片、液体镜、角膜和眼的其他屈光间质构成新的屈光系统，从而减少了框架眼镜所致的像放大率问题，但易引起相应的眼表生理改变。

角膜接触镜分为硬镜和软镜，按用途可分为光学矫正、诊断检查、眼病治疗、美容或其他用途。

1. 硬镜

透氧性强、抗蛋白沉淀、光学成像效果好、护理简便，同时角膜与镜片间存有泪液，适于矫正高度散光和圆锥角膜。但同时也有配验较复杂、配戴者需较长时间适应的缺点。另外，角膜塑形术（orthokeratology，OK）是使用经过特殊设计的高透氧硬镜，通过机械压迫、镜片移动的按摩作用及泪液的液压作用，使角膜中央压平，达到暂时降低近视度数的目的。由于 OK 镜降低近视度数是暂时性的，一旦停止配戴，原屈光度数将回复。OK 镜的配验较复杂，制作要求高，应由专业医疗人员进行规范的配验。如果使用不当，将引起严重的并发症。

2. 软镜

吸水后质柔软，戴镜片后病人容易适应，透氧性能好，可较长时间戴镜。依镜片更换方式分为传统型、定期更换型和抛弃型。但是亦有不足之处，如矫正角膜散光差，柔软较薄，容易破损和老化，容易沉着和吸附蛋白质或杂质以及化学物质。同时配戴不当可引起一系列的并发症，如巨乳头性结膜炎、角膜炎、角膜溃疡等。

三、屈光手术

屈光手术主要包括角膜屈光手术、晶状体屈光手术。由于角膜的屈光力约占眼球总屈光力的 2/3，因此许多学者认为，矫正眼的屈光不正首先应从角膜入手。

角膜屈光手术是在角膜上施行手术以改变眼的屈光状态，目前常用的有以下几种：

1. 准分子激光角膜切削术　见第七章第六节。

2. 准分子激光角膜原位磨镶术　见第七章第六节。

3. 表面角膜镜片术（epikeratophakia）　是在角膜镜片术（keratophakia）和角膜磨镶术（keratomileusis）基础上发展起来的一种角膜屈光手术。方法是去除受体角膜中央区上皮，不损伤其下方的角膜光学区的角膜前弹力层及基质层，将已加工切削成不同屈光度的异体角膜组织镜片缝于受体角膜表面。这种手术安全，镜片与植床间无瘢痕形成。如出现并发症或镜片屈光度不合适，可取下或更换角膜组织镜片。可用凸角膜组织镜片治疗儿童和成人无晶体眼，用凹角膜组织镜片治疗近视，用平角膜组织镜片治疗圆锥角膜、角膜小穿孔及角膜变薄性病变。但该方法因屈光矫正精确性差、不能矫正散光而未能广泛应用。

4. 角膜基质环植入术（intrastromal corneal ring segment，ICR，ICRS）　其原理是在旁中央区的角膜层间植入一对半环或一个圆环（PMMA 制成）使该区角膜局部隆起，使角膜中央区变扁平，屈光力减弱，从而矫正近视。该手术术后反应轻，恢复快，手术效果可调整、可逆、并发症少。但缺点是适用范围小，视力波动，可能发生眩光、散光、环周混浊等并发症。

第十七章
眼部常见肿瘤概要

眼科肿瘤包括眼睑、泪器、结膜、角膜、葡萄膜、视网膜、视神经、眼眶等部位的肿瘤，可分为良性肿瘤和恶性肿瘤。对于眼科肿瘤的诊断不仅要根据眼部病变的特征，尚应结合病理学检查及影像学检查，如超声波、X 线摄片、CT 扫描、MRI 等相关检查。

第一节 眼附属器常见肿瘤

一、眼睑血管瘤

眼睑血管瘤（hemangioma）是一种血管组织的先天性发育异常，可分为毛细血管瘤和海绵状血管瘤两类。前者位置表浅，扁平，色泽较红，累及的范围不一，可仅限于眼睑极少部分，亦可遮盖整个颜面；后者位于皮下较深层，呈紫蓝色，稍隆起，低头、咳嗽、用力或哭泣时可增大。

眼睑血管瘤可在出生时存在，或在出生后 6 个月内发生，由于其有自行退缩的倾向，故可观察至 5 岁以后治疗，若因肿瘤引起上睑不能睁开而影响视力者，则不能等待，应积极治疗，以免造成弱视。

目前治疗眼睑血管瘤的首选方法是直接向血管瘤内注射糖皮质激素，但注射时不要将药液注入全身血循环。若治疗无效，可改用冷冻、放射或手术切除。

二、眼睑黄色瘤

眼睑黄色瘤（xamthelasma）常见于中老年人，以女性为多见。位于上下睑内侧皮肤上，双侧对称呈柔软的扁平黄色斑，稍隆起，与周围正常皮肤的境界清楚。此种病变实际上并非肿瘤，而是类脂样物质在皮肤组织中的沉积。本病可发于遗传性血脂过高、糖尿病和其他继发性血脂过高患者，亦可见于血脂正常者。一般无需治疗，若为美容可行手术切除。

三、眼睑基底细胞癌

眼睑基底细胞癌（basal cellcar cinoma）多见于中老年人，是眼睑恶性肿瘤中发病率最高的一种，好发于下睑近内眦部。初起时呈小结节，表面可见小的毛细血管扩张，因富含色素，有时被误认为黑色素痣或黑色素瘤，但其隆起较高，质地坚硬，生长缓慢。病程稍久，其表面覆盖的痂皮脱落，中央出现溃疡，溃疡边缘隆起潜行，形似火山口，并逐渐向周围组织侵蚀，引起广泛破坏。少数病例可发生淋巴结转移。

此肿瘤对放射线敏感，应早期切除后再行放疗。

四、睑板腺癌

睑板腺癌（carcinoma of meibomian glands）多见于中老年人，且以女性为多见，好发于上睑。早期表现为眼睑皮下结节，质硬，与皮肤无粘连，颇似睑板腺囊肿，易造成误诊，故中年以上睑板腺囊肿切除术后应常规作病检。切除术后迅速复发者尤应关注。肿块继续增大后可在结膜或皮下透见黄白色分叶状结节，继而形成溃疡或呈菜花样。其可向眶内侵犯，引起眼球突出。本病早期即可转移，可向局部淋巴结和内脏转移。

此肿瘤对放射线不敏感，应早期手术彻底切除，并行眼睑成型术。若病变广泛者，应行眶内容物及淋巴切除术。

五、泪腺混合瘤

泪腺混合瘤（mixed tumor of lacrimal gland）又称多形性腺瘤（pleomorphicadenomas）。多见于中年人，且以男性较多见。一般单侧受累，发病缓慢。表现为眼眶外上方相对固定的包块，眼球受压向内下方移位。由于肿瘤生长缓慢，因此一般不出现复视或疼痛。CT扫描可清楚地显示肿瘤的大小及泪腺窝骨质变大。年龄大的病人可能为恶性混合瘤，生长较快，并有明显的骨质破坏。

本病宜早期手术，应尽可能连同包膜完整切除。确定为恶性者应行眶内容物剜除术，受累的眶骨也应切除。

六、结膜血管瘤

结膜血管瘤（conjunctival angioma）多为先天性，出生时或出生后不久即出现，分毛细血管瘤和海绵状血管瘤两型。前者为一团扩张的毛细血管，无明显界限；后者为一隆起的紫红色肿物，可为多叶，外有包膜。血管瘤有压缩性，可随结膜一起移动，常伴发眼睑、眼眶或颅内血管瘤。

结膜血管瘤可行手术切除或电凝、冷凝治疗，亦可行^{90}锶放射治疗，或用糖皮质激素结膜下注射或口服治疗。

七、眼眶海绵状血管瘤

海绵状血管瘤（cavernous hemangioma）是眶内常见的良性肿瘤，多见于成年人，且以女性为多见。多位于肌锥内或视神经的外侧，生长缓慢。

临床表现为慢性渐进性眼球突出，突出方向多为轴性，且不受体位的影响。位于眶前部的肿瘤局部隆起，呈紫蓝色。触诊为中等硬度、圆滑、可移动的肿物。眶深部肿瘤虽不能触及，但按压眼球有弹性阻力。位于眶尖者可压迫视神经，引起视神经萎缩而致视力下降。晚期可出现眼球运动障碍及复视。X线摄片可见眶容积扩大及密度增高。B超检查有特征性声像图：病变呈圆形或椭圆形，边界清楚圆滑，内回声多而强，且分布均匀，中等度声衰减，压之可变形。CT扫描可准确提示肿瘤所在的位置、数目、大小以及与邻近组织的关系。

对体积小、发展慢、视力好、眼球突出不明显的海绵状血管瘤可进行观察，若影响视力及美容时，宜手术治疗。

第二节 眼球及视神经常见肿瘤

一、脉络膜恶性黑色素瘤

脉络膜恶性黑色素瘤（malignant melanoma of the choroid）是起源于葡萄膜色素细胞和痣细胞的恶性肿瘤，多见于 50 岁以上的中老年人，常为单侧性。若肿瘤位于黄斑区，病变早期即表现为视力减退或视物变形；若位于眼底的周边部，则无自觉症状。根据肿瘤生长情况，可分为局限性与弥漫性两种，以前者多见。局限性者表现为凸向玻璃体腔的球形隆起肿物，周围常有渗出性视网膜脱离；弥漫性者沿脉络膜水平发展，呈普遍性增厚而隆起不明显，易被漏诊或误诊，并易发生眼外和全身性转移，可转移至巩膜外、视神经、肝、肺、肾和脑等组织，预后极差。恶性黑色素瘤可因渗出物、色素及肿瘤细胞阻塞房角，或肿瘤压迫蜗静脉，或肿瘤坏死所致的大出血等，引起继发性青光眼。多数肿瘤因血供不足而发生坏死，引起葡萄膜炎或全眼球炎。

对本病宜早期诊断，应详细询问病史、家族史，进行细致的眼部及全身检查，同时还应结合巩膜透照、超声波、眼底血管荧光造影、CT 及核磁共振等检查。

局限性脉络膜黑色素瘤可考虑局部切除、激光光凝和放疗，后极部大范围肿瘤宜行眼球摘除，肿瘤已穿破眼球壁者应做眼眶内容物剜除术。

二、视网膜母细胞瘤

视网膜母细胞瘤（retinoblastoma，RB）是婴幼儿最常见的眼内恶性肿瘤，不仅致盲而且危及生命。大多数在 3 岁以前发病，偶见于成年人。本病具有遗传性，与基因的变异有一定关系，无种族、性别或眼别的差异。单眼发病多于双眼，双眼发病率约为 30%。

本病约 40% 为遗传型，由患病的父母或父母为突变基因携带者遗传，或由正常父母的生殖细胞突变所致，为常染色体显性遗传，遗传型者发病早，多为双眼发病，视网膜上可有多个肿瘤病灶，且易发生第二恶性肿瘤。约 60% 的病例属非遗传型，由患者本人的视网膜母细胞发生突变（体细胞突变）所致，多为单眼发病，为散发性，发病年龄稍大，此型不遗传，视网膜上仅有单个病灶，不易发生第二恶性肿瘤。

根据视网膜母细胞瘤的发展过程，可分为眼内期、青光眼期、眼外增殖期和眼外转移期四期。

1. 眼内期

由于肿瘤发生于婴幼儿，早期不易发现。若肿瘤位于后极部或累及黄斑区则影响视力，出现斜视；或因肿瘤发展较大，瞳孔区呈现黄白色反光如"猫眼"时，才引起家长注意而就医。眼底检查可见视网膜上有圆形或椭圆形的结节样隆起的黄白色肿块，以后极部偏下方为多见，肿块的表面可有视网膜血管扩张或出血，或伴有浆液性视网膜脱落。肿瘤可播散于玻璃体及前房中，造成玻璃体混浊、假性前房积脓、角膜后沉着物，或在虹膜表面形成灰白色肿瘤结节。

2. 青光眼期

肿瘤继续生长可使眼内容物增多而引起眼压升高，继发青光眼，出现结膜充血、角膜水肿、雾状混浊，甚者角膜变大，眼球膨大，形成"牛眼"。

3. 眼外增殖期

肿瘤向外发展，可向前穿破眼球壁而突出睑裂之外，或向后穿出而占据眼眶位置，致使眼球突出、运动障碍。

4. 眼外转移期

肿瘤细胞可经视神经或眼球壁上神经血管的孔道向颅内或眶内发展，或经淋巴管的附近淋巴结、软组织转移或经血循环向全身转移，最终导致死亡。

根据患者年龄、病史及典型的临床表现，结合超声波、X线摄片、CT扫描及核磁共振检查，即可明确诊断。眼B超检查早期可发现实质性肿块回声，晚期可见肿块坏死空隙形成囊性回波。眼眶X线摄片可显示肿瘤内有钙化点阴影。CT扫描及核磁共振检查可显示眼球内或眼眶内实质性占位性病变。

本病临床宜注意与转移性眼内炎及Coats病相鉴别。

转移性眼内炎见于儿童在急性传染病高热后，有玻璃体脓肿形成，瞳孔呈黄白色，后期出现低眼压、并发性白内障或眼球萎缩。Coats病多发于6岁以上男性儿童，病程缓慢，多为单眼发病，可见视网膜血管广泛异常扩张，有大片黄白色脂质渗出及胆固醇结晶。晚期可引起继发性青光眼、视网膜脱落、并发性白内障等。超声波检查无实质性肿块回波。

目前对视网膜母细胞瘤的治疗以手术切除肿瘤为主。若病变局限于眼内但超过一个象限者，以眼球摘除为首选治疗。手术操作应轻柔，以防肿瘤细胞进入血循环，切除视神经应尽量长一些，不得短于10mm。若肿瘤扩散到巩膜或视神经，应进行眶内容物剜除术，术后应联合放射治疗与化学治疗。

三、视神经胶质瘤

视神经胶质瘤（glioma of optic nerve）起源于视神经内的神经胶质成分，属于良性或低度恶性肿瘤。常见于10岁以下儿童，且以女性为多见。多为单侧发病，病情发展缓慢。

视神经胶质瘤一般起自视神经孔附近，根据其发病方向可分为眶内视神经胶质瘤和颅内视神经胶质瘤。

患眶内视神经胶质瘤者早期出现视力明显减退，晚期逐渐出现眼球突出，其特征是视力障碍在先，眼球突出在后。眼底表现为原发性视神经萎缩，极少数亦可出现视盘水肿，可见脉络膜视网膜皱褶，眼球突出方向多为正前方，严重突出者可向颞下方。

颅内视神经胶质瘤仅有视力减退或丧失，不发生眼球突出，常合并颅内占位性病变的表现。

X线摄片和CT扫描均可显示视神经孔或视神经管扩大。CT及MRI可显示眶内眼球后有椭圆形肿物，位于肌肉圆锥内，边界光滑清楚，密度均匀一致。

视神经胶质瘤应尽早手术切除，一般位于眶内者预后较好，位于颅内者预后较差。

四、视神经脑膜瘤

视神经脑膜瘤（meningioma of nerve）起于视神经外周的鞘膜，由硬脑膜或蛛网膜的内层细胞组成。一般为良性肿瘤，多见于中年女性，偶发于儿童，病程较长，发展缓慢。

临床表现为眼球突出、视力减退及眼球运动障碍，其特点是视力下降常发生在眼球突出之后。眼球呈进行性突出，早期向正前方突出，晚期肿瘤增大向颞下方突出，伴有眼球运动障碍。

X线摄片提示眼眶扩大、视神经孔扩大或骨质增生。

CT及MRI可显示眶内眼球后的圆锥形或雪茄形肿物。前者为高密度块影，边界锐利而不整齐，质地不均匀；后者视神经普遍增粗。

对视神经脑膜瘤应尽早进行手术彻底切除。晚期肿瘤占据整个眼眶，视力丧失者，可行眶内容物剜除术。

第十八章
防盲治盲

第一节　盲的标准

　　眼科所谓的盲，是指视力的完全丧失。但是从社会学角度而言，盲又是指双目失去清晰识别周围环境的能力。其中不能承担某些工作，不能胜任某些职业的称为职业盲；生活不能自理者称为生活盲。但是各国采取的标准并不统一。我国采用的是世界卫生组织（WHO）1973 年制定的盲与视力损伤的标准，这一标准将盲和视力损伤分为 5 级，详见表 17-1 视力损伤的分类表（WHO，1973）。因为人识别周围环境的能力不仅依靠其中央视力的敏感度，也依靠其视野范围的大小，该标准还考虑到视野的情况，规定以中央注视点为中心，视野半径≤10°，但 >5°时为 3 级盲，视野半径≤5°时为 4 级盲。在实际工作中，为了能全面地反映盲和视力损伤的实际情况，又将盲和低视力分为双眼盲、双眼低视力、单眼盲、单眼低视力。如果一个人双眼的视力均小于 0.05，则为双眼盲；如果一个人双眼的视力均小于0.3，但又大于或等于 0.05 时，则为双眼低视力。如果一个人只有一只眼的视力小于 0.05，另一只眼的视力大于或等于 0.05 时，则称为单眼盲；如果一个人只有一只眼视力小于 0.3、但大于或等于 0.05 时则称为单眼的低视力。根据这一规定，一些人既符合单眼盲，又符合单眼低视力的标准，在实际统计中，这些人将归于单眼盲中，而不归于单眼低视力中。如好眼最佳矫正视力优于 0.05，但视野 <10°者也为盲。

表 17-1　视力损伤的分类表（WHO，1973）

视力损伤		最好矫正视力	
类别	级别	较好眼小于	较差眼等于或大于
低视力	1 级	0.3	0.1
	2 级	0.1	0.05（指数/3m）
盲	3 级	0.05	0.02（指数/1m）
	4 级	0.02	光感（LP）
	5 级	无光感（NLP）	

第二节　我国防盲治盲的历史和现状

　　早在《审视瑶函·眼不医必瞎辩论》载："眼不医必瞎……目病若不早医，病必日深，而眼必瞎矣。"说明早在我国古代就有目盲防治的观念。盲人数量的多少反映一个国家或地区社会、经济和卫生健康状况。新中国成立前，生产力水平低下，经济萧条，人民生活困苦，卫生条件极差，所以与卫生、营养密切相关的传染性眼病、维生素 A 缺乏、白内障、外伤和青光眼成为致盲的主要原因。沙眼患病率高达 50% ~ 90%，边远地区高达 80% ~ 90%，亦增加了致盲率。新中国成立后，党和政府对防盲工作极为重视，有计划地开展以防治沙眼为中心的眼病防治工作。随着人民生活水平的提高，卫生条件的改善以及广大医务人员积极的防治，全国沙眼患病率和严重程度明显下降，因沙眼和角膜软化症致盲者已极为罕见。1984 年，在卫生部领导下成立了全国防盲指导组。1996 年规定 6 月 6 日为"全国爱眼日"。1988 年，国务院批准实施的《中国残疾人事业五年工作纲要》，将白内障手术复明列为抢救性的残疾人三项康复工作之一。1991 年，国务院批准的《中国残疾人事业"八五"计划纲要》中，又明确规定了白内障复明任务。全国各省、市、自治区也相继成立了防盲指导组，建立和健全了自上而下的防治体系，有利于指导和推动全国防盲治盲工作以各种形式的开展。

根据近年来我国眼病流行病学调查，估计盲患病率为 0.5% ~ 0.6%，盲人数约 670 万人，双眼低视力患病率为 0.99%，患者 1200 万人。盲的主要原因依次为白内障（46.1%）、角膜病（15.4%）、沙眼（10.9%）、青光眼（8.8%）、视网膜脉络膜病（5.5%）、先天/遗传性眼病（5.1%）、视神经病（2.9%）、屈光不正/弱视（2.9%）和眼外伤（2.0%）。由于我国幅员辽阔、人口众多，随着人均寿命的延长和人口总数的增加，老年眼病为主的盲人还将增加。

在调查中发现，半数以上的盲和视力损伤是可以预防和治疗的。这对于开展防盲治盲工作，减少盲人数，降低盲的患病率极为有利。在一些防盲治盲先进地区的经验是：①成立防盲治盲的领导小组，全面规划和组织实施地区的防盲治盲工作。②依靠原有基层医疗预防保健网络开展眼病的预防工作，大力宣传眼病防治知识。③积极培训基层眼病防治人员。④以白内障手术为主，开展复明手术，使盲患病率有所下降。

第三节　几种主要致盲眼病的防治

一、白内障

随着社会经济的发展，人民健康卫生水平的提高，传染性眼病的控制以及人口增加和人均寿命的延长，白内障患者在我国盲人中约占 50%，已成为致盲的首要原因。每年新增白内障盲人数约为 40 万，随着我国老龄化程度的加剧，每年白内障新增人数还会增加。我国幅员辽阔，不同地区的白内障发病率也有很大差别，南方和西藏地区的发病率要明显高于北方，这与地理纬度和海拔高度有密切关系。在初患白内障时可以行中、西药物治疗，使其停止或减缓晶状体混浊的发展，这对于延缓手术，提高生活质量有积极的意义。一旦晶状体混浊而明显影响生活时，可以通过手术治疗恢复或提高白内障盲人的视力。

在白内障手术治疗中，为了使患者获得较好的视力和较高的生活质量，必须提高手术的成功率；向患者提供可负担的和可接近的服务；采取各种措施，增加白内障手术设施的利用率。对于防治白内障发生的药物，仍需努力探索开发。

二、角膜病

在我国角膜病也是致盲的主要原因之一，尤以感染所致的角膜炎为多见。所以积极预防和治疗细菌性、病毒性、霉菌性等角膜炎是防止角膜病致盲的积极措施。而一旦因角膜病致盲，应用角膜移植术是最有效的治疗手段。近年来在我国的不少地区设立了眼库，但角膜供体的来源还是受到很大的限制，使很多因角膜病致盲的病人不能及时通过手术复明，影响该手术的开展。只有在社会各界的大力支持和宣传鼓励下，才能带动更多的人加入到捐献角膜的行列中，使更多的角膜病盲人有重见光明的机会。

多角度加强角膜病的防治研究也是减少因角膜病致盲的重要措施。中医学在角膜病（黑睛疾病）的防治方面有独到之处，应积极采用中医中药治疗和防止复发，对减少因其致盲人数有着十分重要的意义。

三、青光眼

青光眼对视功能损害严重，是我国主要致盲病因之一。近年来对青光眼的普查发现，原发性青光眼发病率约为1%，40岁以上的发病率约为2.5%。由于青光眼引起的视功能损害是不可逆的，因此早期发现、合理治疗对于预防青光眼盲是十分重要的。对于确诊的青光眼患者，应当合理治疗，定期随访。采用中医药在防治青光眼、保护视功能等方面的经验，可提高防治效果。此外，努力开发治疗青光眼的新药物、新手术也是预防青光眼盲的重要措施之一。

第四节　我国防盲治盲的展望和措施

根据近年来我国眼病流行病学调查，我国半数以上的盲和视力损伤是可以预防和治疗的。这对于开展防盲治盲工作，减少盲人数，降低盲的患病率极为有利。所以我们必须结合我国各地区社会经济状况以及盲和视力损伤的严重情况，做好人力和财力资源的规划，提高防盲治盲的效率，争取在尽量短的时间内根治我国的可避免盲。当前首先要解决的是白内障盲问题，要依靠各方面的力量共同努力，来提高白内障手术效率。提高白内障手术效率还应当掌握防盲治盲工作的"三A"原则，即开展防盲治盲工作应当是适当的（appropriate）、能负担的（affordable）、可达到的（accessible）。"适当的"原则，是指防盲治盲应当因地制宜，采取各种符合当地情况的切实有力的方法和措施，其核心是因地制宜。例如我国当前致盲的主要原因是老年性白内障，而老年性白内障可以通过手术治疗在短期内复明，因此我们就应当采取以手术治疗白内障为主的防盲治盲策略，这样就可以在短期内降低我国盲人患病率。"能负担的"原则是指防盲治盲应和各地社会经济发展水平相适应，能被国家、社会和个人所负担。开展防盲治盲工作需要大量的人力、物力和财力资源，国家应当根据社会经济发展状况，逐步增加对防盲治盲工作的投入。社会团体和个人也应积极参加这项造福老人的"光明工程"。我们所做的工作也应当在保证复明质量的前提下，千方百计地节省开支、降低费用，使患者本人和其家庭能够负担。"可接近的"原则是指使盲和视力损伤者能有途径充分使用防盲治盲的服务设施。我国虽有为数不少的眼科医师和医疗设备，但分布并不合理。大城市、经济发达的地区眼科医师占人口的比例比较高，但在农村、边远、经济欠发达地区的比例就比较低，这就使得相当多的盲人和视力损伤者无途径"接近"到防盲治盲的措施。所以一方面经济发达地区的眼科医生应当响应全国卫生工作会议的号召，到农村和边远地区参加防盲治盲工作；另一方面更应当从长远考虑，在缺乏防盲治盲人力资源的地区进行培训，建立起一支防盲治盲的骨干队伍，做好社区的眼病防治工作。使盲人能"接近"防盲治盲的措施。

我们还应该充分重视和发掘中医学对防盲治盲的作用。中医眼科对古人"治未病"的预防思想加以发挥，提出"未病先防、已病防变、病愈防复发"的预防观点。未病先防强调顺应四时，防止外邪侵袭；调和情志，避免脏腑内损；讲究用眼卫生，爱惜目力；饮食有节，起居有常；劳逸适度；避戒烟酒等不良嗜好；加强锻炼，增强体质；注意安全，防止眼部外伤；注重优生，防止遗传性、先天性眼疾。已病防变强调不仅要早期诊断，及时治疗，而且应根据眼病传变规律，用药物先安未受邪之地，如有医家提出，黑睛病变时，为防其子病及母，避免黑睛病变损及瞳仁，宜用知母、玄参、生地以安未受邪之地。在病愈防复发方面，认为应适当服药调理以善后；定期复查，以防患于未然；节约目力，进一步巩固疗效。加强锻炼，调和情志，起居有节，避感外邪；注意饮食调剂，既要增加营养，也应适当忌口。在预防眼病和保护视力方面中医眼科发挥着越来越大的作用，受到眼科医家和社会民众的广泛重视。

附 录

一、常见全身疾病的眼部表现

(一) 动脉硬化与高血压的眼部表现

动脉硬化分为老年性动脉硬化、动脉粥样硬化、小动脉硬化等。

1. 动脉硬化性视网膜病变 通常眼底所见的视网膜动脉硬化，为老年性动脉硬化和小动脉硬化。硬化的程度反映了脑血管和全身其他血管系统的情况。

眼部表现：①视网膜动脉变细、弯曲，颜色变淡，动脉光反射增宽，血管走行平直；②动静脉交叉处可见静脉隐蔽和静脉斜坡现象；③视网膜，尤其是后极部可见渗出和出血。

2. 高血压性视网膜病变 高血压主要影响视网膜小动脉。年青人小动脉对中度血压升高的反应是收缩，视网膜弥漫性或局部小动脉收缩，中年患者小动脉表现为管壁变厚，管壁反光增宽，呈铜丝状，随后呈银丝状。在动静脉交叉处，增厚的小动脉壁移位，压迫静脉（动静脉压迹）。这些改变常见于慢性高血压的中年患者，并可导致视网膜静脉阻塞。严重的高血压患者小动脉可受到坏死性损害，视网膜出现微小梗塞，引起火焰状出血和软性渗出。有时发生视网膜水肿，最后引起视盘水肿，此时表明患者患有恶性高血压。黄斑部的慢性视网膜水肿可造成以黄斑为中心的放射状硬性渗出（星芒状黄斑病变），黄斑受损时视力下降。

对于高血压分级，目前我们也采用国际上普遍应用的 Keith – Wagener 分级方法。其分级方法如下：

Ⅰ级 见于轻度高血压患者，视网膜小动脉不规则和极轻微收缩。年龄较大者，通常没有小动脉收缩，但由于硬化的小动脉壁增厚，所以小动脉反光增宽。

Ⅱ级 小动脉与Ⅰ级相似，但动静脉交叉处的视网膜静脉变细，检查可见动静脉压迹。

Ⅲ级 视盘附近有表浅的火焰状出血和软性渗出，视网膜水肿。偶见硬性渗出。

Ⅳ级 视盘水肿是恶性高血压先兆体征。如视网膜水肿时间持久，小的硬性渗出以黄斑为中心呈放射状分布，构成特征性星状图。

(二) 肾脏疾病的眼部表现

肾脏疾病主要指肾小球肾炎。肾小球肾炎分为急性和慢性，两者均可引起眼部变化。

急性肾小球肾炎除表现为眼睑水肿外，常伴有高血压引起的眼底改变。主要表现为视网膜血管痉挛、视网膜出血和渗出等。

50%以上的慢性肾炎患者眼底有改变，伴肾功能不全者约75%、尿毒症者几乎全部有眼底改变。眼底表现为视网膜动脉细，呈铜丝状或银丝状。视网膜可见动静脉交叉征，静脉迂曲扩张；视网膜弥漫性灰白色水肿、硬性渗出，黄斑星芒状渗出；视盘充血、水肿，视网膜有出血和棉绒斑。

慢性肾功能不全者还可出现角膜带状变性和白内障；肾透析者视网膜水肿明显；肾脏移植患者因糖皮质激素和其他免疫抑制剂的使用，常发生白内障和巨细胞病毒感染综合征等。

（三）妊娠高血压综合征的眼部表现

妊娠高血压综合征是孕妇在妊娠期间常见的并发症，眼部表现是本病重要症状之一。

眼部表现：眼睑皮肤和结膜水肿，球结膜小动脉痉挛，小静脉呈颗粒状，毛细血管弯曲。重症患者球结膜血管多呈蛇行状弯曲，此现象一般在产后 6 周才逐渐恢复正常。并可有瞳孔震颤、瞳孔散大、上睑下垂等。眼底视网膜小动脉出现痉挛性收缩，继之动脉反光增强，可见动静脉交叉征，黄斑部星芒状渗出，视网膜水肿、出血和渗出，严重者产生浆液性视网膜脱离或视盘水肿，由妊娠高血压综合征引起的眼底变化称为妊娠高血压综合征性视网膜病变。

视网膜出血、水肿、渗出或小动脉硬化者说明心、脑、肾等全身血管系统均受损害，浆液性视网膜脱离在分娩后数周内可自行复位。

（四）颅内肿瘤的眼部表现

颅内肿瘤可起源于外胚叶或中胚叶的各种颅内组织，包括脑膜、脑血管和脑神经等。颅内肿瘤种类繁多，患病年龄范围颇广，成人多见大脑半球肿瘤，儿童多见颅后窝肿瘤。视盘水肿是颅内压增高的重要体征之一，大约80%的颅内肿瘤患者出现视盘水肿，故对肿瘤诊断有重要价值。其眼部表现分两大类：①因颅内压增高引起的原发性视盘水肿，晚期出现视神经萎缩。②视野改变：根据肿瘤所在的位置而出现不同的视野改变，额叶肿瘤表现为向心性视野缩小，伴患侧视神经萎缩、对侧视盘水肿，称 Foster-Kennedy 综合征。枕叶肿瘤表现为对侧同向偏盲，常有黄斑回避。颞叶肿瘤表现为同侧偏盲或上象限盲。蝶鞍部肿瘤表现为双颞侧偏盲。

（五）常见神经科疾病的眼部表现（视神经脊髓炎）

视神经脊髓炎又名 Devic 病，是一种原因不明的亚急性视神经和脊髓的脱髓鞘病变，主要为白质的髓鞘破坏消失，血管因细胞浸润少量胶质细胞增生。其眼部表现为急性视神经炎或球后视神经炎。同时或先后发生由脊髓炎引起的截瘫。偶见有眼外肌麻痹，一般为双侧，视力急剧下降或失明。因脱髓鞘病灶不规则，视野改变有多种类型，中心暗点为常见，也有向心性视野缩小，同侧偏盲或象限盲。

（六）性传播疾病的眼部表现（梅毒）

梅毒为慢性全身性传染病，可侵犯人体很多器官，危害极大，眼部亦常受累及。梅毒分获得性梅毒和先天性梅毒两类，均可累及眼部，表现为基质性角膜炎、葡萄膜炎；亦可见脉络膜视网膜炎，多见于先天性梅毒患儿，患儿出生后不久双眼发病，眼底表现为弥漫性散在蓝黑色斑点及同样大小的脱色素斑点，呈椒盐状。视网膜散在片状脉络膜萎缩区，黑色素斑外围以黄白色陈旧病变，以及片状脉络膜萎缩灶与骨细胞样色素沉着。脉络膜视网膜炎有时伴视盘色苍白。

可有视神经炎、视神经视网膜炎、视神经萎缩；脑血管梅毒侵犯脑神经可出现斜视、上睑下垂、神经麻痹性角膜炎等；二期梅毒偶见单纯性结膜炎、巩膜炎和眶骨骨膜炎。

（七）常用抗结核药物引起的眼部表现

1. 乙胺丁醇 少数长期应用此药的患者可出现视神经炎（每日用量超过 25mg/kg）、视交叉受损，前者视力下降，后者引起双颞侧偏盲。

2. 利福平 长期应用者眼部表现为有色泪液，即橘红色或粉红色泪液，渗出性结膜炎、睑缘结膜炎等。

（八）血液病的眼部表现

1. 贫血 贫血患者可出现视力下降、视力疲劳或视野缺损等症状。眼部表现有：

（1）结膜苍白。

（2）眼底改变：轻度贫血眼底可无异常，血红蛋白浓度或红细胞计数低于正常的 30%～50% 时则可出现眼底变化，常见视网膜出血，呈火焰状和圆点状，也可为线状或不规则形，多位于后极部。视网膜血管颜色较淡，动脉管径正常或稍细，静脉扩张迂曲、色淡。视网膜有棉绒斑，偶可见硬性点状渗出。视网膜水肿或视网膜呈雾状混浊。视盘水肿、色淡，严重者可出现缺血性视神经病变或视神经炎外观；或表现为视神经萎缩，可致失明。

2. 白血病 可引起视力下降或失明，偶见视野缺损、夜盲和眼球突出。眼部表现有：

（1）眼底改变：视网膜有深层点状出血或浅层火焰状出血，出血的中心常伴有中心白点，微微隆起，大小不一致，这种现象已被认为是白血病视网膜病变的特征。可以发生于各型白血病患者，然而以慢性粒细胞性白血病患者较多见。黄斑部有硬性星芒状渗出或棉绒斑。视网膜静脉迂曲、扩张、有白鞘。慢性白血病患者周边视网膜可见微动脉瘤、血管闭塞和新生血管，视盘水肿及出血。

（2）眼眶改变：急性粒细胞性白血病患者的眶内组织受白血病细胞浸润，引起眼球突出、眼球运动障碍、上睑下垂、结膜充血水肿等，在眶缘可触及坚硬的肿物，称为"绿色瘤"。多发生于幼儿。

（3）虹膜改变：临床表现类似急性虹膜睫状体炎。多见于急性淋巴细胞性白血病，也可见于粒细胞型或单核型。

（4）角膜溃疡、玻璃体混浊、继发性青光眼及眼前端缺血等：较少见。

3. 真性红细胞增多症 当红细胞超过（600～630）万/mm^3 以上，或血红蛋白超过 170g/L 以上时，可出现眼部表现，视网膜静脉迂曲扩张，呈紫红色或紫黑色；动脉管径扩大；视网膜有浅层出血，渗出较少见。严重者可发生视网膜中央静脉或分支静脉阻塞。颅内压升高者可出现视盘充血水肿。此外，还可见眼睑皮肤呈紫红色，结膜、浅层巩膜、虹膜血管扩张等改变。

（九）化学中毒的眼部表现

1. 甲醇中毒 急性甲醇中毒常发生于摄入甲醇 8～96 小时。眼部表现：双眼视力障碍，通常患者急性中毒全身情况恢复后即视力丧失。多数患者在出现初期症状后有暂时的视力好转，随后为持久性的视力极度减退或失明。视野出现中心或旁中心暗点与周边视野缩窄。偶有眼外肌麻痹。眼底表现：初期眼底常无变化，偶见视盘边界模糊，血管弯曲。6~12周后视盘变为苍白色，视网膜血管变细。

2. 奎宁中毒　眼部主要表现为视力障碍，有时有色觉障碍，也可有夜盲症状，最后发生视神经萎缩。视力障碍严重者产生黑朦，虽不致于发生永久性全盲，但视野为永久性缩窄。眼底表现：视盘苍白，视网膜血管变细，视网膜有渗出物，黄斑部呈樱桃红。

3. 氯喹中毒　长期或大剂量应用氯喹，总剂量超过100g或长期服用超过1年，可引起眼部损害。大多数患者角膜上皮或上皮下有细小的灰白色小点，呈环状沉着，可引起视物模糊，停药后即可逆转。也可引起严重的视网膜病变，导致视力下降，周边视野向心性缩小。眼底表现：黄斑色素沉着，外围以环形脱色素区，再外围以色素沉着，呈"靶心"状，晚期血管变细。

（十）糖尿病的眼部表现

1. 糖尿病性视网膜病变（DR）　早期的病理改变有毛细血管内皮细胞的基底膜增厚，周细胞丧失，毛细血管自动调节功能失代偿，继之内皮细胞屏障功能损害，血液成分渗出，毛细血管闭塞。由于广泛的视网膜缺血，可引起视网膜水肿和新生血管形成。其中，慢性黄斑囊样水肿和新生血管引起的并发症是造成视力下降或丧失的主要原因。

在病变早期，一般无眼部自觉症状。随着病情发展，可引起不同程度的视力障碍、视物变形、眼前有黑影飘动及视野缺损等症状，最后可致失明。

（1）单纯性（或背景性）糖尿病性视网膜病变：微血管瘤；视网膜内出血；硬性渗出；视网膜水肿；棉絮斑。

（2）增殖性糖尿病性视网膜病变：最主要的标志是新生血管形成，可发生在视盘上或其附近，也可在视网膜，主要沿血管弓生长。

糖尿病性视网膜病变的分期目前仍按我国1984年由眼底病学术会议指定的DR分期标准（见下表）。

糖尿病视网膜病变的临床分期

型　期	视网膜病变
单纯型	
I	出现微血管瘤和小出血点
II	出现黄白色硬性渗出及出血斑
III	出现白色棉絮斑或并有出血斑
增殖型	
IV	眼底出现新生血管或有玻璃体出血
V	眼底出现新生血管和纤维增殖
VI	眼底出现新生血管和纤维增殖，并发牵拉性视网膜脱离

2. 糖尿病性白内障　发生于老年患者，与老年性白内障相似，其特点是晶状体混浊多在瞳孔区前后囊膜下皮质，呈点状或小雪花状，发展的快慢与其血糖高低有一定的关系；还有一种为真性糖尿病性白内障，常发生于较严重的青少年糖尿病者，多发展快，两眼同时发病，晶状体前后囊下出现典型雪片状及白点状混浊。

二、眼科有关的正常值

（一）解剖生理正常值

眶的深度：约为 46.9 ~ 47.9mm。

睑裂长度：男性约 28.30mm，女性约 27.14mm。

两侧内眦距离：男性约为 33.55mm，女性约为 32.84mm，平均约为 32.88mm。

两侧外眦距离：男性约为 88.88mm，女性约为 90.27mm，平均约为 86.72mm。

上睑板中部宽：约为 6 ~ 9mm。

下睑板中部宽：约为 5mm。

睑板长度：约为 29mm。

睑板厚度：约为 1mm。

睑缘动脉弓距睑缘：约 3mm。

上睑缘至眉弓距离：约为 20mm。

泪液在正常状态下，泪腺每日分泌量：在清醒的 16 小时内约为 0.5 ~ 0.6ml。

泪液比重：约为 1.008，pH 值约为 7.2。

泪点直径 0.2 ~ 0.3mm。

泪小管长度约为 10mm，管径 0.5mm，泪小管垂直部长约 1.5 ~ 2mm。

泪囊平均长约 12mm，宽 4 ~ 7mm，上 1/3 位于内眦韧带上方，2/3 在内眦韧带下方。

眼球前后径约 24mm，垂直径 23mm，水平径 23.5mm。

角膜横径约为 11.5 ~ 12mm，垂直径约为 10.5 ~ 11mm。

角膜厚度：中央部约为 0.5 ~ 0.55mm，周边部约为 1mm。

角膜曲率半径：前面约为 7.8mm，后面约为 6.8mm。

角膜屈光力：前面 +48.83D，后面 -5.88D，总屈光力 +43D。

角膜屈光指数：约为 1.337。

角膜内皮细胞数：约为 $2899 \pm 410/mm^2$。

角膜缘宽度：约为 1.5 ~ 2mm。

巩膜厚度：后极部约为 1mm，赤道部约为 0.4 ~ 0.5mm，直肌附着处约为 0.3mm。

前房深度：$2.75 \pm 0.03mm$。

瞳孔直径：约为 2.5 ~ 4mm（双眼差 <0.25mm）

两眼瞳距：男性约为 60.9mm，女性约为 58.3mm。

睫状体宽度：约 6 ~ 7mm。

睫状冠宽度：约 2mm。

睫状体扁平部：在角膜缘后 2 ~ 6.7mm（手术时取角膜缘后 3.5 ~ 4mm）

晶状体直径：9 ~ 10mm。

晶状体厚度：4 ~ 5mm。

晶状体曲率半径：前面约为 10mm，后面约为 6mm。

晶状体屈光力前面约为 +7D，后面约为 +11.66D，总屈光力约为 +19D。

视网膜动静脉直径比例约为：动脉：静脉 = 2 : 3。

视神经长度：全长约 42 ~ 47mm，球内段长约 1mm，眶内段长约 25 ~ 30mm，管内段长约 6 ~ 10mm，颅内段长约 10mm。

眼外肌距角膜缘距离：内直肌约 5.5mm，外直肌约 6.9mm，下直肌约 6.5mm，上直肌约 7.7mm。

（二）检查部分

正常远视力（5m 处）：1.0 ~ 1.5。

正常近视力（30cm 处）：1.0 ~ 1.5。

Schirmer 泪液分泌试验：35mm × 5mm 滤纸，一端折 5mm，挂于睑缘内侧 1/3 处，5 分钟滤纸被泪液渗湿的长度，正常平均为 15mm，不足 5mm 为异常。

视野检查：用直径为 3mm 的白色视标，检查周边视野，正常：颞侧 90°，鼻侧 60°，上方 55°，下方 70°。蓝色、红色、绿色视野依次递减 10° 左右。

生理盲点：呈长椭圆形，垂直径约为 7.5° ± 2°，横径约为 5.5° ± 2°，其中心在注视点外侧 15.5°，水平中线下 1.5° 处。

眼压和青光眼的数据：

正常眼压 10 ~ 21mmHg。

双眼眼压差 ≤5mmHg。

24 小时眼压波动 ≤8mmHg

视盘杯/盘（C/D） 正常值 ≤0.3，异常值 ≥0.6，两眼差 ≤0.2。

巩膜硬度（E）：正常值 0.0215。

房水流畅系数（C）：正常值 0.19 ~ 0.65，病理值 ≤0.13。

房水流量（F）：正常值 1.838 ± 0.05，分泌过高 >4.5。

压畅比（P/C）：正常值 ≤100，病理值 ≥120。

饮水试验：饮水前后相差，正常值 ≤5mmHg，病理值 ≥8mmHg。

暗室试验：试验前后眼压相差正常值 ≤5mmHg，病理值 ≥8mmHg。

暗室加俯卧试验：试验前后眼压相差正常值 ≤5mmHg，病理值 ≥8mmHg。

荧光素眼底血管造影：臂 - 脉络膜循环时间平均 8.4 秒，臂 - 视网膜循环时间为 7 ~ 12 秒。

方剂索引

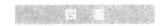

二　画

1.【八珍汤】(《正体类要》)：人参　白术　茯苓　甘草　熟地　当归　川芎　白芍药
2.【二陈汤】(《和剂局方》)：半夏　橘红　白茯苓　炙甘草
3.【二圣散】(《眼科阐微》)：明矾　胆矾　大枣
4.【二至丸】(《医方集解》)：旱莲草　女贞子
5.【十珍汤】(《审视瑶函》)：生地　当归　白芍药　地骨皮　知母　丹皮　天门冬　麦门冬　人参　甘草梢
6.【十灰散】(《十药神书》)：大蓟　小蓟　荷叶　侧柏叶　白茅根　茜草根　大黄　山栀　棕榈皮　丹皮
7.【人参养荣汤】(《和剂局方》)：白芍药　当归　陈皮　黄芪　桂心　人参　白术　炙甘草　熟地黄　五味子　茯苓　远志　生姜　大枣

三　画

8.【大黄当归散】(《医宗金鉴》)：大黄　当归　木贼　黄芩　栀子　菊花　苏木　红花
9.【三仁汤】(《温病条辨》)：杏仁　飞滑石　白通草　竹叶　白蔻仁　厚朴　生薏仁　半夏
10.【三仁五子丸】(《证治准绳》)：柏子仁　肉苁蓉　车前子　薏苡仁　酸枣仁　枸杞子　菟丝子　当归　覆盆子　白茯苓　沉香　五味子　熟地黄

四　画

11.【丹栀逍遥散】(《内科摘要》)：柴胡　当归　白芍药　茯苓　白术　甘草　薄荷　生姜　丹皮　栀子

12.【内疏黄连汤】(《医宗金鉴》)：山栀　连翘　薄荷　甘草　黄芩　黄连　桔梗　大黄　当归　白芍　木香　槟榔

13.【天麻钩藤饮】(《杂病证治新义》)：天麻　钩藤　石决明　山栀　黄芩　川牛膝　杜仲　桑寄生　益母草　夜交藤　朱茯神

14.【天王补心丹】(《摄生秘剖》)：生地黄　五味子　当归身　天门冬　麦门冬　柏子仁　人参　酸枣仁　元参　丹参　白茯苓　远志　桔梗

15.【五味消毒饮】(《医宗金鉴》)：金银花　野菊花　蒲公英　紫花地丁　紫背天葵子

16.【五苓散】(《伤寒论》)：桂枝　白术　茯苓　猪苓　泽泻

17.【止泪补肝散】(《银海精微》)：蒺藜　当归　熟地黄　白芍药　川芎　木贼　防风　夏枯草

18.【化坚二陈汤】(《医宗金鉴》)：陈皮　制半夏　茯苓　生甘草　白僵蚕　川连

五　画

19.【白虎加人参汤】(《伤寒论》)：知母　石膏　甘草　粳米　人参

20.【白薇丸】(《审视瑶函》)：白薇　石榴皮　白蒺藜　羌活　防风

21.【甘露消毒丹】(《温热经纬》)：飞滑石　绵茵陈　淡黄芩　石菖蒲　川贝母　木通　藿香　射干　连翘　薄荷　白豆蔻

22.【甘露饮】(《阎氏小儿方论》)：熟地黄　麦冬　枳壳　甘草　茵陈　枇杷叶　石斛　黄芩　生地黄　天冬

23.【归脾汤】(《济生方》)：白术　茯神　黄芪　龙眼肉　酸枣仁　人参　木香　甘草　当归　远志

24.【归芍红花散】(《审视瑶函》)：当归　大黄　栀子仁　黄芩　红花　赤芍药　甘草　白芷　防风　生地黄　连翘

25.【加减地黄丸】(《原机启微》)：生地黄　熟地黄　牛膝　当归　枳壳　杏仁　羌活　防风

26.【加减驻景丸】(《银海精微》)：楮实子　菟丝子　枸杞子　车前子　五味子　当归　熟地黄　川椒

27.【加味修肝散】(《银海精微》)：栀子　薄荷　羌活　荆芥　防风　麻黄　大黄　连翘　黄芩　当归　赤芍药　菊花　木贼　桑螵蛸　白蒺藜　川芎　甘草

28.【加味肾气丸】(《济生方》，即济生肾气丸)：熟地黄　炒山药　山茱萸　泽泻　茯苓　牡丹皮　官桂　炮附子　川牛膝　车前子

29.【龙胆泻肝汤】(《医方集解》)：龙胆草　生地　当归　柴胡　木通　泽泻　车前子　栀子　黄芩　生甘草

30.【宁血汤】(《中医眼科学》1986年)：仙鹤草　旱莲草　生地黄　栀子炭　白芍　白芨　白蔹　侧柏叶　阿胶　白茅根

31.【平肝清火汤】(《审视瑶函》)：生地黄　连翘　白芍　柴胡　夏枯草　枸杞子　当归　车前子

32.【生脉散】(《内外伤辨惑论》)：人参　麦冬　五味子

33.【生蒲黄汤】(《中医眼科六经法要》)：生蒲黄　旱莲草　丹参　荆芥炭　郁金　生地　川芎　丹皮

34.【失笑散】(《太平惠民和剂局方》)：五灵脂　蒲黄

35.【石决明散】(《普济方》)：石决明　草决明　赤芍　青葙子　麦冬　羌活　栀子　木贼　大黄　荆芥

36.【四君子汤】(《和剂局方》)：人参　白术　茯苓　炙甘草

37.【四苓散】(《伤寒论》)：白术　茯苓　猪苓　泽泻

38.【四顺清凉饮子】(《审视瑶函》)：当归身　龙胆草　黄芩　柴胡　羌活　木贼草　川黄连　桑皮　车前子　生地黄　赤芍　枳壳　炙甘草　熟大黄　防风　川芎

39. 【四物五子丸】(《审视瑶函》): 熟地黄　当归　地肤子　白芍　菟丝子　川芎　覆盆子　枸杞　车前子

40. 【四物汤】(《和剂局方》): 当归　川芎　白芍　熟干地黄

41. 【右归丸】(《景岳全书》): 熟地　山药　山茱萸肉　枸杞　鹿角胶　菟丝子　杜仲　当归　肉桂　制附子

42. 【右归饮】(《景岳全书》): 熟地　山药　山茱萸　枸杞　炙甘草　杜仲　肉桂　制附子

43. 【左归丸】(《景岳全书》): 熟地　山药　山茱萸肉　枸杞　川牛膝　菟丝子　鹿胶　龟胶

44. 【左归饮】(《景岳全书》): 熟地　山药　枸杞　山茱萸　茯苓　炙甘草

45. 【玉泉丸】(《中国中成药优选》): 葛根　天花粉　生地黄　麦冬　五味子　糯米　甘草

46. 【正容汤】(《审视瑶函》): 羌活　白附子　防风　秦艽　胆星　半夏　白僵蚕　木瓜　甘草　黄松节　生姜

47. 【仙方活命饮】(《校注妇人良方》): 白芷　贝母　防风　赤芍药　生归尾　甘草节　皂角刺　穿山甲　天花粉　乳香　没药　金银花　陈皮

六 画

48. 【导赤散】(《小儿药证直诀》): 生地黄　木通　生甘草　竹叶

49. 【当归补血汤】(《审视瑶函》): 生地黄　熟地黄　当归身　川芎　牛膝　防风　炙甘草　白术　天门冬　白芍药

50. 【当归活血饮】(《审视瑶函》): 当归身　白芍药　熟地黄　川芎　黄芪　苍术　防风　川羌活　甘草　苏薄荷

51. 【当归四逆汤】(《伤寒论》): 当归　桂枝　芍药　细辛　炙甘草　通草　大枣

52. 【地芝丸】(《审视瑶函》): 天门冬　生地黄　枳壳　菊花

53. 【防风通圣散】(《宣明论方》): 防风　川芎　大黄　赤芍药　连翘　麻黄　芒硝　薄荷　当归　滑石　甘草　黑山栀　桔梗　石膏　荆芥　黄芩　生姜

54. 【托里消毒散】(《医宗金鉴》): 生黄芪　皂角刺　银花　甘草　桔梗　白芷　川芎　当归　白芍　白术　茯苓　人参

55. 【芎归补血汤】(《审视瑶函》): 生地黄　天门冬　川芎　牛膝　白芍药　炙甘草　白术　防风　熟地黄　当归身

56. 【血府逐瘀汤】(《医林改错》): 桃仁　红花　当归　川芎　生地　赤芍　牛膝　桔梗　柴胡　枳壳　甘草

57. 【竹叶泻经汤】(《原机启微》): 柴胡　栀子　羌活　升麻　炙草　黄芩　黄连　大黄　茯苓　泽泻　赤芍药　草决明　车前子　青竹叶

58. 【防风羌活汤】(《审视瑶函》): 防风　川羌活　北细辛　川芎　半夏　白术　黄芩　南星　甘草

七 画

59. 【补阳还五汤】(《医林改错》): 黄芪　归尾　赤芍　川芎　桃仁　红花　地龙

60. 【补中益气汤】(《脾胃论》): 黄芪　甘草　人参　当归身　橘皮　升麻　柴胡　白术

61. 【附子理中汤】(《阎氏小儿方论》): 人参　白术　干姜　炙甘草　黑附子

62. 【还阴救苦汤】(《原机启微》): 升麻　苍术　炙甘草　柴胡　防风　羌活　细辛　藁本　川芎　桔梗　红花　归尾　黄连　黄芩　黄柏　知母　生地黄　连翘　龙胆草

63. 【杞菊地黄丸】(《医级》): 枸杞子　菊花　熟地黄　山黄肉　山药　泽泻　茯苓　丹皮

64. 【羌活胜风汤】(《原机启微》): 柴胡　黄芩　白术　荆芥　枳壳　川芎　防风　羌活　独活　前胡　薄荷　桔梗　白芷　甘草

65. 【驱风散热饮子】(《审视瑶函》): 连翘　牛蒡子　羌活　苏薄荷　大黄　赤芍药　防风　当归尾　甘草　山栀仁　川芎

66. 【驱风上清散】(《审视瑶函》): 柴胡梢　酒黄芩　川芎　荆芥　防风　羌活　白芷　甘草

67. 【抑阳酒连散】(《原机启微》): 独活　生地黄　黄柏　防己　知母　蔓荆子　前胡　生草　防风　栀子　黄芩　寒水石　羌活　白芷　黄连

八　画

68. 【拨云退翳丸】(《原机启微》): 川芎　菊花　蔓荆子　蝉蜕　蛇蜕　密蒙花　薄荷叶　木贼草　荆芥穗　黄连　白蒺藜　当归　川椒皮　炙草　天花粉　地骨皮　楮桃仁

69. 【肥儿丸】(《医宗金鉴》): 人参　白术　茯苓　黄连　胡黄连　使君子肉　神曲　麦芽　山楂肉　芦荟　炙甘草

70. 【金匮肾气丸】(《金匮要略》): 干地黄　薯蓣　茯苓　牡丹皮　山茱萸　泽泻　附子　桂枝

71. 【经效散】(《审视瑶函》): 柴胡　犀角　大黄　赤芍　当归　连翘　甘草梢

72. 【明目地黄丸】(《审视瑶函》): 熟地黄　生地黄　山药　泽泻　山茱萸　牡丹皮　柴胡　茯神　当归身　五味子

73. 【参苓白术散】(《和剂局方》): 人参　白术　白茯苓　炒甘草　山药　桔梗　白扁豆　莲子肉　薏苡仁　缩砂仁

74. 【明目地黄汤】(《眼科证治经验》): 熟地　山药　萸肉　丹皮　茯苓　泽泻　当归　白芍　杞子　菊花　石决明　白蒺藜

75. 【知柏地黄丸】(《医宗金鉴》): 知母　黄柏　干生地黄　山茱萸肉　山药　茯苓　泽泻　牡丹皮

76. 【泻肺汤】(《审视瑶函》): 桑白皮　黄芩　地骨皮　知母　麦门冬　桔梗

77. 【泻肺饮】(《眼科纂要》): 石膏　赤芍　黄芩　桑白皮　枳壳　木通　连翘　荆芥　防风　栀子　白芷　羌活　甘草

78. 【泻心汤】(《银海精微》): 黄连　黄芩　大黄　连翘　荆芥　赤芍药　车前子　菊花　薄荷

79. 【泻肝散】(《银海精微》): 黑玄参　大黄　黄芩　知母　桔梗　车前子　羌活　龙胆草　当归　芒硝

80. 【泻白散】(《小儿药证直诀》): 地骨皮　桑白皮　炙甘草　粳米

81. 【泻青丸】(《小儿药证直诀》): 当归　龙胆草　川芎　山栀子　川大黄　羌活　防风

82. 【泻脑汤】(《审视瑶函》): 防风　车前子　木通　茺蔚子　茯苓　熟大黄　玄参　元明粉　桔梗　黄芩

83. 【泻脾除热饮】(《银海精微》): 黄芪　防风　茺蔚子　桔梗　大黄　黄芩　黄连　车前子　芒硝

84. 【驻景丸加减方】(《中医眼科六经法要》): 菟丝子　楮实子　茺蔚子　枸杞　前仁　木瓜　寒水石　河车粉　生三七粉　五味子

九　画

85. 【除风清脾饮】(《审视瑶函》): 广陈皮　连翘　防风　知母　元明粉　黄芩　玄参　黄连　荆芥穗　大黄　桔梗　生地

86. 【除风益损汤】(《原机启微》): 熟地　白芍　当归　川芎　藁本　前胡　防风

87.【除湿汤】(《眼科纂要》)：连翘　滑石　车前子　枳壳　黄芩　黄连　木通　甘草　陈皮　荆芥　茯苓　防风

88.【复元活血汤】(《医学发明》)：柴胡　瓜蒌根　当归　红花　穿山甲　大黄　桃仁　甘草

89.【将军定痛丸】(《审视瑶函》)：黄芩　白僵蚕　陈皮　天麻　桔梗　青礞石　白芷　薄荷　大黄　半夏

90.【牵正散】(《杨氏家藏方》)：白附子　僵蚕　全蝎

91.【祛瘀汤】(《中医眼科学讲义》1964 年)：川芎　归尾　桃仁　赤芍　生地黄　旱莲草　泽兰　丹参　仙鹤草　郁金

92.【退赤散】(《审视瑶函》)：桑白皮　甘草　牡丹皮　黄芩　天花粉　桔梗　赤芍药　归尾　栝楼仁　麦门冬

93.【洗肝散】(《审视瑶函》)：当归尾　生地黄　赤芍药　家菊花　木贼草　蝉蜕　甘草　羌活　防风　苏薄荷　川芎　苏木　红花　白蒺藜

94.【养阴清肺汤】(《重楼玉钥》)：甘草　芍药　生地　薄荷　玄参　麦冬　贝母　丹皮

95.【栀子胜奇散】(《原机启微》)：蒺藜　蝉蜕　谷精草　炙甘草　木贼草　黄芩　草决明　菊花　山栀子　川芎　羌活　荆芥穗　密蒙花　防风　蔓荆子

十 画

96.【柴葛解肌汤】(《医学心悟》)：柴胡　葛根　甘草　黄芩　赤芍　知母　贝母　生地　丹皮

97.【柴胡疏肝散】(《景岳全书》)：柴胡　炙甘草　枳壳　白芍药　川芎　陈皮　香附

98.【涤痰汤】(《济生方》)：半夏　胆星　橘红　枳实　茯苓　人参　菖蒲　竹茹　甘草

99.【海藏地黄散】(《审视瑶函》)：当归　酒大黄　生地　熟地　白蒺藜　沙蒺藜　谷精草　玄参　木通　羌活　防风　蝉蜕　木贼　犀角　连翘　甘草

100.【桑白皮汤】(《审视瑶函》)：桑白皮　泽泻　黑玄参　甘草　麦门冬　黄芩　旋覆花　菊花　地骨皮　桔梗　白茯苓

101.【桃红四物汤】(《医宗金鉴》)：桃仁　红花　当归　川芎　熟地　白芍

102.【消翳汤】(《眼科纂要》)：密蒙花　柴胡　川芎　归尾　甘草　生地　荆芥穗　防风　木贼　蔓荆子　枳壳

103.【消风散】(《和剂局方》)：荆芥穗　羌活　防风　川芎　白僵蚕　蝉蜕　茯苓　陈皮　厚朴　人参　炒甘草　藿香叶

104.【逍遥散】(《太平惠民和剂局方》)：柴胡　当归　白芍药　白术　茯苓　薄荷　煨姜　炙甘草

105.【益气聪明汤】(《原机启微》)：黄芪　黄柏　甘草　人参　升麻　葛根　芍药　蔓荆子

106.【通窍活血汤】(《医林改错》)：赤芍　川芎　桃仁　红花　老葱　红枣　麝香　黄酒

107.【通血散】(《异授眼科》)：草决明　防风　荆芥　赤芍　当归　大黄　山栀　羌活　木贼　蒺藜　甘草

十一画

108.【黄连解毒汤】(《外台秘要》)：黄连　黄芩　黄柏　栀子

109.【菊花决明散】(《证治准绳》)：草决明　石决明　木贼草　羌活　防风　甘菊花　蔓荆子　川芎　石膏　黄芩　炙甘草

110.【绿风羚羊饮】(《医宗金鉴》)：黑参　防风　茯苓　知母　黄芩　细辛　桔梗　羚羊角　车前子

大黄

111.【清瘟败毒饮】(《疫疹一得》)：生石膏　小生地　乌犀角　黄连　栀子　桔梗　黄芩　知母　玄参　连翘　丹皮　鲜竹叶　甘草

112.【清气化痰丸】(《医方考》)：瓜蒌仁　陈皮　黄芩　杏仁　枳实　茯苓　胆南星　制半夏

113.【清胃汤】(《审视瑶函》)：山栀仁　枳壳　苏子　石膏　川黄连　陈皮　连翘　归尾　荆芥穗　黄芩　防风　生甘草

114.【眼珠灌脓方】(《中医眼科学讲义》)：生石膏　栀子　黄芩　玄明粉　生军　枳实　瓜蒌仁　竹叶　花粉　夏枯草　银花

115.【银翘散】(《温病条辨》)：连翘　银花　苦桔梗　薄荷　竹叶　生甘草　芥穗　淡豆豉　牛蒡子

116.【银花解毒汤】(《中医眼科临床实践》)：金银花　蒲公英　大黄　龙胆草　黄芩　蔓荆子　蜜桑皮　天花粉　枳壳　生甘草

117.【猪苓散】(《银海精微》)：猪苓　车前子　木通　栀子仁　狗脊　滑石　萹蓄　苍术　大黄

十二画

118.【疏风清肝汤】(《一草亭目科全书》)：当归　赤芍　银花　川芎　菊花　甘草　柴胡　连翘　山栀仁　薄荷　龙胆草　荆芥　防风　牛蒡子　灯心草

119.【普济消毒饮】(《东垣试效方》)：黄连　黄芩　甘草　玄参　柴胡　桔梗　连翘　板蓝根　马勃　牛蒡子　僵蚕　升麻　人参　陈皮　薄荷

120.【散风除湿活血汤】(《中医眼科临床实践》)：羌活　独活　防风　当归　川芎　赤芍　鸡血藤　前胡　苍术　白术　忍冬藤　红花　枳壳　甘草

121.【散热消毒饮子】(《审视瑶函》)：牛蒡子　羌活　黄连　黄芩　苏薄荷　防风　连翘

122.【舒肝解郁益阴汤】(《中医眼科临床实践》)：当归　白芍　白术　丹参　赤芍　银柴胡　熟地　山药　生地　茯苓　枸杞　焦曲　磁石　升麻　五味子　生栀子　甘草

123.【温胆汤】(《三因极一病证方论》)：陈皮　半夏　白茯苓　甘草　枳实　竹茹

124.【犀角地黄汤】(《备急千金要方》)：犀角　生地黄　芍药　牡丹皮

125.【滋阴退翳汤】(《眼科临床笔记》)：知母　生地　玄参　寸冬　蒺藜　菊花　木贼　菟丝子　蝉蜕　青葙子　甘草

126.【滋阴降火汤】(《审视瑶函》)：当归　川芎　生地　熟地　黄柏　知母　麦冬　白芍　黄芩　柴胡　甘草梢

十三画

127.【新制柴连汤】(《眼科纂要》)：柴胡　川黄连　黄芩　赤芍　蔓荆子　山栀子　木通　荆芥　防风　甘草　龙胆草

十五画以上

128.【镇肝熄风汤】(《医学衷中参西录》)：怀牛膝　生杭芍　生牡蛎　生龟板　玄参　天冬　生赭石　生龙骨　生麦芽　川楝子　茵陈　甘草

主 要 参 考 文 献

1. 明·王肯堂. 证治准绳. 上海：上海科学技术出版社，1959
2. 清·吴谦等编. 医宗金鉴. 北京：人民卫生出版社，1963
3. 清·张璐著. 张氏医通. 上海：上海科学技术出版社，1963
4. 隋·巢元方等著. 诸病源候论. 北京：人民卫生出版社，1955
5. 清·黄庭镜著. 目经大成. 北京：中国古籍出版社，1987
6. 陈达夫著. 中医眼科六经法要. 成都：四川人民卫生出版社，1978
7. 宋·葆光道人编. 秘传眼科龙木论. 北京：人民卫生出版社，1958
8. 明·张介宾著. 景岳全书. 上海：上海科学技术出版社，1959
9. 唐·王焘撰. 外台秘要. 北京：人民卫生出版社，1955
10. 孙思邈辑. 银海精微. 上海：上海科学技术出版社，1956
11. 明·傅仁宇撰. 审视瑶函. 上海：上海人民出版社，1959
12. 刘衡如校. 灵枢经. 上海：上海人民出版社，1964
13. 唐由之等. 中医眼科全书. 北京：人民卫生出版社，2000
14. 李凤鸣主编. 眼科全书. 北京：人民卫生出版社，1996
15. 严密主编. 眼科学. 北京：人民卫生出版社，1997
16. 成都中医学院编著. 中医眼科学. 北京：人民卫生出版社，1985
17. 廖品正主编. 中医眼科学. 北京：人民卫生出版社，1992
18. 祁宝玉主编. 中医眼科学. 北京：人民卫生出版社，1995
19. 沈映君主编. 中药药理学. 北京：人民卫生出版社，2000
20. 惠延年主编. 眼科学. 北京：人民卫生出版社，2002
21. 朱文锋主编. 中医诊断与鉴别诊断学. 北京：人民卫生出版社，1999

教材与教学配套用书

新世纪全国高等中医药院校规划教材

注：凡标○号者为"普通高等教育'十五'国家级规划教材"；凡标★号者为"普通高等
　　教育'十一五'国家级规划教材"

（一）中医学类专业

1　中国医学史（常存库主编）○★
2　医古文（段逸山主编）○★
3　中医各家学说（严世芸主编）○★
4　中医基础理论（孙广仁主编）○★
5　中医诊断学（朱文锋主编）○★
6　内经选读（王庆其主编）○★
7　伤寒学（熊曼琪主编）○★
8　金匮要略（范永升主编）★
9　温病学（林培政主编）○★
10　中药学（高学敏主编）○★
11　方剂学（邓中甲主编）○★
12　中医内科学（周仲瑛主编）○★
13　中医外科学（李曰庆主编）★
14　中医妇科学（张玉珍主编）○★
15　中医儿科学（汪受传主编）○★
16　中医骨伤科学（王和鸣主编）○★
17　中医耳鼻咽喉科学（王士贞主编）○★
18　中医眼科学（曾庆华主编）○★

19　中医急诊学（姜良铎主编）○★
20　针灸学（石学敏主编）○★
21　推拿学（严隽陶主编）○★
22　正常人体解剖学（严振国　杨茂有主编）★
23　组织学与胚胎学（蔡玉文主编）○★
24　生理学（施雪筠主编）○★
　　生理学实验指导（施雪筠主编）
25　病理学（黄玉芳主编）○★
　　病理学实验指导（黄玉芳主编）
26　药理学（吕圭源主编）
27　生物化学（王继峰主编）○★
28　免疫学基础与病原生物学（杨黎青主编）○★
　　免疫学基础与病原生物学实验指导（杨黎青主编）
29　诊断学基础（戴万亨主编）★
　　诊断学基础实习指导（戴万亨主编）
30　西医外科学（李乃卿主编）★
31　内科学（徐蓉娟主编）○

（二）针灸推拿学专业（与中医学专业相同的课程未列）

1　经络腧穴学（沈雪勇主编）○★
2　刺法灸法学（陆寿康主编）★
3　针灸治疗学（王启才主编）
4　实验针灸学（李忠仁主编）○★

5　推拿手法学（王国才主编）○★
6　针灸医籍选读（吴富东主编）★
7　推拿治疗学（王国才）

（三）中药学类专业

1　药用植物学（姚振生主编）○★
　　药用植物学实验指导（姚振生主编）
2　中医学基础（张登本主编）
3　中药药理学（侯家玉　方泰惠主编）○★
4　中药化学（匡海学主编）○★
5　中药炮制学（龚千锋主编）○★
　　中药炮制学实验（龚千锋主编）

6　中药鉴定学（康廷国主编）★
　　中药鉴定学实验指导（吴德康主编）
7　中药药剂学（张兆旺主编）○★
　　中药药剂学实验
8　中药制剂分析（梁生旺主编）○
9　中药制药工程原理与设备（刘落宪主编）★
10　高等数学（周　喆主编）

11　中医药统计学（周仁郁主编）　　　　　　　有机化学实验（彭松　林辉主编）

12　物理学（余国建主编）　　　　　　　　15　物理化学（刘幸平主编）

13　无机化学（铁步荣　贾桂芝主编）★　　16　分析化学（黄世德　梁生旺主编）

　　无机化学实验（铁步荣　贾桂芝主编）　　　分析化学实验（黄世德　梁生旺主编）

14　有机化学（洪筱坤主编）★　　　　　　17　医用物理学（余国建主编）

（四）中西医结合专业

1　中外医学史（张大庆　和中浚主编）　　9　中西医结合传染病学（刘金星主编）

2　中西医结合医学导论（陈士奎主编）★　10　中西医结合肿瘤病学（刘亚娴主编）

3　中西医结合内科学（蔡光先　赵玉庸主编）★　11　中西医结合皮肤性病学（陈德宇主编）

4　中西医结合外科学（李乃卿主编）★　　12　中西医结合精神病学（张宏耕主编）★

5　中西医结合儿科学（王雪峰主编）★　　13　中西医结合妇科学（尤昭玲主编）★

6　中西医结合耳鼻咽喉科学（田道法主编）★　14　中西医结合骨伤科学（石印玉主编）★

7　中西医结合口腔科学（李元聪主编）　　15　中西医结合危重病学（熊旭东主编）★

8　中西医结合眼科学（段俊国主编）★　　16　中西医结合肛肠病学（陆金根主编）★

（五）护理专业

1　护理学导论（韩丽沙　吴瑛主编）★　　12　外科护理学（张燕生　路潜主编）

2　护理学基础（吕淑琴　尚少梅主编）　　13　妇产科护理学（郑修霞　李京枝主编）

3　中医护理学基础（刘虹主编）★　　　　14　儿科护理学（汪受传　洪黛玲主编）★

4　健康评估（吕探云　王琦主编）　　　　15　骨伤科护理学（陆静波主编）

5　护理科研（肖顺贞　申杰主编）　　　　16　五官科护理学（丁淑华　席淑新主编）

6　护理心理学（胡永年　刘晓虹主编）　　17　急救护理学（牛德群主编）

7　护理管理学（关永杰　宫玉花主编）　　18　养生康复学（马烈光　李英华主编）★

8　护理教育（孙宏玉　简福爱主编）　　　19　社区护理学（冯正仪　王珏主编）

9　护理美学（林俊华　刘宇主编）★　　　20　营养与食疗学（吴翠珍主编）★

10　内科护理学（徐桂华主编）上册★　　　21　护理专业英语（黄嘉陵主编）

11　内科护理学（姚景鹏主编）下册★　　　22　护理伦理学（马家忠　张晨主编）★

（六）七年制

1　中医儿科学（汪受传主编）★　　　　　10　中医养生康复学（王旭东主编）

2　临床中药学（张廷模主编）○★　　　　11　中医哲学基础（张其成主编）★

3　中医诊断学（王忆勤主编）○★　　　　12　中医古汉语基础（邵冠勇主编）★

4　内经学（王洪图主编）○★　　　　　　13　针灸学（梁繁荣主编）○★

5　中医妇科学（马宝璋主编）○★　　　　14　中医骨伤科学（施杞主编）○★

6　温病学（杨进主编）★　　　　　　　　15　中医医家学说及学术思想史（严世芸主编）○★

7　金匮要略（张家礼主编）○★　　　　　16　中医外科学（陈红风主编）○★

8　中医基础理论（曹洪欣主编）○★　　　17　中医内科学（田德禄主编）○★

9　伤寒论（姜建国主编）★　　　　　　　18　方剂学（李冀主编）○★

新世纪全国高等中医药院校创新教材（含五、七年制）

1　中医文献学（严季澜主编）★　　　　　3　中医内科急症学（周仲瑛　金妙文主编）★

2　中医临床基础学（熊曼琪主编）　　　　4　中医临床护理学（杨少雄主编）★

新世纪全国高等中医药院校规划教材配套教学用书

（一）习题集

9　针灸学习题集（石学敏主编）
10　方剂学习题集（邓中甲主编）
11　中医内科学习题集（周仲瑛主编）
12　中国医学史习题集（常存库主编）
13　内经选读习题集（王庆其主编）
14　伤寒学习题集（熊曼琪主编）
15　金匮要略选读习题集（范永升主编）
16　温病学习题集（林培政主编）
17　中医耳鼻咽喉科学习题集（王士贞主编）
18　中医眼科学习题集（曾庆华主编）
19　中医急诊学习题集（姜良铎主编）
20　正常人体解剖学习题集（严振国主编）
21　组织学与胚胎学习题集（蔡玉文主编）
22　生理学习题集（施雪筠主编）
23　病理学习题集（黄玉芳主编）
24　药理学习题集（吕圭源主编）
25　生物化学习题集（王继峰主编）
26　免疫学基础与病原生物学习题集（杨黎青主编）
27　诊断学基础习题集（戴万亨主编）
28　内科学习题集（徐蓉娟主编）
29　西医外科学习题集（李乃卿主编）
30　中医各家学说习题集（严世芸主编）
31　中药药理学习题集（黄国钧主编）

32　药用植物学习题集（姚振生主编）
33　中药炮制学习题集（龚千锋主编）
34　中药药剂学习题集（张兆旺主编）
35　中药制剂分析习题集（梁生旺主编）
36　中药化学习题集（匡海学主编）
37　中医学基础习题集（张登本主编）
38　中药制药工程原理与设备习题集（刘落宪主编）
39　经络腧穴学习题集（沈雪勇主编）
40　刺法灸法学习题集（陆寿康主编）
41　针灸治疗学习题集（王启才主编）
42　实验针灸学习题集（李忠仁主编）
43　针灸医籍选读习题集（吴富东主编）
44　推拿学习题集（严隽陶主编）
45　推拿手法学习题集（王国才主编）
46　中医药统计学习题集（周仁郁主编）
47　医用物理学习题集（邵建华　侯俊玲主编）
48　有机化学习题集（洪筱坤主编）
49　物理学习题集（章新友　顾柏平主编）
50　无机化学习题集（铁步荣　贾桂芝主编）
51　高等数学习题集（周　喆主编）
52　物理化学习题集（刘幸平主编）
53　中西医结合危重病学习题集（熊旭东主编）

（二）易学助考口袋丛书

1　中医基础理论（姜　惟主编）
2　中医诊断学（吴承玉主编）
3　中药学（马　红主编）
4　方剂学（倪　诚主编）
5　内经选读（唐雪梅主编）
6　伤寒学（周春祥主编）
7　金匮要略（蒋　明主编）
8　温病学（刘　涛主编）
9　中医内科学（薛博瑜主编）
10　中医外科学（何清湖主编）
11　中医妇科学（谈　勇主编）
12　中医儿科学（郁晓维主编）
13　中药制剂分析（张　梅主编）

14　病理学（黄玉芳主编）
15　中药化学（王　栋主编）
16　中药炮制学（丁安伟主编）
17　生物化学（唐炳华主编）
18　中药药剂学（倪　健主编）
19　药用植物学（刘合刚主编）
20　内科学（徐蓉娟主编）
21　诊断学基础（戴万亨主编）
22　针灸学（方剑乔主编）
23　免疫学基础与病原生物学（袁嘉丽　罗　晶主编）
24　西医外科学（曹　羽　刘家放主编）
25　正常人体解剖学（严振国主编）
26　中药药理学（方泰惠主编）

中医执业医师资格考试用书

1　中医执业医师医师资格考试大纲
2　中医执业医师医师资格考试复习指南
3　中医执业医师医师资格考试习题集

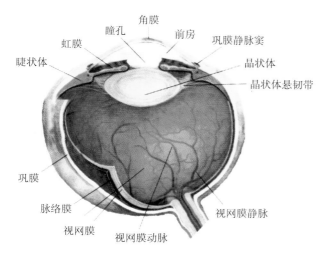

彩图 2-1 眼球壁示意图

角膜
瞳孔
虹膜
前房
巩膜静脉窦
睫状体
晶状体
晶状体悬韧带
巩膜
脉络膜
视网膜
视网膜动脉
视网膜静脉

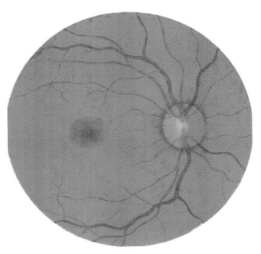

彩图 2-8 正常眼底图

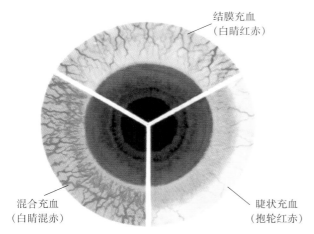

结膜充血
（白睛红赤）
混合充血
（白睛混赤）
睫状充血
（抱轮红赤）

彩图 2-16 结膜三种充血

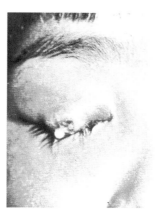

彩图 8-1 针眼

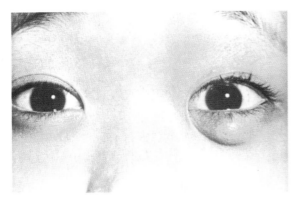

彩图 8-2 胞生痰核外面观

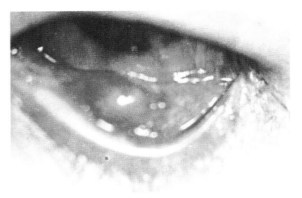

彩图 8-3 胞生痰核内面观

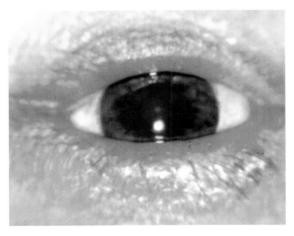

彩图 8-4 睑弦赤烂

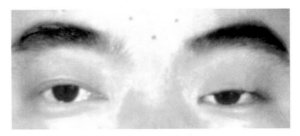

彩图 8-5 上胞下垂

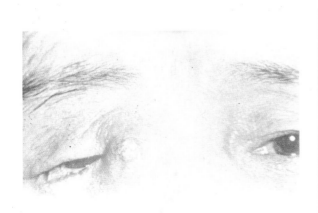

彩图 9-1 漏睛疮

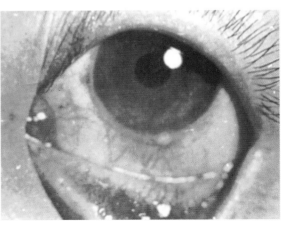

彩图 10-1 金疳

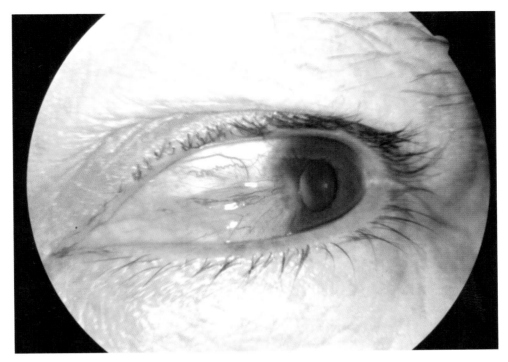

彩图 10-2　胬肉攀睛

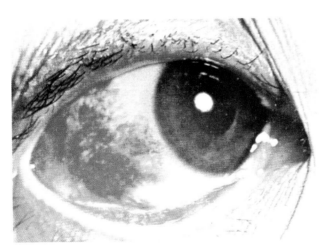

彩图 10-3　白睛溢血

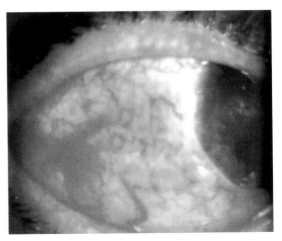

彩图 10-4　火疳

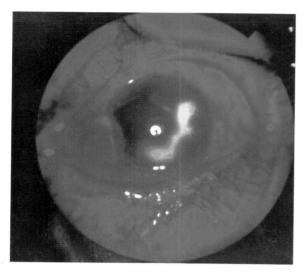

彩图 11-1　聚星障(树枝状)

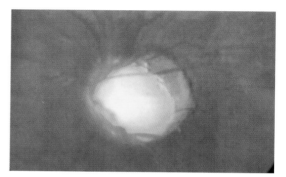

彩图 12-3　青风内障视盘血管鼻侧移位

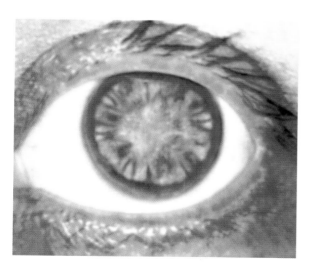

彩图 12-5　圆翳内障

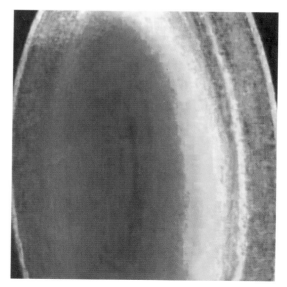

彩图 12-6　圆翳内障(白翳黄心内障)

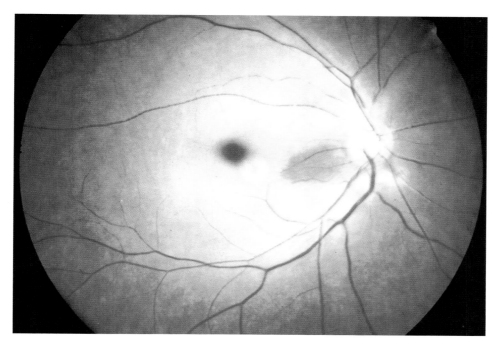

彩图 12-7　络阻暴盲

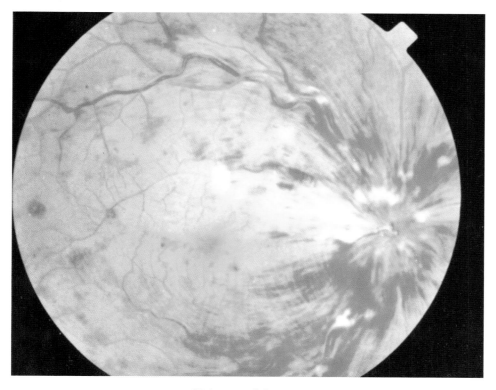

彩图 12-8　络损暴盲

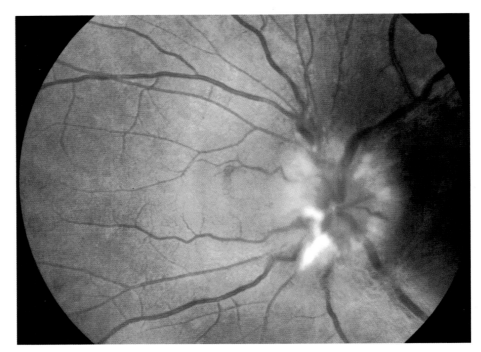

彩图 12-9　目系暴盲

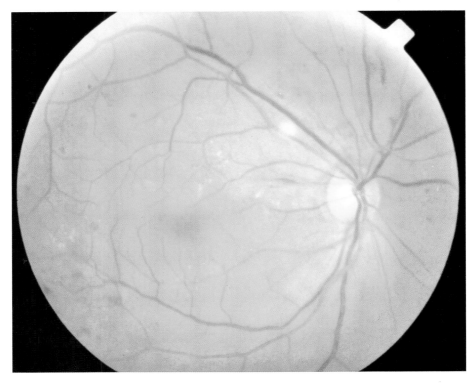

彩图 12-10　消渴目病(1)

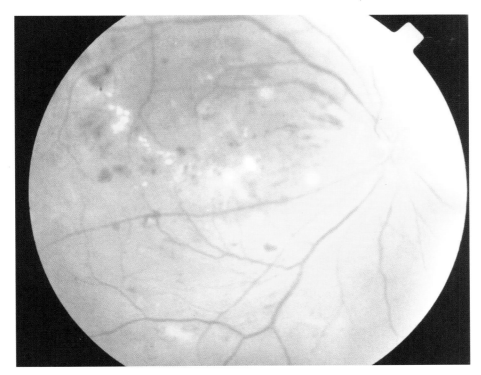

彩图 12-11　消渴目病(2)

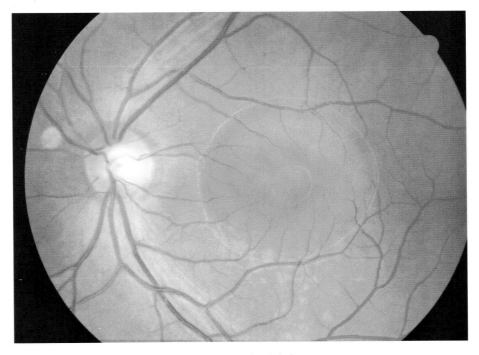

彩图 12-12　视瞻有色

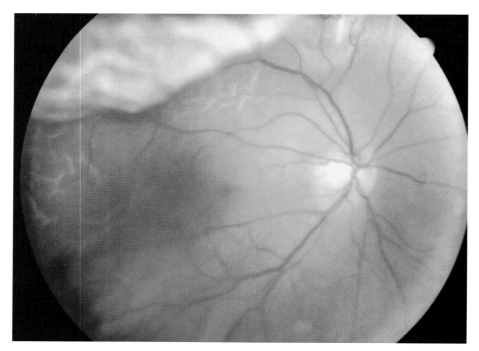

彩图 12-13　视衣脱离

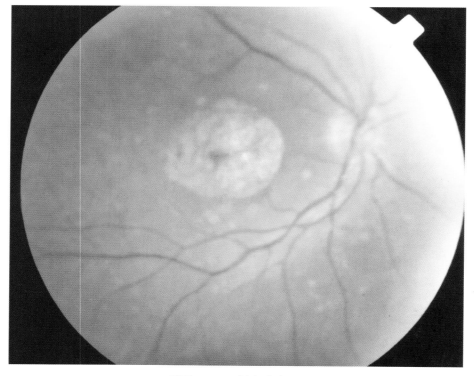

彩图 12-14　视瞻昏渺(1)

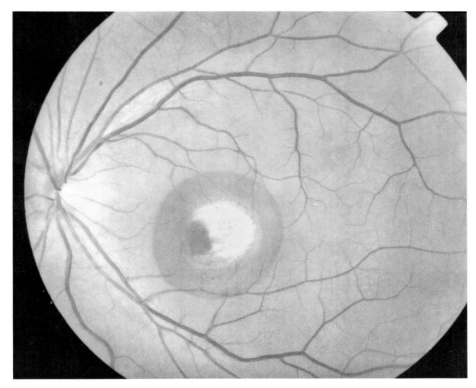

彩图 12-15　视瞻昏渺(2)

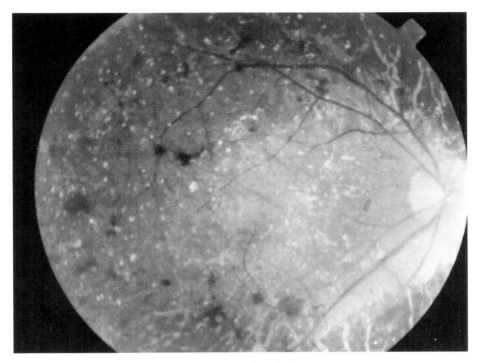

彩图 12-16　高风内障

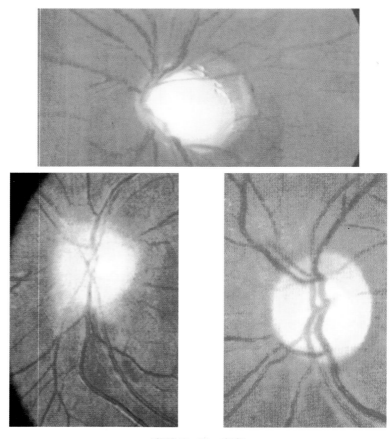

彩图 12-17　青盲

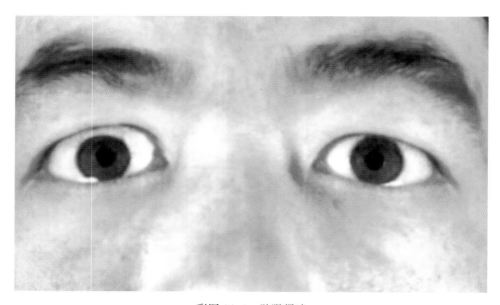

彩图 14-1　鹘眼凝睛